여성의 표층 및 심부 근육 해부도: 전면도

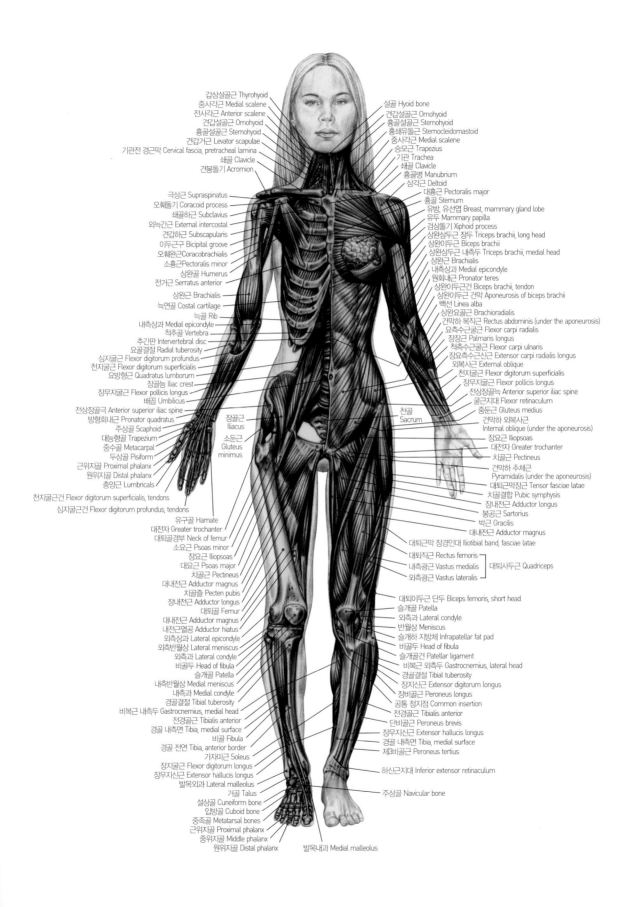

갑상설골근 Thyrohyoid
중사각근 Medial scalene
전사각근 Anterior scalene
견갑설골근 Omohyoid
흉골설골근 Sternohyoid
견갑거근 Levator scapulae
기관전 경근막 Cervical fascia, pretracheal lamina
쇄골 Clavicle
견봉돌기 Acromion

극상근 Supraspinatus
오훼돌기 Coracoid process
쇄골하근 Subclavius
외늑간근 External intercostal
견갑하근 Subscapularis
이두근구 Bicipital groove
오훼완근Coracobrachialis
소흉근Pectoralis minor
상완골 Humerus
전거근 Serratus anterior
상완근 Brachialis
늑연골 Costal cartilage
늑골 Rib
내측상과 Medial epicondyle
척추골 Vertebra
추간판 Intervertebral disc
요골결절 Radial tuberosity
심지굴근 Flexor digitorum profundus
천지굴근 Flexor digitorum superficialis
요방형근 Quadratus lumborum
장골능 Iliac crest
장무지굴근 Flexor pollicis longus
배꼽 Umbilicus
전상장골극 Anterior superior iliac spine
방형회내근 Pronator quadratus
주상골 Scaphoid
대능형골 Trapezium
중수골 Metacarpal
두상골 Pisiform
근위지골 Proximal phalanx
원위지골 Distal phalanx
충양근 Lumbricals
천지굴근건 Flexor digitorum superficialis, tendons
심지굴근건 Flexor digitorum profundus, tendons

유구골 Hamate
대전자 Greater trochanter
대퇴골경부 Neck of femur
소요근 Psoas minor
장요근 Iliopsoas
대요근 Psoas major
치골근 Pectineus
대내전근 Adductor magnus
치골즐 Pecten pubis
장내전근 Adductor longus
대퇴골 Femur
대내전근 Adductor magnus
내전근열공 Adductor hiatus
외측상과 Lateral epicondyle
외측반월상 Lateral meniscus
외측과 Lateral condyle
비골두 Head of fibula
슬개골 Patella
내측반월상 Medial meniscus
내측과 Medial condyle
경골결절 Tibial tuberosity
비복근 내측두 Gastrocnemius, medial head
전경골근 Tibialis anterior
경골 내측면 Tibia, medial surface
비골 Fibula
경골 전연 Tibia, anterior border
가자미근 Soleus
장지굴근 Flexor digitorum longus
장무지신근 Extensor hallucis longus
발목외과 Lateral malleolus
거골 Talus
설상골 Cuneiform bone
입방골 Cuboid bone
중족골 Metatarsal bones
근위지골 Proximal phalanx
중위지골 Middle phalanx
원위지골 Distal phalanx

장골근 Iliacus
소둔근 Gluteus minimus

천골 Sacrum

발목내과 Medial malleolus

설골 Hyoid bone
견갑설골근 Omohyoid
흉골설골근 Sternohyoid
흉쇄유돌근 Sternocleidomastoid
중사각근 Medial scalene
승모근 Trapezius
기관 Trachea
쇄골 Clavicle
흉골병 Manubrium
삼각근 Deltoid
대흉근 Pectoralis major
흉골 Sternum
유방, 유선엽 Breast, mammary gland lobe
유두 Mammary papilla
검상돌기 Xiphoid process
상완삼두근 장두 Triceps brachii, long head
상완이두근 Biceps brachii
상완삼두근 내측두 Triceps brachii, medial head
상완근 Brachialis
내측상과 Medial epicondyle
원회내근 Pronator teres
상완이두근건 Biceps brachii, tendon
상완이두근 건막 Aponeurosis of biceps brachii
백선 Linea alba
상완요골근 Brachioradialis
건막하 복직근 Rectus abdominis (under the aponeurosis)
요측수근굴근 Flexor carpi radialis
장장근 Palmaris longus
척측수근굴근 Flexor carpi ulnaris
장요측수근신근 Extensor carpi radialis longus
외복사근 External oblique
천지굴근 Flexor digitorum superficialis
장무지굴근 Flexor pollicis longus
전상장골극 Anterior superior iliac spine
굴근지대 Flexor retinaculum
중둔근 Gluteus medius
건막하 외복사근
Internal oblique (under the aponeurosis)
장요근 Iliopsoas
대전자 Greater trochanter
치골근 Pectineus
건막하 추체근
Pyramidalis (under the aponeurosis)
대퇴근막장근 Tensor fasciae latae
치골결합 Pubic symphysis
장내전근 Adductor longus
봉공근 Sartorius
박근 Gracilis
대내전근 Adductor magnus
대퇴근막 장경인대 Iliotibial band, fasciae latae
대퇴직근 Rectus femoris
내측광근 Vastus medialis
외측광근 Vastus lateralis
대퇴사두근 Quadriceps

대퇴이두근 단두 Biceps femoris, short head
슬개골 Patella
외측과 Lateral condyle
반월상 Meniscus
슬개하 지방체 Infrapatellar fat pad
비골두 Head of fibula
슬개골건 Patellar ligament
비복근 외측두 Gastrocnemius, lateral head
경골결절 Tibial tuberosity
장지신근 Extensor digitorum longus
장비골근 Peroneus longus
공통 정지점 Common insertion
전경골근 Tibialis anterior
단비골근 Peroneus brevis
장무지신근 Extensor hallucis longus
경골 내측면 Tibia, medial surface
제3비골근 Peroneus tertius

하신근지대 Inferior extensor retinaculum

주상골 Navicular bone

근육운동 가이드

가이드
여성 보디웨이트

La méthode Delavier de musculation pour la femme
by Frédéric Delavier, Michael Gundill

WOMAN'S BODYWEIGHT

여성에 특화된 신체 부위별 운동 전략과
탄력 있고 건강한 몸매를 만드는 운동 테크닉

근육운동
가이드

여성
보디웨이트

프레데릭 데라비에 · 마이클 건딜 지음

정구중 · 이창섭 옮김

SAMHO BOOKS

CONTENTS | 차례

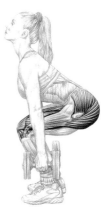

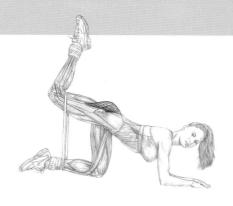

PART
03 운동 프로그램

INTRODUCTION | 들어가는 말

여성이라면 나이나 운동 목표에 상관없이 웨이트 트레이닝을 통해 얻을 수 있는 게 많다. 젊은 여성은 매력적인 몸매를 만들 수 있고, 운동선수는 근력이나 지구력을 향상시킬 수 있다.[1, 2] 또한 몸이 튼튼하고 건강하게 변화하면 나이와 상관없이 활기차게 생활하는 데 도움이 된다.

웨이트 트레이닝은 여성들의 일상 속 스트레스 해소는 물론 비만을 막아주고 심혈관 질환을 예방하는 등의 효과가 있다. 출산한 여성이라면 몸매를 다잡는 최고의 방법이기도 하다. 또한 중년 여성의 경우는 뼈와 근육을 튼튼하게 유지해 폐경과 관련된 다양한 건강 문제를 예방할 수 있으며, 체지방을 재분배하여 복부 지방이 늘어나거나 팔의 피부가 처지는 것을 완화할 수 있다.

고령자가 웨이트 트레이닝을 하면 근육이 강해지고 뼈가 튼튼해져서 노화 속도가 느려진다. 근육을 통제하는 능력과 균형 감각이 향상되어 낙상을 방지할 수 있고, 신체의 정상적인 가동 범위를 보존함으로써 움직임의 범위가 줄어드는 것도 막을 수 있다.

이처럼 웨이트 트레이닝은 단순히 몸매 관리에만 도움을 주는 것이 아니다. 운동하는 습관을 들이면 더 오래, 건강하게 살 수 있다. 건강은 하늘에서 뚝 떨어지는 게 아니다. 각종 의학 논문에 따르면 비록 유전자가 건강에 큰 영향을 미치기는 하지만 사실 건강은 30퍼센트만이 유전자에 의해 좌우되며,[3] 나머지 70퍼센트는 생활 습관이 결정한다고 한다. 즉, 우리 건강은 우리 손에 달렸다는 것이다.

신체 활동량이 부족하면 기대 수명이 크게 감소한다는 연구 결과가 있다. 예를 들어 가만히 앉아서 보내는 시간이 한 시간씩 늘어날 때마다 수명이 21분씩 줄어들고,[4] 매일 6시간씩 텔레비전을 보는 사람은 기대 수명이 무려 5년이나 줄어든다고 한다. 반면에 한 연구진이 대규모로 실시한 연구에 따르면 운동량이 적었던 사람이 하루에 15분씩 운동하기 시작하자 기대 수명이 3년이나 증가했다고 한다.[5] 운동 부족이 건강에 미치는 악영향을 최소화하려면 웨이트 트레이닝과 유산소운동(달리기, 자전거 타기, 에어로빅 등)을 하는 것이 좋다. 그러면 최단 시간에 건강을 최대한 증진시킬 수 있다.

웨이트 트레이닝은 근육에 강한 자극을 주도록 만들어진 운동이며, 운동 과정에서 힘줄과 인대, 관절에도 자극이 가해진다. 이를 올바르게 실시하면 인체에 좋은 자극을 주어 근육을 강화시킬 수 있지만, 부적절한 방식으로 실시하면 자극 때문에 조직이 손상되기도 한다. 웨이트 트레이닝의 목적은 몸을 파괴하는 게 아니라 성장시키는 것이다. 따라서 이 책에서는 무엇보다도 운동 시 부상 예방에 중점을 두고 설명할 것이다.

이 책의 1장에서는 자신의 목표와 스케줄에 맞춰 트레이닝 프로그램을 구성하는 방법에 대해 자세히 배워볼 것이다. 2장에는 여성의 체형을 고려해 신체 각 부위를 자극하는 최고의 운동법을 상세하게 담았다. 지금 바로 따라 할 수 있는 트레이닝 프로그램은 3장에서 소개한다.

웨이트 트레이닝과 유산소운동을 하면 몸매가 아름다워질 뿐만 아니라 건강이 좋아지며 인생이 즐거워진다. 자, 그럼 이제부터 운동을 시작해보자.

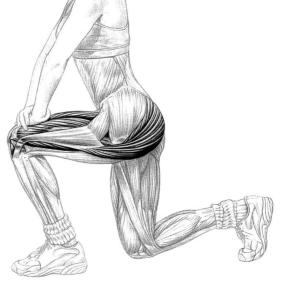

DEVELOPING YOUR TRAINING PROGRAM

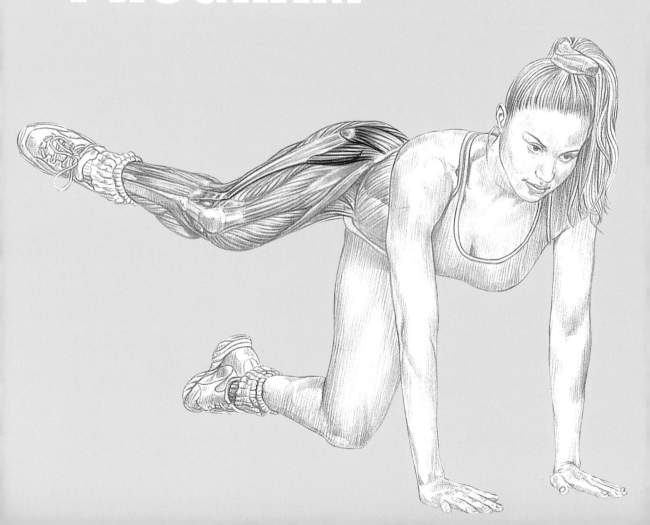

PART 01

나만의 트레이닝 프로그램을 만들자

자신이 원하는 운동 목표를 달성하려면 올바른 트레이닝 전략을 짜는 것이 무엇보다 중요하다. 헬스클럽에 발을 들여놓거나 집에 운동할 공간을 마련하기 전에, 어떻게 운동할 것인지 구체적인 트레이닝 전략부터 세우도록 하자. 그렇지 않으면 수많은 전문가들이 쏟아내는 각기 다른 조언들 사이에서 길을 잃게 될 것이다.

01 ┃ 맞춤형 프로그램을 만들기 위한 20가지 단계

운동 프로그램을 구성하기 위해서는 먼저 운동에 대한 기초적인 이론부터 이해해야 한다. 자신에게 딱 맞는 효과적인 운동 프로그램을 구성하기 위한 20가지 질문들을 아래에 소개한다. 이를 통해 목표에 부합하는 트레이닝 전략을 세워보자.

여기서는 운동하고자 하는 사람이 웨이트 트레이닝과 유산소운동을 모두 실시한다고 가정하고 있다. 자신이 웨이트 트레이닝만 하기로 결심했을 수도 있지만, 빼야 할 체지방이 있거나 체중 관리에 어려움을 겪고 있다면 유산소운동을 어느 정도 병행하는 것이 현명하다. 또한 스트레칭을 정기적으로 실시해서 유연성을 향상시키고 좋은 자세를 유지하는 것도 중요하다. 스트레칭은 주당 몇 분씩만 해도 충분하다.

좋은 프로그램에 따라 철저히 운동하면 성과는 알아서 따라온다. 하지만 운동하는 사람은 자신의 몸을 매일 보기 때문에 지금껏 거둔 성과를 객관적으로 평가하는 것이 쉽지 않다. 심지어 발전이 전혀 없다고 오해할 수도 있는데, 운동을 계속 하다 보면 자신도 모르게 입던 옷의 특정 부분이 더 꽉 끼거나 헐렁하게 변해 있을 것이다.

운동의 진척도를 평가하는 가장 쉬운 방법 중 하나는 적어도 한 달에 한 번씩 사진을 찍는 것이다. 체중이나 신체 둘레를 재는 것보다 사진을 찍는 것이 더 효과적이다. 이렇게 꾸준히 트레이닝하면서 균형 잡힌 건강식을 섭취하면 자연스럽게 체지방은 감소하고 근육은 성장한다. 하지만 발전 속도는 개인마다 제각각이므로 얼마나 빨리 결과를 낼지는 예측하기가 어렵다.

1 운동 목표를 정하자

자신에게 딱 맞는 완벽한 웨이트 트레이닝 프로그램을 만들려면 우선 운동 목표부터 정해야 한다. 다음 중 어떤 이유로 운동을 하려 하는지 체크해보자.

- 몸매 변신시키기
- 과도한 체지방 없애기
- 스포츠 경기력 향상시키기
- 건강 관리
- 노화로 인한 가동성 저하 방지

이 중에서 자신이 운동하는 이유를 찾아낸 후 운동의 주요 목적을 명확하게 정의하자. '몸매를 관리하고 싶다'거나 '몸을 멋지게 만들고 싶다'는 등의 모호한 목표는 피하자. 최대한 명확해야 한다. 예를 들어 한 달 동안의 운동 목표는 다음과 같이 세운다.

- 5킬로그램 감량하기
- 근력 10퍼센트 향상시키기
- 한동안 작아서 입지 못 했던 옷 입기

각 목표에 맞춰 실시할 수 있는 구체적인 운동 프로그램과 서킷은 3장에서 소개하고 있다. 운동 프로그램은 상체나 하체 또는 둘 다 자극할 수 있도록 구성하였으며, 집에서 최소한의 도구로 실시할 수 있는 운동과 헬스클럽에서 머신을 사용해 실시할 수 있는 운동을 소개한다. 자신의 구체적인 목표에 맞게 운동 프로그램을 조정하자. 지금부터 소개할 방법대로 따라 하면 도움이 될 것이다.

2 운동을 매주 몇 회 실시할 것인지 정하자

매주 운동할 횟수는 자신의 스케줄에 따라 좌우된다. 아래의 내용을 참고하여 일주일에 몇 번 운동할 것인지 정해보자.

▬ 주 1회 운동

웨이트 트레이닝을 아예 안 하는 것보다는 일주일에 한 번이라도 하는 것이 낫다. 그래도 몸은 성장한다. 이미 다른 스포츠 훈련을 받고 있는 여성이라면 웨이트 트레이닝을 주당 한 번씩만 해도 충분하다. 또한 여유 시간이 거의 없는 초보자도 이렇게만 꾸준히 운동해도 좋다.

▰ 주 2회 운동

웨이트 트레이닝을 매주 2회씩 하는 것을 최소한의 목표로 삼는 것도 좋다. 이미 다른 스포츠 훈련을 받고 있다면 웨이트 트레이닝을 주당 2회 이상 실시하면서까지 무리할 필요는 없다.

전문적인 스포츠 훈련을 받고 있지 않다면 한두 달은 주당 2회씩 웨이트 트레이닝을 하다가 준비가 되면 주당 3회 정도로 늘릴 것을 추천한다. 그렇게 3~6개월을 꾸준히 트레이닝해서 몸이 고강도 운동에 적응하면 주당 4회 프로그램으로 넘어가도 좋다.

▰ 주 3회 운동

다른 신체 활동을 하고 있지 않다면 웨이트 트레이닝 횟수를 최대 주당 3회까지 늘려나가는 것이 가장 좋다. 그러면 신체 개별 부위에 더 집중할 수 있다. 초보자가 이 스케줄로 트레이닝하면 일주일에 두 번씩 길게 운동하는 대신 세 번씩 짧게 운동할 수 있다. 또한 몇 달 넘게 트레이닝한 경험이 있는 사람에게도 적합한데, 그렇게 되면 부위당 더 많은 세트를 실시할 수 있다.

▰ 주 4회 운동

이 스케줄로 트레이닝하면 부위별로 더 많은 운동과 세트를 실시할 수 있다. 빠르게 성장하고 싶은 욕심 때문에 따라 하고 싶겠지만 초보자에게는 적합하지 않은 스케줄이다.

웨이트 트레이닝을 주당 4회 이상 하는 것은 사실상 권장하지 않는다. 운동량이 부족한 언더트레이닝보다 운동을 과다하게 하는 오버트레이닝이 근육 성장에 해롭다는 사실을 명심하자. 주당 4회 이상 실시해서 효과를 볼 수 있는 사람은 전문 운동선수뿐이다.

매주 몇 회를 운동할지 결정하는 것은 트레이닝 사이에 며칠을 쉴지 결정하는 것과 같다. 근육이 성장하려면 트레이닝 사이에 충분히 쉬어야 한다. 즉, 빠르게 성장하려면 휴식을 최우선으로 삼아야 한다는 것이다. 휴식이 부족하면 근육이나 인대 등에 부상을 입을 수 있고, 아무리 운동해도 근력이나 지구력이 잘 향상되지 않는다. 따라서 트레이닝 사이에는 충분히 휴식할 수 있도록 하자.

여성은 남성보다 트레이닝을 하다가 다칠 위험이 더 크다. 여성은 웨이트 트레이닝을 마친 후 힘줄(건)의 콜라겐이 합성되는 속도가 남성보다 50퍼센트나 느려서 힘줄이 그만큼 천천히 회복되기 때문이다.[1] 따라서 여성은 부상을 피하려면 고중량 트레이닝을 한 후 남성보다 오래 쉬어야 한다. 오래 쉬는 것이 싫다면 적어도 고중량 트레이닝과 저중량 트레이닝을 번갈아 실시하도록 하자.

이제 유산소운동에 대해 이야기해 보자. 근육 매스와 근력을 키우고 싶다면 유산소운동을 지나치게 많이 해서는 안 된다. 주당 1~2회면 충분하다. 또한 다른 스포츠를 하고 있다면 유산소운동을 하지 않아도 된다. 건강을 위해 유산소운동을 하고 싶다면 처음에는 주당 3회만 실시해도 충분하다. 체중을 빨리 감량하고 싶다면 매주 짧게 3회씩 해보자. 그러다가 지구력이 더 좋아지면 운동 횟수나 시간을 늘리거나 혹은 둘 다 늘려보자.

3 일주일 중 어느 날에 운동해야 할지 정하자

빠르게 성장하려면 지켜야 할 원칙이 하나 있다. 웨이트 트레이닝을 하루 했으면 적어도 하루는 웨이트 트레이닝을 쉬는 것이다(웨이트 트레이닝을 마친 다음 날에 유산소운동은 해도 된다). 이 원칙을 항상 지키는 게 힘들 수도 있지만, 이런 빈도로 운동하는 것이 가장 이상적이다. 이제 운동 스케줄에 따라 트레이닝할 날을 정해보자.

■ 주 1회 운동 시
이 스케줄은 회복에 크게 신경 쓰지 않아도 된다. 주중 언제든지 웨이트 트레이닝을 실시해도 괜찮다.

■ 주 2회 운동 시
운동 사이에 최대한 시간적 간격을 둔다(예를 들어 월요일과 목요일 또는 화요일과 금요일). 적어도 하루 운동, 하루 휴식의 패턴은 지키려고 노력하자. 운동할 시간이 주말뿐이라면 그렇게라도 하자. 사실 토요일과 일요일에 모두 웨이트 트레이닝을 하는 것은 바람직하지 않지만, 주중에 휴식할 시간이 충분하므로 괜찮다.

■ 주 3회 운동 시
이 스케줄로 운동하면 하루 운동, 하루 휴식의 패턴을 지키는 것이 좋다. 최악의 조합은 3일 연속으로 운동하고, 4일 연속으로 휴식하는 것이다. 최대한 스케줄의 균형을 잡으려고 노력하자. 예를 들면 월·수·금요일 혹은 화·목·토요일에 웨이트 트레이닝을 하는 식이다.

■ 주 4회 운동 시
이처럼 운동 횟수가 많으면 운동하는 날 사이에 적당한 시간적 간격을 둬서 몸에 휴식할 시간을 부여하는 것이 어렵다. 적어도 주중 두 번은 하루 운동, 하루 휴식의 패턴을 지키기 힘들다.

휴식 없이 이틀 연속으로 운동할 때는 반드시 하루는 상체 운동을 하고, 하루는 하체 운동을 하는 식으로 단련하는 부위가 겹치지 않게 하자.

유산소운동은 웨이트 트레이닝처럼 몸을 강하게 자극하지 않기 때문에 그다지 제약이 많지는 않다. 하지만 유산소운동도 최대한 시간적 간격을 두고 실시하는 것이 좋다.

4 하루에 한 번 이상 운동할지 정하자

웨이트 트레이닝은 절대 하루에 두 번씩 하면 안 된다. 하지만 유산소운동은 웨이트 트레이닝 직전이나 직후에 해도 되고, 웨이트 트레이닝과 시간적 간격을 두고 같은 날에 해도 된다.

사실 유산소운동은 웨이트 트레이닝을 하지 않는 날에 실시하는 것이 가장 바람직하다. 하지만 아침에 유산소운동을 하고, 저녁에 웨이트 트레이닝을 하는 것도 가능하기는 하다. 반대로 아침에 웨이트 트레이닝, 저녁에 유산소운동을 할 수도 있다. 유산소운동에 대해서는 뒤쪽에서 좀 더 자세히 설명하겠다(41p 참고).

5 하루 중 언제 운동할지 정하자

아침, 정오, 오후, 저녁 중에서 트레이닝하기 가장 좋은 시간은 언제일까? 여러 과학 논문에 따르면 근력과 지구력은 시간에 따라 달라진다고 한다.[19] 대부분 사람은 오후에 힘이 세지고, 아침에 약해진다. 물론 이와 정반대의 모습을 보이는 경우도 일부 있다. 하루 종일 근력과 체력이 높게 유지되는 사람은 거의 없다.

이처럼 하루에 걸쳐 근력, 체력, 지구력에 변화가 생기는 이유는 체온 때문이다. 우리 몸은 아침에는 차갑다가 오후에는 활동하면서 점점 따뜻해진다. 이처럼 체온이 살짝 상승하면 중추신경계의 효율도 함께 높아지고, 근력도 상승하게 된다.

근육이 가장 강한 힘을 낼 수 있을 때 트레이닝하는 것이 가장 바람직하다. 대부분의 사람은 오후에 운동 수행 능력이 절정에 달하지만, 여건상 오후에 운동하기 힘든 사람도 많다. 물론 트레이닝할 시간이 아침뿐이더라도 자주 하다 보면 몸이 적응해서 아침에 최고의 근력을 낼 수 있게 된다. 최악의 시나리오는 트레이닝 스케줄을 매번 바꾸는 것이다. 그러면 몸이 적응할 시간이 없기 때문이다.

6 여러 근육을 어떤 순서로 운동할지 정하자

한 세션에서 전신을 모두 운동하는 것은 쉽지 않은 일이다. 그래서 대부분의 경우 전신을 여러 부위로 나누어 운동한다. 인체의 주요 근육 무리는 크게 여섯 가지로 나뉜다.

1 하체(대퇴사두근, 슬굴곡근, 둔근, 종아리)

2 복근

3 등

4 흉근

5 팔(이두근과 삼두근)

6 어깨

문제는 신체 여러 부위를 가장 효율적으로 운동할 수 있는 조합을 찾아내는 것이다. 조합할 수 있는 경우의 수가 아주 많기 때문에 초보자는 올바른 조합법을 찾아내는 데 애를 먹곤 한다. 아래의 네 가지 팁을 참고하면 프로그램을 설계하는 데 도움이 될 것이다.

1 간접 자극을 최대한 활용한다.

2 자신의 목표를 기준 삼아서 각 근육의 중요도를 평가한다.

3 자신의 약점에 집중한다.

4 운동 시 로테이션의 원칙을 따른다.

간접 자극을 최대한 활용한다

프레스 같은 기초적인 흉근 운동은 삼두근과 어깨 앞쪽 근육을 동원한다. 풀 다운이나 로우 같은 기초적인 등 운동도 이두근과 어깨 뒤쪽 근육을 동원한다. 따라서 이런 운동들을 수행했다면 팔이나 어깨를 직접 자극하는 운동의 반복 횟수를 줄이거나, 그런 운동을 건너뛸 수 있다.

등이나 흉근 운동을 하기 전에 팔 운동을 먼저 하면 안 된다. 그러면 이두근이나 삼두근이 너무 지쳐서 흉근이나 등을 자극하기 위해 필요한 중량을 제대로 감당하지 못한다. 이럴 때는 팔 운동을 가장 마지막에 하거나 아예 안 하는 것이 좋다.

하체 운동을 할 때도 마찬가지다. 종아리 운동을 가장 먼저 하면 다른 하체 운동을 할 때 근력이 감소한다. 종아리는 대퇴사두근이나 슬굴곡근 운동만 해도 충분히 간접적으로 자극되므로 이런 운동을 할 때는 종아리를 직접 자극하는 운동을 할 필요가 없다.

자신의 운동 목표를 기준으로 각 근육의 중요도를 평가한다

일반적으로 여성은 엉덩이나 하체 운동에, 남성은 팔 운동에 더 집중하는 경향이 있다. 이처럼 운동 프로그램은 각자의 운동 목표를 반영해야 한다. 겉으로 보았을 때 아름다운 몸을 만들고 싶으면 모든 근육에 동일한 시간을 투자해선 안 된다. 그래서 대부분 여성은 하체 운동에 우선순위를 두며, 상체 운동에 많은 시간을 쏟지 않는다. 이것이 가장 빠르게 미적으로 아름다운 몸을 만들 수 있는 방법이기 때문이다. 조각 같은 복근을 원한다면 모든 운동 세션을 시작하기 전에 복근 운동

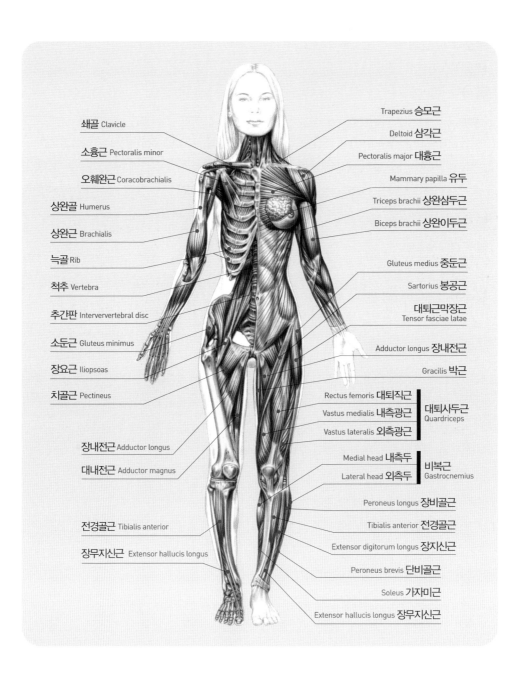

으로 웜업을 해도 좋다. 하지만 복근이 우선순위가 아니라면 다른 운동을 마치고 남은 에너지와 시간만 복근에 투자하면 된다.

운동선수라면 자신의 종목에서 많이 사용하는 근육이 무엇인지 파악해야 한다. 예를 들어 축구 선수는 대부분 하체와 복근 트레이닝에 매진하고 상체 운동은 많이 하지 않는다. 반면에 하체보다 팔과 어깨가 더 중요한 배구 선수는 축구 선수보다 상체 운동을 많이 한다.

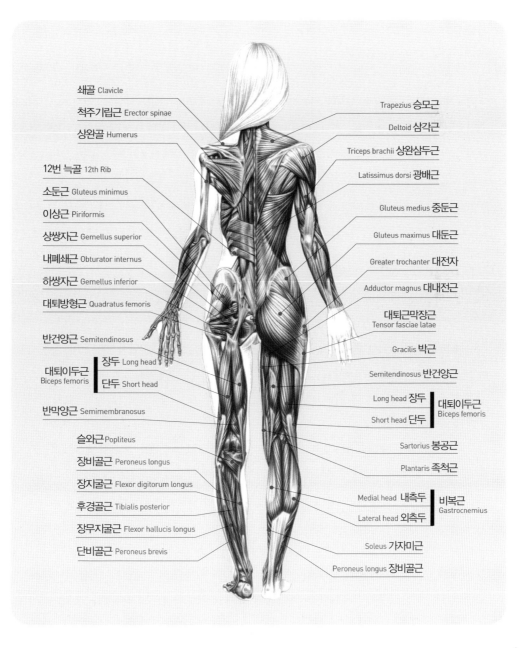

약점에 집중한다

사람마다 강한 근육과 약한 근육이 있기 때문에 모든 근육이 동일한 속도로 성장하지는 않는다. 대퇴사두근이 슬굴곡근보다 빨리 성장하고 탄력도 빨리 붙는다면, 반드시 슬굴곡근을 대퇴사두근보다 먼저 트레이닝하자. 특별히 약한 근육이 없다면 순서를 번갈아가며 트레이닝한다.

운동 시 로테이션 원칙을 따른다

균형 잡힌 육체를 만들려면 매번 동일한 부위를 먼저 운동하지 말자. 아래 7번 항목의 주당 3회 스케줄에 소개된 하체 운동 루틴을 살펴보면 하루는 대퇴사두근, 다른 하루는 슬굴곡근, 또 다른 하루는 둔근을 제일 먼저 운동한다는 사실을 확인할 수 있다.

지금까지 설명한 내용을 실전에 적용할 때 주의할 사항이 있다. 몸을 아름답게 만들거나 건강해지기 위해서 트레이닝을 하는 것과 운동 수행 능력을 향상시키기 위해서 트레이닝하는 것에는 근본적인 차이가 있다는 점이다. 예를 들어 특정 스포츠에 맞춰 트레이닝할 때는 모든 근육을 같은 날에 운동해야 한다. 스포츠를 할 때는 대부분 전신 근육이 따로 사용되지 않고 동시에 사용되기 때문이다. 이 경우 근육을 부위별로 나누어 운동하는 것은 비생산적이다.

7 부위별로 구체적인 운동 스케줄을 짜자

여러 근육을 어떤 순서로 운동할지 정했다면 운동 루틴의 틀을 잡는 방법을 알아보자. 앞에서 말한 것처럼 인체의 주요 근육 무리는 크게 여섯 가지로 나뉜다. 일단 미적으로 아름다운 몸을 만들 것인지, 운동 수행 능력을 향상시킬 것인지 정한 다음 그 목표를 기준으로 삼아서 각각의 신체 부위에 중요도를 부여해 보자.

운동 수행 능력을 향상시키는 것이 목표라면 자신이 몸담고 있는 운동 종목에서 요구하는 능력을 참고하여 각 신체 부위에 중요도를 부여하자. 모든 부위에 동일한 중요도를 부여하고, 동일한 시간을 투자할 필요는 없다. 자신의 구체적 목표에 따라 우선순위를 정하고 각 근육을 운동할 횟수를 정해야 한다.

근력을 빠르게 성장시키고 몸매를 빠르게 탈바꿈하고 싶다면, 모든 근육을 주당 두 번씩 운동하는 것이 좋다. 하지만 체중을 감량하고 건강을 유지면서 스포츠 수행 능력을 향상시키고 싶다면 모든 근육을 주당 한 번씩만 중량으로 자극해 보자. 여유 시간이 생기면 운동 횟수를 이것보다 늘려도 좋다.

▬ 주 1회 운동 시

일주일에 한 번만 트레이닝한다면 하체와 복근에 대부분 시간을 투자하고, 등과 어깨 운동은 몇 세트만 하자. 그러면 팔과 흉근이 간접적으로 자극되므로 시간을 절약할 수 있다. 몸이 성장하면 부위별로 실시하는 세트 수나 운동의 종류를 늘리자. 물론 이때는 운동량이 늘어난 만큼 주당 운동하는 횟수도 함께 늘려야 한다.

▬ 주 2회 운동 시

운동 횟수가 늘어나면 각 근육을 자극할 기회도 늘어난다. 여기에 소개한 주당 2회, 3회, 4회 스케줄에는 복근 운동을 모두 상체 운동에 포함시켰지만 이건 얼마든지 변화를 줄 수 있다. 복근 운동을 하체 운동과 함께 실시하는 식으로 상체와 하체 운동량의 균형을 맞춰도 된다. 자세한 운동 루틴은 3장에서 소개하겠다(315p 참고).

- **루틴 1**
  하체: 대퇴사두근과 둔근
  상체: 복근과 어깨

- **루틴 2**
  하체: 둔근과 슬굴곡근
  상체: 복근과 등

▬ 주 3회 운동 시

세션당 실시하는 세트의 수나 운동의 가짓수가 너무 많아서 운동이 힘들어졌다면 운동하는 날을 하루 더 추가하자. 그러면 각 세션마다 실시해야 하는 운동량을 줄일 수 있다.

- **루틴 1**
  하체: 대퇴사두근과 둔근
  상체: 복근과 어깨

- **루틴 2**
  하체: 슬굴곡근과 둔근
  상체: 복근과 등

- **루틴 3**
  하체: 둔근
  상체: 복근, 흉근, 팔

▬ 주 4회 운동 시

주당 3회씩 운동해도 회복에 문제가 없다면 주당 4회 운동으로 넘어가도 좋다. 단, 이 방법은 초보자보다 상급자에게 더 적합하다.

- **루틴 1**

  하체: 대퇴사두근, 슬굴곡근, 둔근
  상체: 복근

- **루틴 2**

  상체: 복근, 어깨, 등
  하체: 둔근

- **루틴 3**

  하체: 둔근, 슬굴곡근, 대퇴사두근
  상체: 복근

- **루틴 4**

  상체: 복근, 흉근, 팔
  하체: 슬굴곡근

8 부위별로 몇 가지 운동을 할지 정하자

2장에서 배우게 되겠지만 부위별로 실시할 수 있는 운동의 종류는 아주 많다. 그 모든 운동을 한 세션에 다 실시하는 것은 가능하지도 않고, 바람직하지도 않다. 또한 자신에게 맞는 운동과 맞지 않는 운동이 있다는 사실도 금방 깨닫게 될 것이다.

웨이트 트레이닝이 처음이라면 근육 무리별로 한 가지 운동만 실시하는 것이 현명한 선택이다. 해당 근육을 가장 강하게 자극한다고 느껴지는 운동을 실시하자(이 중요한 문제는 18번 항목에서 자세히 다룰 것이다). 그렇게 몇 주간 트레이닝한 후에는 주요 부위(대퇴사두근, 슬굴곡근, 둔근)를 자극하는 운동을 하나씩 추가하자. 하지만 팔이나 흉근처럼 중요성이 떨어지는 부위는 쭉 한 가지 운동만 실시하는 것이 최선이다. 등이나 어깨, 복근처럼 복잡한 근육은 자신이 생각하는 해당 근육의 중요도를 참고하여 한 가지 운동만 실시할지, 다른 운동을 추가할지 결정하자.

이런 식으로 몇 개월 트레이닝한 후에는 운동을 더 추가해도 되지만, 가장 중점적으로 하고 싶은 부위의 운동만 추가할 것을 권장한다.

9 근육 무리당 반복할 세트 수를 정하자

운동할 때 몇 세트를 실시하는 것이 가장 좋을까? 세트 수가 중요한 이유는 운동 시간과 효과를 결정하는 결정적 변수이기 때문이다.

대부분의 경우 최대한 많은 세트를 반복하길 원한다. 특히 트레이닝을 막 시작했을 때는 빨리 성장하려고 조금이라도 더 반복하려고 한다.

하지만 안타깝게도 우리 몸은 그런 식으로 작동하지 않는다. 근육이 감당할 수 있는 자극에는 한계가 있으며, 그 한계를 넘어가면 근육이 탈진한다. 한계점을 넘어간 근육은 올바르게 회복하지 못한다. 몸이 지나치게 피곤하고 운동할 마음이 생기지 않는다면 세트 수가 너무 많다는 뜻이다.

예쁜 몸을 만드는 것이 목표라면 근육을 크게 세 부류로 나눌 수 있다.

1 **가장 중요한 근육**: 대퇴사두근, 슬굴곡근, 둔근

2 **복잡한 근육**: 등, 어깨, 복근

3 **중요성이 덜한 근육**: 흉근, 이두근, 삼두근, 전완, 종아리

초보자는 총 세트 수를 다음과 같이 유지하자.

- 가장 중요한 근육은 각 2~3세트씩

- 복잡한 근육은 각 1~2세트씩

- 중요성이 떨어지는 근육은 각 1세트씩

그렇게 몇 달 트레이닝한 후에는 목표를 다음과 같이 수정하자.

- 가장 중요한 근육은 각 3~4세트씩

- 복잡한 근육은 각 2~3세트씩

- 중요성이 떨어지는 근육은 각 1~2세트씩

6개월간 트레이닝한 후에는 목표를 다시 수정하자.

- 가장 중요한 근육은 각 4~5세트씩

- 복잡한 근육은 각 3~4세트씩

- 중요성이 떨어지는 근육은 각 1~3세트씩

여기에 적힌 세트 수에 웜업 세트는 포함되지 않는다는 사실을 명심하자. 트레이닝을 시작하기 전에는 항상 현재의 체력을 파악해야 한다. 몸에 기운이 넘치는 날에는 평소보다 많은 세트를 반복해도 된다. 반면에 몸이 피곤한 날에는 망설이지 말고 세트 수를 줄이자.

10 세트당 반복 횟수를 정하자

세트당 몇 회씩 반복하는 것이 가장 좋을까? 근육의 탄력을 살리려면 무거운 중량으로 10~20회를 반복하는 것이 좋다. 칼로리와 체지방을 연소하고 심혈관 건강을 좋게 하려면 가벼운 중량으로 최소 30회, 많게는 50회까지 반복하자.

반복 횟수를 조정하는 이유는 근육 성장을 돕기 위한 것으로, 그 자체가 목표가 되어선 안 된다.

물론 자신의 목표에 맞게 횟수를 조정할 필요는 있다.

반복 횟수를 정하려면 먼저 '피라미드 세트' 개념을 이해해야 한다. 운동을 한 세트 이상 실시할 때는 언제든 이 개념을 적용해도 좋다.

피라미드 세트는 중량을 늘릴수록 반복 횟수를 줄이는 방식이다. 중량을 늘릴 때는 목표한 반복 횟수를 모두 채울 수 있는 범위 내에서만 늘리자. 목표 반복 횟수를 유지하는 것이 힘들면 반복 횟수를 줄이지 말고, 중량을 줄인다.

운동을 총 3세트 반복할 때를 예로 들어 보자. 우선 근육을 충분히 풀어준 후에(부위별 웝업 방법은 2장에서 자세히 설명하겠다) 가벼운 중량으로 많은 횟수(예를 들어 20회)를 반복하는 첫 번째 세트를 실시하자. 처음에는 이처럼 가벼운 중량으로 많은 횟수를 반복해서 근육과 관절을 풀어주고, 심혈관계를 대비시켜야 한다.

두 번째 세트에서는 12~15회만 반복할 수 있도록 중량을 늘리자. 하지만 세트 도중에 목표한 횟수에 도달하더라도 운동을 멈추지 말고, 계속 실시한다(웝업은 예외). 12회 반복이 목표인데 16회를 반복할 수 있다면 16회까지 반복하는 것이다. 그리고 세 번째 세트에서는 10회만 반복할 수 있도록 다시 중량을 늘린다.

11 운동을 얼마나 오래 할지 정하자

세션당 운동을 얼마나 하는 것이 가장 좋을까? 프로그램을 중도에 포기하지 않고 원하는 결과를 빨리 얻으려면 꼭 생각해 봐야 하는 중요한 문제다. 운동 시간이 너무 길다는 핑계로 헬스클럽을 빠져 버리면 안 되니까 말이다. 운동을 아예 안 하는 것보다는 잠깐이라도 하는 것이 훨씬 낫다.

짧게라도 트레이닝을 하면 근육은 성장한다. 여성은 10주 동안 매일 2분씩만 웨이트 트레이닝을 해도 근력이 16퍼센트나 증가한다는 연구 결과도 있다.[3] 따라서 가끔씩 길게 운동하는 것보다 짧게 자주 운동하는 것이 더 낫다.

하지만 2분만 운동하는 것보다 적어도 15분은 운동하는 것이 더 좋다. 초보자는 15~20분 동안 운동하는 것이 가장 바람직하다. 그렇게 한두 달 트레이닝하고 난 후에 운동 시간을 20~30분으로 늘려보자. 트레이닝을 6개월간 했으면 다시 30~45분으로 늘리자.

운동 시간을 고정해 놓을 필요는 없다. 시간이 많은 날에는 세트 수를 늘리거나, 더 많은 운동을 실시하거나, 더 다양한 부위를 운동하자. 반면에 시간이 부족한 날에는 목표 달성에 꼭 필요한 부위만 운동하거나, 세트 사이의 휴식 시간을 줄이자. 사람들이 저지르는 가장 큰 실수는 운동을 하루 빼먹었으면 다음에 두 배로 길게 운동하면 된다고 착각하는 것이다. 절대 그렇지 않다. 운동은 꾸준함이 생명이다.

헬스클럽에 갈 시간이 없더라도 집에서 최소한의 도구를 사용하거나 맨몸으로 실시할 수 있는 운동이 많다. 운동을 빼먹지 않는 것이 가장 중요하다. 운동을 하루 빼먹으면 하루가 이틀이 되고, 이틀이 사흘이 된다. 그러다 보면 몇 달 동안 트레이닝을 쉬게 된다.

좋은 트레이닝이란 최단 시간에 근육을 최대한 자극하는 트레이닝이다. 즉, 운동 시간을 늘리는 것보다 운동 강도를 높일 수 있도록 운동 전략을 짜야 한다.

운동 시간을 정할 때 가장 먼저 고려해야 할 것은 자신의 스케줄이다. 시간이 많지 않다면 짧은 시간에 다양한 부위를 완벽하게 자극할 수 있는 운동법을 사용하자. 10분짜리 서킷 트레이닝이 여기에 해당된다(35p 참고).

운동을 아예 안 하는 것보다는 10분짜리 서킷 트레이닝이라도 하는 것이 좋지만, 사실 웨이트 트레이닝을 제대로 하려면 적어도 30분, 최대 45분은 해야 한다. 운동을 한 시간 넘게 하고 있다면 운동 강도가 너무 약하다는 뜻이다. 30~45분만 운동해도 근육이 살려 달라고 빌게 만들어야 한다.

운동 시간을 좌우하는 변수는 두 가지다.

❶ 운동량(운동의 가짓수와 세트 수)
❷ 세트 사이의 휴식 시간

운동할 시간이 부족하다면 세트 사이의 휴식 시간을 조정해야 한다. 웨이트 트레이닝을 한 시간 이상 하고 있다면 다음 중 한 가지 이상에 해당하는 실수를 저지르고 있다는 것이니 참고하자.

- 세션당 지나치게 많은 근육을 운동한다.
- 운동 종류가 너무 많다.
- 세트가 너무 많다.
- 세트 사이에 너무 오래 쉰다.

12 올바른 운동 속도를 배우자

운동을 반복하는 속도는 운동 프로그램의 성공을 좌우하는 중요한 변수다. 신체 반동을 사용하거나 몸을 흔들며 지나치게 빠른 속도로 중량을 들어 올리지 말고, 순수하게 목표로 하는 근육의 힘으로만 중량을 들자. 웨이트 트레이닝이 처음이라면 폭발적인 동작으로 운동하는 것보다 일정한 박자에 맞춰 운동하는 것이 좋다. 빠르게 운동하는 것보다 느리게 운동하는 것이 훨씬 힘들다는 것을 금방 깨닫게 될 것이다. 중량을 위로 들었다가 천천히 내리면 근육이 더 많이 사용되는데, 바로 이것을 목표로 삼아야 한다.

중량에 휘둘리며 운동하지 말고 중량을 통제하면서 운동하는 것이 중요하다. 이것이 운동 속도 조절의 핵심이다. 특히 세트 초반에서 중후반으로 넘어갈수록 통제력을 상실하는 경우가 많은데, 힘들더라도 최대한 중량을 통제하면서 운동하려고 노력하자.

사용하는 중량을 줄이더라도 의도적으로 느린 속도로 운동하면 다음과 같은 효과를 볼 수 있다.

- 근섬유가 더 많이 동원된다.
- 근육이 더 효율적으로 수축하는 느낌이 든다.
- 관절을 다치거나 근육이 찢어질 위험이 줄어든다.
- 동작을 잘못하거나 균형을 잃을 위험이 감소한다.

중량을 들 때는 2~3초 정도 걸리도록 하고, 중량을 내릴 때는 그와 비슷하거나 더 많은 시간을 들일 것을 권장한다. 근력이 약하거나 나이가 많은 사람일수록 모든 동작을 더 천천히 해야 한다. 특히 노년층은 10초에 걸쳐 중량을 들고, 10초에 걸쳐 내리는 식으로 운동할 때 트레이닝에 성공할 확률이 높다.[2] 이것이 지나치게 느리게 느껴진다면 5초에 걸쳐서 중량을 들고 3~5초에 걸쳐서 내려도 좋다.

13 세트 사이에 얼마나 쉴지 정하자

세트 사이의 휴식 시간을 바르게 활용하면 목표를 더 빨리 달성할 수 있다. 근육을 조각처럼 만드는 것이 목표라면 근력을 대부분 회복할 수 있도록 충분히 휴식해야 한다. 하지만 고중량 운동을 하더라도 운동 강도가 떨어질 정도로 오래 쉬면 안 된다. 반면에 체지방 연소가 목표라면 오래 쉬지 말자. 세트 사이의 휴식 시간을 정할 때 참고할 만한 가이드라인을 소개한다.

- 근육을 탄탄하게 만들려면 30~45초만 쉬어도 충분하다. 웨이트 트레이닝을 막 시작해서 지구력이 부족하다면 더 쉬어도 된다. 하지만 근육이 성장할수록 가이드라인에 맞춰 휴식 시간을 줄여 나가야 한다. 그래야 헬스클럽에서 낭비되는 시간을 줄일 수 있다.

- 칼로리와 체지방을 연소하려면 세트 사이에 10~20초만 휴식하는 식으로 빠르게 운동하자. 그리고 근육이 성장할수록 휴식 시간을 최대한 줄여 나간다. 휴식 시간을 최대한 줄이는 데 성공했다면 이제 가장 격렬한 형태의 웨이트 트레이닝인 '서킷'으로 넘어가도 좋다. 서킷 트레이닝을 할 때는 다음 운동을 준비하는 데 필요한 시간 외에는 휴식하면 안 된다.

여성은 남성과 비슷한 운동량으로 운동해도 젖산이 적게 생성되고, 심장 박동 수도 많이 높아지

지 않는다는 연구 결과가 있다. 따라서 여성은 세트 사이에 남성보다 적게 휴식해도 된다.[4]

하지만 여성은 대부분 무거운 중량을 다루거나 많은 세트를 반복할 때면 휴식 시간을 필요 이상으로 길게 잡는 경향이 있다.[5] 그러면 운동의 강도가 떨어진다. 자신이 정해 둔 운동 시간을 지킬 수 있도록 항상 시간을 재자. 그러면 지나치게 오래 휴식하는 것을 방지할 수 있다.

14 다른 운동으로 넘어갈 때는 휴식하지 말자

운동을 바꿀 때는 불필요한 시간 낭비를 줄이자. 다음 운동에 사용할 머신의 좌석을 조정하고, 중량을 조절하다 보면 그것만으로도 충분한 휴식이 된다. 때로는 다른 사람이 세트를 마칠 때까지 기다려야 할 때도 있다. 이처럼 어쩔 수 없이 기다리며 시간을 보냈다면 굳이 더 오래 휴식할 필요가 없다. 다음 운동으로 빠르게 넘어가면 칼로리와 체지방도 더 많이 연소되고, 헬스클럽에서 보내는 시간도 줄어든다.

15 운동에 사용할 올바른 중량을 고르자

처음에는 운동에 사용할 적절한 중량을 고르는 것이 어려울지도 모른다. 하지만 복잡하게 생각할 필요 없다. 우선 너무 가벼워서 근육에 자극을 줄 수 없을 것처럼 보이는 중량부터 사용하자. 이것을 첫 번째 웜업 세트로 삼는다.

다음 웜업 세트에서는 저항을 살짝 늘린다. 저항을 얼마나 늘려야 할지 망설여질 때는 지나치게 무거운 중량을 사용해 엉성한 자세로 운동하는 것보다는 가벼운 중량을 사용해 정확한 자세로 많이 반복하는 것이 낫다는 사실만 기억하자.

웜업을 마치고 실시하는 첫 번째 본 세트에서는 중량을 더 늘리되 지나치게 늘리지는 않는다. 1회를 반복했는데 중량이 너무 가볍게 느껴진다면 세트를 중단하고 좀 더 무거운 중량을 고른다. 마찬가지로 운동이 너무 힘들게 느껴진다면 세트를 중단하고 중량을 줄이자.

두 번째 세트에서도 중량을 살짝 늘려서 운동의 난이도를 더 높이자. 하지만 근육에 피로가 느껴진다면 이전 세트와 동일한 중량을 사용하거나 중량을 살짝 줄인다.

중량 선택은 정해진 규칙이 없으므로 항상 유연하게 생각해야 한다. 생각했던 것보다 더 많은 횟수를 반복했다면 다음 세트에서는 더 무거운 중량을 사용한다. 반대로 생각했던 것보다 적게 반복했다면 다음 세트에서는 중량을 살짝 줄인다. 사용한 중량과 반복 횟수를 공책이나 휴대전화에 기록해 두면 큰 도움이 된다. 운동 기록 관리용 앱도 많이 있으니 이용해보자.

16 저항을 늘려야 할 때를 알자

실시한 운동의 중량과 반복 횟수를 꼼꼼하게 기록해 두면 중량을 늘려야 할 시기를 쉽게 파악할 수 있다. 사용한 중량을 기록해 두지 않으면 아주 따분한 과정을 거쳐야 한다는 점을 기억하자.

기본적인 원칙은 다음과 같다.

- 지난번에 운동했을 때 특정 운동을 기대했던 것보다 많이 반복했다면 오늘은 지난번보다 살짝 무거운 중량을 사용한다.

- 지난번에 운동했을 때 특정 운동을 기대했던 것보다 적게 반복했다면 그 중량을 편안하게 다룰 수 있을 때까지 그 중량만 사용한다.

가끔은 중량을 늘릴 시기를 잘못 판단하기도 할 것이다. 그래도 걱정하지 말자. 자신의 운동 수행 능력이 어떻게 변할지 100퍼센트 정확하게 예측할 수 있는 사람은 없다. 하지만 기억력에만 의존하는 것보다 이전에 했던 운동을 기록해 두면 정확도를 훨씬 더 높일 수 있다.

> ⚠️ 사용한 중량과 반복 횟수를 적어 둔 기록을 확인했을 때 지난번에 운동이 아주 잘된 것 같으면 더 무거운 중량을 다룰 준비가 됐다는 생각이 들 수도 있다. 하지만 운동이 잘되면 근육이 그만큼 강하게 자극되므로 평소보다 회복이 오래 걸린다는 사실을 명심해야 한다. 즉, 근육이 아직 완벽히 회복되지 않아서 더 무거운 중량을 다룰 준비가 안 됐을 수도 있다는 것이다. 마찬가지로 운동이 잘 안 된 날은 평소보다 회복이 빨라서 다음에 운동할 때 근력이 성장한 것처럼 느껴질 수 있다. 중량에 변화를 줄 때는 이러한 사실도 고려하자.

17 자신의 체형에 맞는 운동을 고르자

운동의 종류가 워낙 다양하다 보니 트레이닝 프로그램을 처음 짤 때 혼란스러워하는 사람이 많다. 하지만 모든 운동이 자신의 목표에 부합하는 것은 아니며, 신체 역학적으로 자신에게 맞는 운동은 그보다 더 적다는 사실을 명심하자.

상체와 하체, 팔의 길이나 키에 의해 결정되는 체형은 사람마다 제각각이다. 이에 따라 어떤 운동을 할 때는 어쩔 수 없이 부자연스러운 자세를 취하게 되지만, 다른 어떤 운동을 할 때는 아주 쉽게 올바른 자세를 잡기도 한다. 웨이트 트레이닝을 처음 시작할 때는 자신의 체형을 기준으로 판단했을 때 안전하게 할 수 있는 운동만 실시하자. 즉, 동작할 때 불편한 느낌이 드는 운동은 루틴에서 제외하는 것이다. 일반적으로 키가 클수록 프리웨이트 운동을 할 때 부상당할 위험이 크

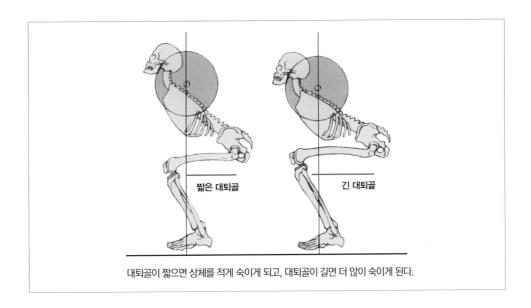

짧은 대퇴골   긴 대퇴골

대퇴골이 짧으면 상체를 적게 숙이게 되고, 대퇴골이 길면 더 많이 숙이게 된다.

다. 가동 범위가 훨씬 넓기 때문이다. 스쿼트와 체스트 프레스가 대표적인 예다. 또한 키가 큰 사람은 가동 범위가 넓기 때문에 푸쉬업 같은 맨몸 운동을 할 때도 관절이 더 많이 손상된다. 2장에서는 이처럼 신체 역학에 따라 안정성이 좌우되는 운동에 대해 자세히 살펴볼 것이다.

머신 VS 프리웨이트, 어떤 게 더 좋을까?

웨이트 트레이닝에 사용하는 저항은 크게 프리웨이트(덤벨과 바)와 머신으로 나뉜다. 둘 중에 뭐가 더 효과적인지 궁금할 것이다. 2장에서 배우게 되겠지만 슬굴곡근 같은 근육은 머신 없이 트레이닝하기 힘들다. 반면에 이두근 같은 부위는 프리웨이트로 운동하는 것이 더 낫다. 따라서 둘 다 활용하는 것이 좋다. 프리웨이트가 머신보다 운동 효과가 뛰어나다고 흔히 알려져 있지만, 이는 사실이 아니다. 머신이 필요할 때는 머신을 쓰고, 프리웨이트가 더 나을 때는 프리웨이트를 하는 것이 운동 목표를 가장 효과적으로 달성하는 방법이다.

하지만 초보자에게는 머신을 강력히 추천한다. 프리웨이트보다 숙달하기가 더 쉽고, 동작을 알아서 이끌어 주기 때문이다. 또한 최근 출시된 머신에는 QR 코드가 적혀 있는데, 이것을 스마트폰에 인식하면 머신 사용법을 동영상으로 배울 수 있어 굳이 다른 사람의 도움을 받지 않고도 머신의 올바른 사용법을 익힐 수 있다(유튜브 동영상을 활용해도 좋다).

초보자는 프리웨이트보다 머신으로 운동할 때 근력이 더 빠르게 성장한다는 사실을 입증한 연구 결과도 많다.[6-8] 머신을 사용하면 운동 경로가 어긋날 일이 없고, 균형을 잡기도 쉽다. 이처럼 머신은 별다른 학습 과정이 필요하지 않기 때문에 초보자에게 더 적합하다. 또다른 연구 결과를 살펴보겠다. 한 연구진은 운동 부족인 여성들에게 12주 동안 웨이트 트레이닝 프로그램에 따라 운동하도록 지시했다. 한 그룹은 오직 머신만 사용했고, 다른 그룹은 프리웨이트만 사용했다. 그러자 머신을 사용한 여성의 근력이 최대 두 배나 더 많이 성장했다.[7]

운동 경험이 쌓이면 더 복잡한 프리웨이트 운동으로 넘어가도 좋다. 그때쯤이면 근육이 웨이트 트레이닝에 익숙해져 운동 경로나 균형 잡기가 수월할 것이고, 프리웨이트 운동도 처음보다 쉽게 느껴질 것이다. 하지만 처음부터 프리웨이트로 운동하면 학습 시간이 필요하기 때문에 트레이닝이 쉽지 않고, 근력의 성장 속도도 느리다.

운동의 두 가지 범주

맨몸, 프리웨이트, 머신을 사용한 모든 운동은 크게 두 부류로 나뉜다. 여러 관절을 사용하는 복합 관절 운동과 특정 근육을 고립하는 단일 관절 운동이다.

1 복합 관절 운동: 한 가지 이상, 여러 관절을 사용하는 운동은 모두 복합 관절 운동으로 분류한다. 무릎과 발목 관절, 고관절이 동원되는 런지가 여기에 해당된다. 이런 운동은 다양한 근육을 동시에 자극하므로 운동 시간을 절약하기에는 좋지만 그만큼 숙달하기가 힘들다.

2 단일 관절 운동(고립 운동): 한 가지 관절만 사용하는 운동은 단일 관절 운동으로 분류한다. 무릎 관절만 동원되는 레그 익스텐션이 여기에 해당된다. 이와 같은 고립 운동은 몸에 주는 부담이 적어서 복합 관절 운동보다 하기 쉽다. 하지만 그만큼 동원되는 근육도 적기 때문에 근력 성장이나 칼로리 연소 효과는 떨어진다.

운동 능력이 떨어지는 사람은 우선 고립 운동 위주로 트레이닝해서, 성장시키고자 하는 근육의 움직임을 머리로 신중하게 느끼면서 운동하는 마인드-머슬 커넥션(mind-muscle connection)을 빠르게 발달시키자. 그런 식으로 몇 주 트레이닝하고 점차 복합 관절 운동으로 넘어가면 된다.

고립 운동이든 복합 관절 운동이든, 모든 운동은 프리웨이트보다 머신으로 할 때 더 쉽다. 운동 경험이 전혀 없다면 이러한 사실을 꼭 명심하자. 처음부터 근육과 관절에 지나친 부담을 주는 프로그램을 실시하면 안 된다.

18 프로그램에 변화를 줘야 할 때를 알자

웨이트 트레이닝이 처음이라면 성장이 지속되는 동안은 한 가지 트레이닝 프로그램을 고수할 것을 권장한다. 초보자가 운동 루틴에 자주 변화를 주는 것은 비생산적이다. 새로운 운동을 익히려면 일정한 학습 기간이 필요하기 때문이다. 웨이트 트레이닝에 익숙해졌으면 운동에 얼마든지 자주 변화를 줘도 된다. 이때부터는 적은 시간을 들이고도 새로운 운동을 익힐 수 있다.

19 휴식하자

웨이트 트레이닝을 몇 개월간 하고 나면 운동을 계속할지, 잠시 쉴지 고민하게 된다. 휴가를 떠나야 하거나 휴식이 필요하다고 느껴지면 1~2주는 트레이닝을 멈춰도 괜찮다.

단, 운동을 중단하면 소모되는 칼로리도 줄어든다는 사실을 잊지 말자. 식이요법에 유의하지 않으면 살이 금방 찐다.

20 성장을 유지하자

마찬가지로 근력이 만족할 만한 수준에 도달하면 트레이닝 강도를 계속 높일지, 아니면 점점 낮춰 나갈지 고민하게 된다. 다행히도 근육은 키우는 것보다 유지하는 것이 더 쉽다. 하지만 근육을 유지하기 위해 필요한 트레이닝의 양은 나이에 따라 달라진다는 연구 결과가 있다. 주당 3회씩 트레이닝하던 20~35세 피험자는 주당 하루만 운동해도 새롭게 키운 근육을 유지할 수 있었지만, 안타깝게도 고령층은 주당 2회씩 운동해야 근력을 유지할 수 있었다.

비시즌에 웨이트 트레이닝을 하는 운동선수를 조사했을 때도 비슷한 결과가 나왔다.[20] 이들도 주당 한 번만 운동하고도 시즌과 비슷한 근력을 유지할 수 있었다. 하지만 2주마다 한 번씩 운동하면 근육을 유지하기 힘들었다.

트레이닝을 하면 근육에 탄력이 생기기 전에 근력이 먼저 성장한다. 운동 부족인 여성은 근육을 수축하는 방법에 대해 잘 알지 못한다. 하지만 트레이닝을 통해 근육을 수축하는 방법을 익히면 근력이 아주 빠른 속도로 성장하고, 근육의 협응 능력 또한 향상된다. 이처럼 근육의 효율이 높아지면 우선 근력과 지구력이 성장한다. 그렇게 성장한 근력으로 무거운 중량을 다루다 보면 이어서 근비대가 발생하고 천천히 근육에 탄력이 생기는 것이다.

트레이닝을 처음 시작했을 때 근력이 빠르게 성장한 사람은 트레이닝을 잠시 중단했을 때도 그와 비슷하게 근력이 빠르게 감퇴한다. 반면에 근육의 형태는 운동을 오래 쉬어도 잘 보존된다. 이처럼 근력이 감퇴하는 이유는 신경 신호가 일시적으로 약해졌기 때문이다. 이런 사람은 트레이닝을 재개하면 몇 주 안에 최고 근력을 다시 되찾을 수 있다.

02 | 운동 강도 높이기

트레이닝 강도를 높이는 테크닉은 다양하다. 가장 쉬운 방법은 중량이나 반복 횟수를 늘리는 것인데, 이는 '과부하의 원리'를 따른 것이다. 둘 다 근육의 자극을 증가시키기 좋은 방법이지만, 그만큼 관절과 인대가 받는 부담도 증가한다. 이런 테크닉은 저항 트레이닝의 근간이므로 반드시 활용해야 한다. 물론 관절에 큰 부담을 주지 않고도 운동 강도를 높일 수 있는 테크닉도 있다. 이처럼 충격이 적은 테크닉을 이번 섹션에서 배워 볼 것이다.

근육 부위의 타는 듯한 느낌 : 번즈(Muscle Burn)

세트를 진행하다 보면 근육에 혈액이 몰리는 펌핑(pumping)이 나타나며, 이런 펌핑 과정에서 일어나는 근육의 수축과 이완으로 인해 근육이 불타는 것 같은 느낌이 드는 번즈(buns)가 발생한다. 반복 횟수가 늘어날수록 그런 느낌은 점점 더 강해진다. 이처럼 고통스러운 감각이 발생하는 이유는 노폐물인 젖산이 운동 중인 근육에 축적되기 때문이다. 이렇게 생성된 젖산의 양이 많으면 근섬유를 공격하여 근육통의 원인이 된다.

근육에 타는 듯한 통증이 느껴진다는 것은 근육을 익숙한 범위 너머로 밀어붙이고 있다는 뜻이다. 그러면 근육이 더 강해지고 통증을 잘 견디게 되는데, 이는 곧 근육의 데피니션 향상으로 이어진다. 번즈의 장점은 힘을 만들어내는 근육의 위치를 알 수 있도록 도와준다는 것이다. 근육의 자극을 느끼는 것이 어려울 경우 가벼운 중량으로 반복 횟수를 많이 실시하면 그 부위에 강한 번즈가 생성되어 자극을 인식하는 데 도움을 준다.

젖산은 불편한 느낌을 유발하기 때문에 운동의 적처럼 느껴지기도 한다. 하지만 웨이트 트레이닝을 할 때는 이 걸림돌을 성장의 발판으로 삼으려고 노력해야 한다. 즉, 근육이 불타는 느낌을 최대한 강하게 유발하고, 그 고통을 최대한 오래 견딜 방법을 찾으려고 고민해야 한다. 무작정 무거운 중량을 드는 것보다 관절을 안전하게 보호하고, 근육에 불타는 느낌을 더하려고 노력하는 것이 더 낫다.

지속적 긴장

운동하는 내내 근육의 긴장을 유지하면 중량을 늘리지 않고도 운동의 난이도를 높일 수 있다.

알다시피 모든 웨이트 트레이닝 운동에는 정점과 하위 지점이 있는데, 하위 지점에서는 근육이 잠시 쉴 수 있다. 인클라인 프레스를 예로 들면 팔을 쭉 뻗었을 땐 뼈가 중량을 지탱하기 때문에 근육의 긴장이 잠시 풀린다.

근육에 긴장을 지속적으로 유지하려면 팔이나 다리를 완전히 뻗지 말고, 살짝 굽힌 상태(수축 상태)를 유지하려고 노력해야 한다. 그러면 혈액 순환이 차단되고, 세포 속으로 유입되는 산소가 줄어들어서 근육이 강하게 번즈되는 느낌이 든다. 또한 근육에 산소가 부족해지면 에너지가 합성되면서 노폐물(젖산)이 많이 생성된다.

이 원칙을 다양한 운동에 접목하는 방법을 소개한다.

● 등, 이두근, 슬굴곡근 운동을 할 때는 근육을 이완할 때 팔이나 다리를 완전히 뻗지 말자.
● 흉근, 어깨, 삼두근, 대퇴사두근 운동을 할 때는 근육을 수축할 때 팔이나 다리를 완전히 뻗지 말자.

> **NOTE** 일반적으로 등이나 슬굴곡근 운동을 할 때는 정점에서 수축할 때 근육의 긴장이 풀리지 않는다(데드리프트는 예외다). 반면에 흉근이나 대퇴사두근 운동을 할 때는 정점에서 수축할 때 근육의 긴장이 풀리곤 한다.

디센딩 세트(Descending Sets)

디센딩 세트를 활용하면 근육이 탈진해도 치팅에 의존하지 않고 세트를 연장할 수 있다. 디센딩 세트란 운동 한 세트가 끝나면 휴식 없이 사용하던 중량의 ⅓을 제거한 후 즉각 세트를 재개하는 테크닉이다. 그러면 운동을 지속해서 근육에 불타는 느낌을 유지할 수 있다.

예를 들어 12킬로그램 바벨로 바벨 컬을 한다고 했을 때 실패 지점에 도달하면 중량 4킬로그램을 덜어내고 컬을 몇 회 더 반복하는 것이다. 근육을 한층 더 강하게 밀어붙이고 싶다면 이후에도 실패 지점에 도달할 때마다 4킬로그램을 줄이고 운동을 즉각 재개하면 된다. 하지만 한 세트에서 중량을 두 번 이상 줄이는 것은 권장하지 않는다.

슈퍼세트(Supersets)

슈퍼세트란 두 가지 운동을 휴식 없이 이어서 실시하는 테크닉이다. 그러면 디센딩 세트를 실시할 때보다 근육을 실패 지점 너머로 한층 더 밀어붙일 수 있다. 슈퍼세트는 크게 길항근 슈퍼세트와 동일한 근육을 자극하는 슈퍼세트로 나뉜다.

길항근 슈퍼세트

길항근 슈퍼세트란 특정 근육을 자극하는 운동을 마치자마자 그 근육의 길항근을 자극하는 운동을 이어서 실시하는 운동법이다. 예를 들면 레그 익스텐션 같은 대퇴사두근 운동과 레그 컬 같은 슬굴곡근 운동을 이어서 실시하는 식이다. 이렇게 하면 세트 사이에 휴식 시간은 없지만, 슬굴곡근을 운동하는 사이에 대퇴사두근을 회복할 수 있고 그 반대도 성립한다. 대표적인 길항근 슈퍼세트는 다음과 같다.

- 복근 운동인 크런치와 허리 운동인 하이퍼 백 익스텐션
- 흉근 운동인 인클라인 프레스와 등 운동인 머신 풀 다운
- 어깨 운동인 래터럴 레이즈와 등 운동인 로우
- 바이셉스 컬과 풀리 트라이셉스 익스텐션

길항근 슈퍼세트를 실시하며 두 운동 사이를 빠르게 오가다 보면, 근육의 형태가 예쁘게 잡히고 지구력이 향상되며 칼로리와 체지방이 많이 연소된다.

동일한 근육을 자극하는 슈퍼세트

특정 근육을 자극하는 운동을 마치자마자 동일한 근육을 자극하는 운동을 이어서 실시하는 테크닉이다. 이는 근육의 긴장 지속 시간을 늘리고 불타는 느낌을 증폭하는 것이 목표다. 또한 두 번째 운동을 첫 번째 운동보다 가벼운 중량으로 실시하면 디센딩 세트와 같은 효과를 얻을 수 있다.

이런 식으로 슈퍼세트를 할 때는 아래의 두 가지 원칙 중 하나에 따라 실시할 운동을 고르면 된다.

1 사후고갈 운동(후피로 방식): 복합 관절 운동을 먼저 실시한 후 실패 지점에 도달하면 고립 운동으로 넘어가는 방식이다. 엉덩이 트레이닝을 예로 들면 우선 최대 중량으로 스쿼트를 한 다음 실패 지점에 도달하면 '버트 블래스터(66p 참조)' 같은 힙 익스텐션 머신으로 이동해 운동을 이어가는 것이다. 스쿼트만 하면 둔근의 불타는 느낌이 그리 강하게 유발되지 않지만, 곧장 버트 블래스터를 실시하면 둔근에 불이 붙을 것이다.

② 사전고갈 운동(선피로 방식) : 고립 운동을 먼저 실시하고, 실패 지점에 도달하면 복합 관절 운동으로 넘어가는 방식이다. 엉덩이 트레이닝을 예를 들면 우선 버트 블래스터 머신에서 운동하다가 실패 지점에 도달하면 곧장 스쿼트나 런지로 넘어가는 것이다. 두 번째 운동을 실시할 때쯤이면 엉덩이뿐만 아니라 다리 전체에 불타는 느낌이 들 것이다.

서킷 트레이닝(Circuit Training)

전통적인 방식으로 웨이트 트레이닝을 할 때는 전신의 근육을 인위적으로 여러 부위로 나누어 운동한다. 예를 들면 다리 운동을 몇 세트 하고 등 운동으로 넘어가는 식이다. 하지만 인체는 이런 식으로 작동하지 않는다. 일상생활을 하거나 스포츠를 할 때 전신의 모든 근육은 함께 일한다.

서킷 트레이닝은 일반적인 웨이트 트레이닝과 다르게 특정 근육을 자극하는 운동을 한 세트 하고, 이어서 다른 근육을 자극하는 운동을 한 세트 하는 식으로 쉬지 않고 진행하는 운동법이다. 한 서킷이 끝나면 다시 처음으로 돌아가 서킷을 재개하는 방식으로 진행한다. 그러면 지구력이 향상되고, 일반적인 트레이닝을 할 때보다 칼로리와 체지방도 많이 연소된다. 서킷 트레이닝을 할 때는 운동 사이에 쉬면 안 된다. 꼭 필요하다면 최소한의 휴식만 취하는데, 가능하면 아예 쉬지 않는게 좋다.

웨이트 트레이닝은 근력이나 파워, 근지구력을 기를 수 있지만, 각 세트 사이에 휴식을 취하면서 운동하기 때문에 심장이나 폐의 기능을 발달시킬 정도의 부담을 줄 수 없다는 단점이 있다. 서킷 트레이닝은 이를 보완하기 위해 휴식 시간을 두지 않고 한 운동에서 다음 운동으로 이동하여 계속 트레이닝을 하는 것이다.

유산소운동을 싫어하거나 웨이트 트레이닝과 유산소운동을 병행할 시간이 없다면 서킷 트레이닝을 실시하자. 서킷 트레이닝은 세트 사이에 쉬지 않기 때문에 순발력과 심폐지구력 발달에 효과적이며 운동 시간이 짧아 시간 절약에도 좋다. 서킷 트레이닝의 구체적인 예시는 3장에서 소개한다.

03 | 부상 예방하기

이 책에서는 무엇보다 운동하는 사람의 안전을 최우선으로 고려한다. 여러분도 그래야 한다. 몇 달 만에 몸을 다치려고 운동하는 것은 아닐 테니 말이다.

크로스핏 같은 운동은 보기에는 재밌지만 몸에는 매우 위험하다. 10주 동안 격렬하게 크로스핏 트레이닝을 실시하면 부상 위험이 16퍼센트나 높아진다는 연구 결과도 있다.[9] 전문 교육을 받은 트레이너들이 운동을 꼼꼼히 지도했음에도 불구하고 부상 위험이 이렇게나 높았다. 따라서 전문성이 떨어지는 사람에게 지도를 받거나 혼자 운동한다면 부상 위험은 더 높아질 것이다. 피트니스는 장기전이다. 우리는 외모를 가꾸고 신체 기능을 향상시키며, 건강을 유지하고 노화를 늦추기 위해 운동한다. 웨이트 트레이닝 때문에 건강이 악화되어 통증을 달고 살아서는 안 된다.

요가나 스트레칭처럼 강도가 세지 않은 운동은 어떨까? 물론 이런 운동이 웨이트 트레이닝이나 유산소운동보다 안전하긴 하지만, 운동 강도가 약하기 때문에 이런 운동만 하면 근육의 데피니션이나 근력이 크게 향상되기는 힘들고 골밀도를 보존하기도 어렵다. 하지만 이 운동들을 웨이트 트레이닝과 병행하면 아주 좋다. 웨이트 트레이닝을 하면 등 근육의 근력이 향상되고 자세가 교정돼서 척추 통증이 방지된다. 또한 다친 관절에서 느껴지는 통증도 효과적으로 줄여 준다.[10] 하지만 올바른 자세로 실시해도 추간판이나 관절을 손상시키는 운동들이 있다. 그래서 모든 운동에 내재된 위험성을 파악하고, 잘못된 운동법이 부상 위험을 어떻게 높이는지 아는 것이 중요하다. 가장 위험한 운동과 가장 안전하고 효과적인 운동에 대해서는 2장에서 자세히 알아보겠다.

여성은 남성보다 관절의 크기도 작고 관절이 기울어지는 각도도 더 극단적이며, 호르몬의 변동이 심하다. 그래서 남성보다 관절을 더 쉽게 다치고 부상 정도도 더 심각하다.[11] 따라서 운동할 때, 특히 운동 초보자는 부상에 주의하고 동작을 천천히 하도록 하자.

웜업(Warm-Up)의 중요성

몸을 충분히 풀지 않으면 안전한 운동을 하다가도 부상을 당할 수 있다. 특히 근력이 성장할수록 이런 일이 잘 일어난다. 즉, 다룰 수 있는 중량의 무게가 늘어나면 준비 운동에 더 신경을 써야 한다. 힘이 세지 않을 때는 근육에 주어지는 긴장이 그리 크지 않기 때문에 관절과 힘줄을 많이 풀어주지 않아도 된다. 하지만 근육에 가해지는 힘이 세지면 몸 푸는 시간을 늘려야 한다. 근육에 가하는 자극이 점점 늘어나서 나중에는 근육이 파열될 정도로 강한 자극을 주게 되기 때문이다. 전신의 근육을 운동하기 전에 몸을 올바르게 대비할 수 있는 웜업 루틴은 2장에서 소개한다.

머리 위치의 중요성

머리의 위치는 근육 수축에 커다란 영향을 미친다. 고개를 뒤로 젖히면 척추를 지탱하는 허리 근육이 반사적으로 수축되고 복근은 이완된다. 수축 강도가 강하지는 않지만 이런 반응이 일어나는 것을 막을 수는 없다. 반대로 고개를 앞으로 숙이면 복근이 수축되고 허리 근육은 이완되어 몸이 앞으로 활처럼 구부러진다. 선 자세에서 위를 보면 뒤로 넘어지고 아래를 보면 앞으로 넘어지는 이유도 이 때문이다.

웨이트 트레이닝을 할 때는 머리를 어느 위치에 놓을지 명확하게 전략을 세워야 한다. 단, 고개를 좌우로 돌리는 것은 반드시 피하자. 이 동작은 근육의 수축을 방해하고, 경추에도 문제를 일으키기 때문이다. 팔, 다리를 한쪽씩만 사용하는 유니래터럴 운동을 할 때가 아니라면 절대 고개를 좌우로 돌려선 안 된다. 설령 고개를 좌우로 돌리고 실시해야 하는 운동일지라도 운동하는 도중에는 고개를 돌리지 말자. 운동이 힘들어졌을 때 고개를 좌우로 격하게 터는 동작도 역효과만 낸다. 힘든 운동을 할 때는 머리를 불필요하게 움직여서는 절대 안 된다.

복근 운동을 할 때는 고개를 앞으로 숙이고, 절대 천장을 보지 말자. 스쿼트를 할 때는 고개를 위로 들면 균형을 잡고 척추를 보호하기에 좋다. 어떤 운동을 하든지 고개를 좌우로 움직이면 뒤따르는 반사적 수축으로 인해 몸 왼쪽과 오른쪽 근육이 번갈아 동원됐다가 이완되는데, 그러면 운동을 올바르게 실시하기가 힘들다.

트레이닝할 때의 두통

엄밀히 말해서 이런 두통은 부상이 아니지만 어쨌든 운동으로 인한 건강상의 불편함은 맞다. 특히 남성보다 여성에게 많이 나타나는 증상이므로 짚고 넘어갈 필요가 있다.

다행히도 트레이닝으로 인한 두통을 앓는 여성은 소수에 불과하다. 하지만 이런 여성은 트레이닝을 하다 보면 경미하거나 심한 두통이 나타나는데, 통증이 몇 분에서 최대 하루 동안 지속되기도 하므로 트레이닝을 하기가 힘들다.

이런 증상이 있다면 아주 천천히, 꼼꼼하게 몸을 풀어서 두통을 방지하거나 두통의 발생을 늦추자. 운동 강도를 너무 급격하게 높이지 말고 우선 쉬운 유산소운동을 몇 분 실시해서 혈액 순환을 촉진하는 것도 좋다. 또한 일반적인 운동법과 다르게 크기가 작은 근육부터 운동하고, 래터럴 레이즈 같은 저중량 고립 운동을 먼저 실시한다. 스쿼트나 데드리프트 같은 복합 관절 운동은 루틴 말미에 실시하자. 두통이 잘 생기는 사람은 특히 이런 운동을 할 때 두통을 느끼기 때문이다.

04 | 스트레칭

수년간 근육 트레이닝을 하다 보면 근육이 뭉쳐서 가동 범위가 좁아진다. 근육과 힘줄이 어느 정도 뭉치는 것은 필요한 일이다. 특히 근력을 요하는 스포츠에선 더 그렇다. 하지만 유연성이 지나치게 떨어지고, 가동 범위가 좁아지면 부상을 당할 수 있다.

물론 유연한 것이 무조건 좋은 것은 아니다. 몸이 유연하면 보기에는 멋지지만 지나친 유연함은 오히려 운동 능력을 떨어뜨린다. 힘줄과 근육이 지나치게 유연해지면 관절의 안정성이 떨어져서 관절이 더 쉽게 손상되고 다칠 수 있기 때문이다.

여성의 힘줄은 원래부터 남성보다 유연하다. 여성의 관절이 더 유연하고 부상에 취약한 이유도 이 때문이다. 따라서 관절이 너무 유연하여 불안정한 사람은 관절 주변 근육을 스트레칭하지 말아야 한다. 특히 이와 관련된 문제는 어깨에서 자주 발생한다. 하지만 어깨가 불안정하다는 이유로 다른 부위의 스트레칭까지 피할 필요는 없다. 골반, 허리, 발목 같은 부위는 스트레칭해도 괜찮다.

월경 중의 관절 이완

인대 부상은 남성보다 여성에게서 많이 발생한다. 예를 들어 여성 운동선수는 남성보다 무릎 십자 인대 파열을 세 배나 더 많이 당한다. 이처럼 여성이 부상에 취약한 이유는 여성의 몸에서 에스트로겐이 더 많이 분비되기 때문이며, 특히 배란기에 가장 위험도가 높아진다.

이 시기에는 호르몬이 요동치면서 근육과 힘줄의 유연성이 높아지기 때문에 관절의 안정성이 갑자기 떨어지게 된다. 이 때문에 관절을 이완하면 몸이 생각과 다르게 움직인다. 이럴 때 피임약을 복용하면 호르몬 변화가 잠잠해져서 관절의 불안정성으로 인한 부상 위험이 감소한다.

또한 여성은 남성보다 대퇴골이 더 기울어져 있고, 인대가 더 느슨해서 슬개골이 바깥쪽으로 더 자주 탈구된다. 슬개골 탈구를 방지하려면 넓적다리를 운동하기 전에 무릎을 보호하는 것이 중요한데, 그러려면 무릎과 연결된 슬굴곡근, 대퇴사두근 종아리를 함께 스트레칭해야 한다. 하지만 관절이 갑자기 느슨해진 것 같으면 해당 관절의 스트레칭을 중단하자. 해당 관절을 동원하는 운동을 할 때도 중량을 적게 사용하는 것이 좋다. 안 그러면 부상 위험이 급증한다. 이 경우에는 관절의 안정감이 정상적으로 회복될 때까지 기다렸다가 고중량 트레이닝과 스트레칭을 재개하도록 하자.

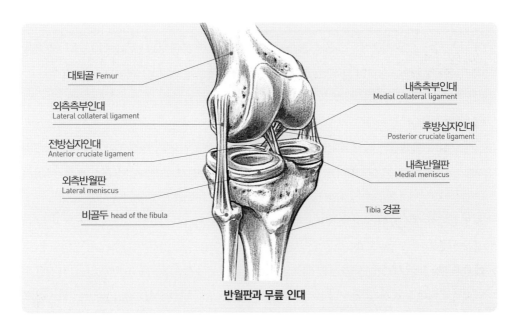

내측측부인대
Medial collateral ligament

후방십자인대
Posterior cruciate ligament

내측반월판
Medial meniscus

Tibia 경골

대퇴골 Femur

외측측부인대
Lateral collateral ligament

전방십자인대
Anterior cruciate ligament

외측반월판
Lateral meniscus

비골두 head of the fibula

반월판과 무릎 인대

스트레칭 시기

근육을 스트레칭하기 좋은 네 가지 시기를 소개한다. 물론 매번 똑같은 시기에 스트레칭을 할 필요는 없다. 자신에게 가장 잘 맞는 시기를 골라서 실시하자(대부분 트레이닝 후에 하는 것을 선호한다).

1 워밍업할 때: 트레이닝 전에 스트레칭하면 운동 능력이 향상될 수도 있지만 지나치게 하면 근력이 오히려 감소한다. 고무줄을 당길 때와 비슷하다. 근육을 몇 초 동안 쭉 잡아당기면 근육과 주변 힘줄이 따뜻하게 달궈지지만, 지나치게 잡아당기면 고무줄처럼 팽팽함을 잃고 심지어 끊어지기도 한다.

워밍업 도중에 스트레칭을 장시간 실시하면 근력이 감소한다는 연구 결과가 있다.[21] 근육은 팽팽함을 조금만 잃어도 폭발력이 떨어진다. 신전-단축 주기가 느려지기 때문이다. 이렇게 떨어진 운동 능력은 몇 시간 안에 회복되지만, 이것만으로도 트레이닝에 지장을 주기에는 충분하다. 그러므로 워밍업할 때는 스트레칭을 과도하게 하지 말자. 또한 차가운 근육은 천천히 스트레칭하자.

2 세트 사이에: 운동하는 도중에 스트레칭을 하면 두 가지 일이 발생할 수 있다. 근력이 빠르게 회복돼서 세트 사이의 휴식 시간이 단축되거나, 근력이 오히려 손실되는 것이다. 운동하면서 근육에 누적된 피로에 따라 둘 중 어떤 반응이 일어날지가 결정된다. 몸에 기운이 넘치는 트레이닝 초반의 몇 세트 사이에는 스트레칭을 하면 도움이 되지만, 트레이닝 후반부의 세트 사이에 스트레칭을 하면 역효과가 난다. 스트레칭이 도움이 되는지 해로운지는 바로 느낄 수 있다. 몸

이 하는 말에 귀를 기울이자. 세트 사이에 스트레칭할 때는 융통성을 발휘해야 한다. 스트레칭의 가치를 칭송하는 사람이 많지만, 스트레칭이 모두에게 항상 이로운 것은 아니다.

3 운동을 마치고: 스트레칭하기 가장 좋은 시간은 운동을 마친 후다. 근력이 일시적으로 감소하더라도 큰 문제가 되지 않기 때문이다. 운동을 마치자마자 근육이 아직 따뜻한 상태에서 스트레칭하는 것이 이상적이다. 하지만 몸이 지나치게 유연해지면 관절이 불안정해져서 장기적으로 운동 능력에 해가 된다는 사실을 명심하자. 좋은 자세로 운동하며 부상을 방지할 수 있도록 가동 범위를 적절히 넓히는 것을 목표로 삼자.

4 트레이닝 세션 사이에: 세션 사이에 스트레칭을 잘 활용하면 회복 속도가 빨라진다. 하지만 일반적으로 알려진 것과 달리 무작정 스트레칭한다고 근육의 회복이 촉진되진 않는다. 이 방법의 문제점은 근육이 차가운 상태에서 스트레칭을 하는 것이므로 천천히 실시하도록 하자.

스트레칭 방법

스트레칭 테크닉은 세 가지로 나뉜다. 정적·탄성·동적 스트레칭이다.

1 정적 스트레칭: 정적 스트레칭은 근육을 쭉 늘인 상태를 10~30초 동안 유지하는 테크닉이다. 스트레칭 강도는 자신의 유연성에 맞게 조절해야 한다. 몸이 유연하지 않으면 너무 심하게, 오래 스트레칭하지 말자. 그러다가 유연성이 향상되면 스트레칭 강도를 점점 높인다.

2 탄성 스트레칭: 탄성 스트레칭은 신체 반동을 사용해 근육을 수축하고 다시 스트레칭하기를 짧게 번갈아 반복하는 테크닉이다. 이런 동작을 10~30초 동안 이어서 실시하면 된다. 하지만 초보자에게는 추천하지 않는다. 자연스러운 가동 범위 너머로 몸을 늘여주는 위험한 테크닉이기 때문이다.

3 동적 스트레칭: 동적 스트레칭은 몸동작, 특히 스포츠와 관련된 동작을 활용한 스트레칭이다. 정적 스트레칭과의 차이점은 근육을 늘인 상태로 버티지 않는다는 점이고, 탄성 스트레칭과의 차이점은 반동을 사용하지 않기 때문에 자연스런 가동 범위를 벗어날 위험이 없다는 점이다. 워킹 런지, 암 서클, 레그 스윙이 대표적인 동적 스트레칭이다.

05 | 유산소운동

웨이트 트레이닝과 유산소운동은 서로 다른 유형의 운동이지만 상호 보완적이다. 유산소운동은 체지방 감량에 좋고, 웨이트 트레이닝은 순수 근육 매스와 근력 성장에 좋다는 사실을 입증한 의학 논문이 여러 편 있다.[12] 유산소운동은 제지방체중(체중에서 체지방량을 제외한 값)을 감소시키는 경향이 있으며, 웨이트 트레이닝보다 체지방 감량 효과가 30퍼센트 더 높다.[12]

또한 유산소운동은 지구력 향상과 심혈관 건강 증진에 효과적이다. 그래서 둘 중 하나만 실시하는 것보다 둘을 병행하는 것이 좋다.

유산소운동과 웨이트 트레이닝 비교하기

자신의 목표에 맞춰서 둘 중 어느 운동에 우선순위를 부여할지 정해보자.

- 체지방 감량이 우선순위라면 유산소운동을 주로 실시해야 한다. 하지만 근육 매스를 보존하려면 웨이트 트레이닝도 소홀히 해서는 안 된다. 운동 시간의 ⅔는 유산소운동을 하고, ⅓만 웨이트 트레이닝에 투자하자.
- 몸을 탄력 있게 만들고 싶다면 운동 시간의 ⅔를 웨이트 트레이닝에, ⅓을 유산소운동에 투자하자.
- 근육의 탄력을 살리면서 체지방도 감량하고 싶다면 웨이트 트레이닝과 유산소운동에 동일한 시간을 투자하자.
- 몸이 너무 말랐다면 유산소운동은 생략하고 근육을 최대한 키우자.

유산소운동을 하는 시기

유산소운동은 다음과 같은 시기에 실시하면 된다.

- 기상 직후
- 취침 전
- 웨이트 트레이닝 전
- 웨이트 트레이닝 후

유산소운동의 절반은 웨이트 트레이닝 전에 웜업으로 실시하고, 나머지 절반은 웨이트 트레이닝을 마치고 정리 운동으로 실시해도 된다. 하지만 하체 운동을 하기 전에 하체를 사용한 유산소운동을 하면, 하체 근력이 일시적으로 감소한다는 연구 결과가 있다.[13] 상체 트레이닝을 하기 전에 유산소운동을 하면 이런 일이 발생하지 않는다.

유산소운동을 실시하는 시기는 주로 개인 스케줄에 좌우되지만, 몸에 어떤 변화를 일으키고 싶은지에 따라 운동 시기에 변화를 줘도 된다. 지방 조직에서 방출되는 지방산의 양은 종일 일정한 것이 아니라 자연스런 일주기 패턴에 따라 변한다. 즉, 자는 내내 굶었다가 눈을 뜬 아침이나 저녁에는 방출되는 양이 늘어나고, 낮에는 줄어든다.[14] 따라서 유산소운동은 지방 배출이 활발한 저녁이나 기상 직후에 하는 것이 가장 효과적이다.

식사 시간과 유산소운동 시간 맞추기

유산소운동을 아침에 공복으로 실시하면 지방이 연료로 더 많이 사용된다. 자는 내내 굶어서 인체의 글리코겐(에너지)이 부족하기 때문이다. 이 방법의 문제점, 특히 초보자들이 겪을 문제점은 몸에 탄수화물이 부족해서 금방 지친다는 것이다. 그래서 초보자는 식사하고 유산소운동을 하는 것을 권한다. 공복 유산소운동은 지구력을 충분히 키워서 상급자가 되고 난 다음에 실시하면 좋은 테크닉이다.

한편 비정상적으로 높은 중성 지방과 콜레스테롤 수치를 낮추려면 공복에 유산소운동을 하는 것이 좋다는 연구 결과가 있다. 반면에 식사, 특히 저녁 식사를 마친 후에 유산소운동을 하면 당뇨를 예방하고, 비정상적으로 높은 혈당치를 낮추기에 좋다. 공복 유산소운동은 혈당증 해결에 그리 효과적이지 않다.[15]

결론은 이렇다. 당뇨에 취약한 사람은 하루의 마지막 끼니를 먹고 유산소운동을 하는 것이 최선이다. 또한 종일 여러 번에 걸쳐서 짧은 유산소운동을 반복해도 당뇨 예방에 좋다는 연구 결과가 있다.[16] 반면에 콜레스테롤 수치가 지나치게 높은 사람은 기상 직후에 공복으로 유산소운동을 하는 것이 좋다. 두 질병을 모두 앓는다면 유산소운동을 아침과 저녁으로 나누어 실시하자.

고강도 대 저강도 유산소운동

유산소운동은 크게 두 가지로 나뉜다.

1 고강도 유산소운동: 고강도 유산소운동이란 약 20분 동안 최대한 빠른 속도로 달리거나, 자전거를 타거나, 수영을 하는 운동법이다. 고강도 유산소운동은 낮에 하는 것이 제일 좋다. 이 운동법의 장점은 최단 시간에 칼로리를 최대한 연소할 수 있다는 점이다. 단점은 지방이 어느 정도에너지로 사용되기는 하지만 대부분 에너지가 몸에 저장된 탄수화물(근육 속의 글리코겐)에서나온다는 점이다. 따라서 이건 체지방 감량에 효과적인 방법은 아니다. 체지방 감량에는 탄수화물이 아닌 지방을 연료로 사용하는 운동이 가장 좋다.

2 저강도 유산소운동: 저강도 유산소운동이란 적어도 30분 동안 느린 속도로 달리거나, 자전거를 타거나, 수영을 하는 운동법이다. 이 운동법의 장점은 글리코겐 대신 지방이 많이 연소된다는 점이다. 단점은 분당 연소되는 칼로리가 적어서 운동 시간이 많이 필요하다는 점이다.

사실 최고의 유산소운동 같은 것은 존재하지 않는다. 시간이 부족할 때는 고강도 유산소운동을하고, 시간 여유가 있으면 제일 마음에 드는 유산소운동을 하자. 고강도와 저강도 유산소를 번갈아 실시하여 운동에 다양성을 부여해도 좋다. 다만, 싫어하는 유산소운동을 억지로 하는 일만큼은피하자.

유산소운동과 체지방 감량

유산소운동이 지방 감량에 미치는 영향에 관한 놀라운 사실을 밝혀낸 흥미로운 연구 결과가 있다.[15] 실험에 참가한 과체중 여성은 6개월 동안 세 그룹으로 나뉘어서 일반적인 유산소운동을 각각주당 72분, 136분, 194분씩 실시했다. 트레이닝은 달리거나 자전거를 타는 식으로 진행됐다. 그렇게 6개월이 지나자 72분 그룹은 체중이 1.4킬로그램 감소하고, 136분 그룹은 2.1킬로그램이 감소했으며, 194분 그룹은 1.5킬로그램이 감소했다.

인체가 한 번에 제거할 수 있는 지방의 양에는 한계가 있다는 사실을 보여 준 연구 결과다. 주당194분 운동한 그룹과 72분 운동한 그룹이 감량한 체지방에 큰 차이가 없다는 사실이 흥미롭다.[17]

초보자는 유산소운동을 주당 136분 하는 것이 이상적으로 보인다. 이것보다 더 실시하더라도뚜렷한 지방 감량 효과는 보기 힘들다. 또한 특정 시점을 지나면 살이 빠지더라도 지방이 아닌 근육이 빠진다.

　물론 운동 경험이 쌓일수록 이런 한계치는 점차 높아진다. 인체가 더 많은 지방을 연료로 끌어다 쓰는 방법을 터득하기 때문이다. 지구력이 점진적으로 증가하는 이유도 바로 이 때문이다. 하지만 초보자는 트레드밀(러닝머신)에서 너무 많은 시간을 보내면 오히려 역효과가 난다.

　규칙적으로 유산소운동을 하는 와중에도 일상 속의 활동량을 그대로 유지하려고 의식적으로 노력하자. 여성들이 운동으로 살을 빼려다가 실패하는 이유는 운동을 시작하면서 일상 속의 활동량을 줄이기 때문이라는 연구 결과가 있다. 그러면 1일 총 에너지 소비량이 감소한다.[18]

　마찬가지로 저칼로리 다이어트로 감량할 수 있는 체지방에도 한계가 있다. 유산소운동과 저칼로리 식이 요법을 병행하면 이런 한계를 극복해서 지방을 최대한 제거할 수 있다. 아주 엄격한 식이 요법이나 많은 양의 운동 중에서 하나만 골라 실시하는 것보다 적당량의 운동과 적당한 식이 요법을 병행하는 것이 낫다.

유산소운동 방법

가장 인기가 많은 유산소운동은 자전거 타기와 달리기다. 둘 다 머신에서 할 수도 있고, 야외에서 할 수도 있다. 둘 중에 지방을 더 잘 태우는 운동은 무엇일까? 한 연구진은 운동선수에게 달리기나 자전거 타기를 하도록 시킨 후 에너지 소비량을 측정해 비교했다. 두 운동의 운동 강도(최대 산소 섭취량의 60%)와 운동 시간(120분)은 동일했다.[22]

　그러자 연료로 사용되는 탄수화물의 양은 비슷하다는 사실이 밝혀졌다. 두 운동 모두 분당 1그램의 당분을 연소했다. 그러나 체지방 감량에는 자전거 타기보다 달리기가 더 효과적이었다. 살을 빼려면 이처럼 지방을 연소해야 한다. 하지만 달리기는 무릎과 골반, 허리에 더 심한 충격을 준다.

　트레드밀은 일반적인 달리기보다 충격이 덜하다. 또한 신체 역학 논문에 따르면 무릎과 골반이 받는 압박을 줄이려면 짧은 보폭으로 빠르게 뛰는 것보다 넓은 보폭으로 천천히 뛰는 것이 좋다고 한다. 계단을 오르는 운동 기구인 스테어 스테퍼(stair stepper)도 달리기를 대체하기에 좋다. 이 운동 기구는 트레드밀보다 둔근을 더 많이 자극하기도 한다.

　관절에 통증이 느껴지면 덜 위험한 유산소운동(예를 들어 자전거 타기)을 하는 것이 상식이다. 설령 운동 효과가 떨어지더라도 말이다. 부족한 운동 효과는 운동 시간을 추가하거나, 운동 강도를 높여서 메우도록 하자.

06 | 운동일지를 쓰자

운동일지를 쓰는 것은 매우 중요하다. 운동일지를 쓰면 지난 트레이닝에서 어떤 운동을 했는지, 운동별로 반복한 횟수나 사용한 중량, 저항을 쉽게 기억할 수 있다. 이때 총 운동한 시간도 기록하자. 시간 측정은 중요하다. 세트 사이에 오래 쉬면 운동 능력이 향상되기는 하지만 그렇다고 근력까지 성장한다는 보장은 없다. 또한 서로 다른 트레이닝 루틴의 효과를 비교하려면 운동 시간이 비슷해야 한다. 기록은 최대한 정확하게 하되, 지나치게 꼼꼼할 필요는 없다. 그렇게 하면 다음에 운동할 때 보다 정확한 목표를 세울 수 있다.

운동을 마칠 때마다 트레이닝 세션을 돌아보면서 다음과 같은 질문을 던져 보자.

- 효과가 있었던 운동은 무엇인가?
- 효과가 없었던 운동은 무엇인가?
- 왜 효과가 없었을까?
- 다음에 더 잘 운동하려면 어떻게 해야 할까?

운동일지는 꼼꼼히 기록해야 운동수행능력의 장기적인 변화를 제대로 파악할 수 있다. 자신이 한 달 전에 한 운동을 기억할 수 있는가? 또한 특정 운동을 루틴에서 제외했다가 1~2개월 후에 다시 추가했다면, 이전에 했던 운동을 전부 기억할 수 있는가? 운동일지를 만들면 성장 속도를 정확히 파악하는 동시에 트레이닝 프로그램을 수정하는 데 도움을 받을 수 있다.

운동을 올바른 자세로 실시했는지 확인하는 가장 확실한 방법은 무엇일까? 가장 쉬운 방법은 영상을 촬영하는 것이다. 가능하다면 세트마다 다른 각도에서 촬영해 보자. 상상했던 것과 다르게 동작을 부정확하게 해서 놀랄 수도 있을 것이다.

이런 피드백을 참고해서 즉각 문제를 수정하면 자세를 개선할 수 있다. 엘리트 운동선수들은 테크닉 향상을 위해 이런 방법을 자주 사용한다.

트레이닝 프로그램을 제대로 수정하려면 한 번의 트레이닝 세션을 분석하는 것만으로는 부족하다. 적어도 한 달 이상의 시간을 두고 지켜봐야 한다. 만약에 모든 수치가 꾸준히 증가하고 있다면 좋은 징조다! 증가 속도가 감소했다면 운동에 변화를 주거나 트레이닝 사이에 더 오래 쉬어주자.

EXERCISES FOR WOMEN'S STRENGTH

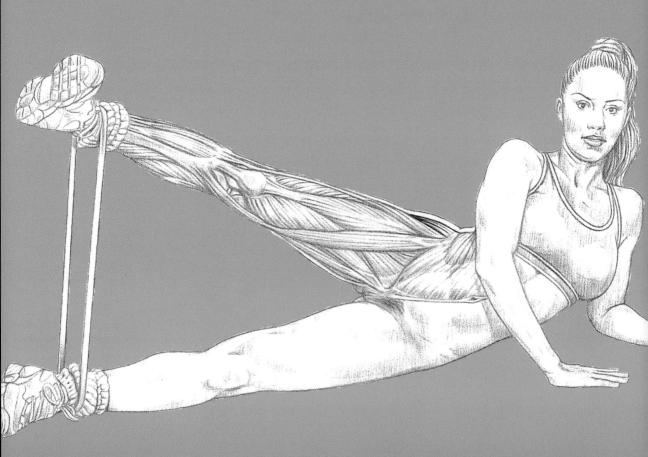

PART 02

여성을 위한 운동법

둔근의 해부학적 형태

둔근은 세 가지 근육으로 이루어져 있다.

1 대둔근은 둔근을 이루는 세 근육 중에서 가장 크다. 눈에도 가장 잘 띈다.

2 중둔근은 옆에서 봤을 때 대둔근 위에 놓인 작은 근육이다. 측면과 후면에서 보인다.

3 소둔근은 대둔근 밑에 놓인 작은 근육이다. 그래서 눈으로 볼 수 없다.

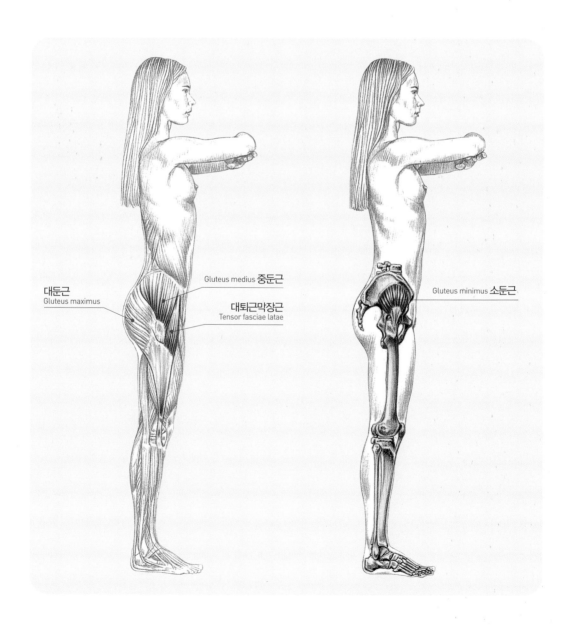

대둔근
Gluteus maximus

Gluteus medius 중둔근

대퇴근막장근
Tensor fasciae latae

Gluteus minimus 소둔근

여기서는 주로 대둔근을 다루며, 중둔근에 관한 내용도 조금 덧붙였다.

둔근은 운동 속도가 높아질 때 슬굴곡근을 보조한다. 즉, 천천히 걸을 때는 둔근이 거의 사용되지 않지만, 가속하며 뛰기 시작하면 둔근이 강하게 동원된다.[1]

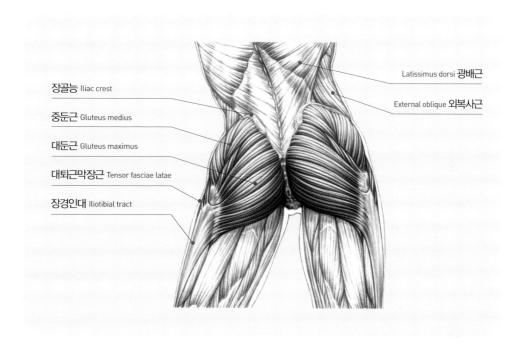

장골능 Iliac crest

중둔근 Gluteus medius

대둔근 Gluteus maximus

대퇴근막장근 Tensor fasciae latae

장경인대 Iliotibial tract

Latissimus dorsi 광배근

External oblique 외복사근

둔근을 탱탱하게 만들면서 윤곽선까지 예쁘게 다듬으려는 여성이 많다. 웨이트 트레이닝을 꾸준히 하면 둔근의 크기가 커지고, 탄탄해진다. 또한 둔근이 위로 살짝 당겨 올라가기도 한다.

하이힐을 신은 여성의 자세와 겉모습을 떠올려 보면 둔근 운동을 하는 목적이 더 쉽게 이해된다. 하이힐을 신으면 허리에 살짝 아치가 생기고 둔근이 도드라져 보인다. 웨이트 트레이닝으로 둔근을 올바르게 자극하면 하이힐을 신지 않고도 비슷한 효과를 볼 수 있다.

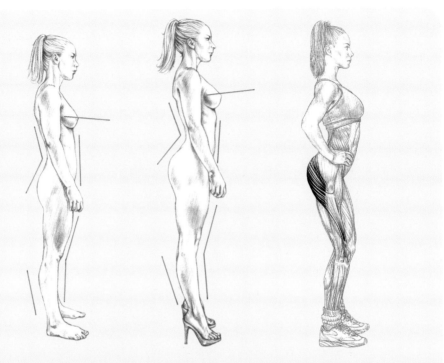

하이힐을 신으면 자세가 바뀌어서 몸의 라인이 더 예뻐 보인다. 웨이트 트레이닝을 하면
하이힐을 신지 않고도 비슷한 효과를 볼 수 있다.

여성만을 위한 어드바이스

둔근의 탄력을 살려주는 맨몸 운동은 많다. 이런 운동은 처음에는 기적과 같은 효과를 내지만, 중
량을 사용하지 않기 때문에 근력이 성장할수록 점점 운동이 쉽게 느껴진다. 그러면 사람들은 반복
횟수를 늘리곤 하지만 이렇게 해서는 빠른 운동 효과를 보기 힘들다. 둔근이 반응하게 하려면 중
량을 지속적으로 늘려 나가며 과부하를 줘야 한다.

운동을 처음 할 때는 몇 회를 반복하더라도 운동 효과가 나타나지만 근육의 탄력을 살리려면 반
복 횟수를 25회 이하로 유지하는 것이 좋다. 그 이상 할 수 있게 된다면 하체에 가해지는 저항을
늘려야 한다. 발목에 모래주머니를 차면 둔근에 쉽게 과부하를 줄 수 있지만, 안타깝게도 발목 모
래주머니는 최대 5~10킬로그램에 불과하다. 당분간은 도움이 되겠지만 둔근의 근력이 계속해서
성장하기 때문에 장기적으로 봤을 때 이 역시 부족하다.

발목 모래주머니를 쓰는 대신 발목에 스트랩을 착용하고 케이블 머신에 연결해보자. 그러면 저
항을 쉽게, 점진적으로 늘릴 수 있다. 글루트 머신이 개발된 이유도 이처럼 둔근에 올바른 저항을
제공하기 위해서다. 사실 글루트 머신으로 하는 운동 자체는 맨몸 운동과 크게 다르지 않다. 머신

의 차이점은 쉽게 저항을 추가해서 둔근에 과부하를 줄 수 있다는 점이다. 이것이 바로 근육을 빠르게 성장시키는 열쇠다.

셀룰라이트란 무엇인가

셀룰라이트는 수많은 여성을 괴롭힌다. 소녀의 몸에서 여성 호르몬이 다량으로 분비되기 시작하는 사춘기부터 셀룰라이트가 형성된다. 에스트로겐과 프로게스테론은 모두 지방 세포의 성장을 촉진하는데, 이는 특히 하체에서 그렇다.

이처럼 지방이 급증하면 하체 혈액의 미소 순환이 제대로 이루어지지 않아서 국부 염증이 발생한다. 혈액 순환이 방해를 받거나 염증이 발생하면 하체의 수분이 정체되며, 피부를 탱탱하게 만드는 콜라겐 다발이 손상된다. 그 결과 피부가 느슨해져서 오렌지 껍질 같은 셀룰라이트가 만들어지는 것이다. 둔근 주변에 쌓이는 지방의 양은 유전자의 영향도 많이 받는다.

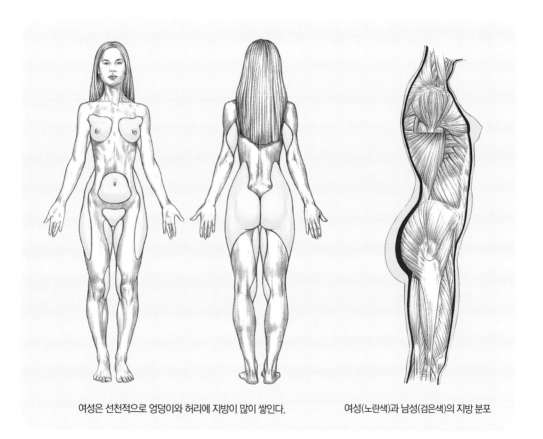

여성은 선천적으로 엉덩이와 허리에 지방이 많이 쌓인다.   여성(노란색)과 남성(검은색)의 지방 분포

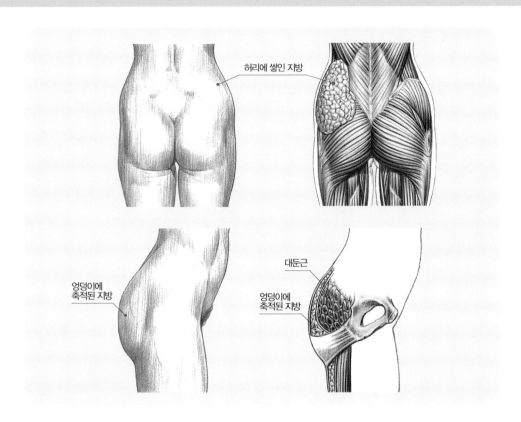

부분 감량은 불가능한 것일까

하체나 둔근만 중점적으로 운동하면 해당 부위의 셀룰라이트를 없앨 수 있을까? 학자들은 지방에 덮힌 근육을 자극하면 해당 부위의 지방도 함께 제거할 수 있다는 사실을 증명하려고 오래전부터 노력해 왔지만 아직까지 확답은 나오지 않았다. 하지만 웨이트 트레이닝이나 유산소운동을 하면 지방을 부분 감량할 수 있다고 주장하는 학자도 있다. 이들의 논지는 크게 두 가지로 요약된다.

1 운동을 하게 되면 운동 중인 근육을 둘러싼 지방이 연료로 사용되는 속도가 빨라진다는 최신 연구 결과가 있다.[2]

2 근육이 수축하면 근육 주변에 저장된 지방의 혈액 순환이 증가한다. 그러면 해당 부위에서 지방이 배출되는 속도가 빨라지고, 지방 축적이 방지된다.

한 연구에서 여성 피험자를 대상으로 대퇴사두근 주변에 있는 피하 지방 조직의 혈액 순환을 측정했다.[3] 여성이 한쪽 대퇴사두근만 수축해서 레그 익스텐션을 실시하자 지방 조직의 혈액 순환이 200퍼센트나 증가했다. 반면, 반대쪽 다리에는 아무런 변화가 없었다.

지방 조직의 혈액 순환이 촉진되면 해당 부위에서 배출되는 지방이 늘어난다. 반면에 지방 조직 속의 혈액 순환이 감소하면 지방이 늘어난다. 따라서 특정 근육을 자주 운동하면 해당 부위의 지방이 늘어나는 것을 막을 수 있을 뿐만 아니라 지방의 배출까지 촉진할 수 있다. 즉, 제거하고 싶은 지방 밑에 놓인 근육을 자주 수축하는 것이 중요하다는 뜻이다.

엉덩이 지방을 빠르게 감량하고 싶을 때는 스테퍼를 사용하는 것이 가장 좋다. 물론 운동하는 내내 엉덩이를 꽉 쥐어짜야 한다. 발을 느리게 내딛으면서 둔근의 수축에 집중하자.

처음에는 몇 걸음만 걸어도 둔근을 쥐어짜기가 힘들 것이다. 하지만 몇 세션을 반복하고 나면 점점 자극에 익숙해지고, 둔근을 쉽게 쥐어짤 수 있을 것이다. 둔근을 더 많이 동원하려면 허리에 작은 아치를 만들고, 상체를 앞으로 살짝 숙여서 동작하자.

하지만 이렇게 국부적으로 소모되는 지방의 양은 적다는 사실을 명심하자. 몇 주 만에 효과를 보려면 저칼로리 식이 요법을 병행해야 하며, 그렇지 않으면 효과가 나타나기까지 몇 달은 걸린다.

다리를 날씬하게 만들고 싶으면 자전거 타기나 달리기를 하자. 수영이나 로잉은 전신 지방을 감량할 때가 아니면 추천하지 않는다.

둔근 운동

여성에게 좋은 둔근 운동의 종류는 크게 네 가지다.

1 힙 익스텐션(Hip extension)

2 브릿지(Bridge)

3 원-레그 버트 프레스(One-leg butt press)

4 래터럴 힙 어브덕션(Lateral hip abduction)

네 종류의 운동에는 몇 가지 변형 운동이 있다. 이런 변형 운동을 활용하면 운동에 다양성을 부여할 수 있고, 자신의 해부학적 구조나 목표에 맞는 운동을 골라서 실시할 수 있다.

> **NOTE** 스쿼트, 런지, 데드리프트도 훌륭한 둔근 운동이다. 하지만 대퇴사두근과 슬굴곡근 운동에서 따로 다룰 것이기 때문에 여기에 소개하지 않았다. 이 운동들을 할 때 둔근을 더 많이 동원하려면 운동하는 내내 엉덩이를 강하게 쥐어짜자.

웝업의 목적은 아래와 같은 근육을 트레이닝에 대비시켜 부상 위험을 줄이는 것이다.

➡ 허리

➡ 엉덩이

➡ 대퇴사두근

➡ 슬굴곡근

➡ 종아리

이어서 소개할 운동을 가벼운 중량을 사용해 20~30회 반복하자. 한 운동을 마치면 곧장 다음 운동으로 넘어간다. 한 세트만으로는 몸을 풀기에 부족하다고 느껴지면 두 번째 세트를 실시해도 좋다.

이렇게 전체적인 웝업을 마쳤으면 첫 번째 둔근 운동을 시작하자. 처음에는 가벼운 중량으로 적어도 한 세트 이상 실시하여 둔근을 풀어준 후에 무거운 중량을 다루자. 대퇴사두근이나 슬굴곡근 트레이닝을 마친 상태라서 둔근이 이미 풀렸다면 아래에 소개한 웝업 루틴을 다 실시할 필요는 없다. 하지만 적어도 둔근 운동 한 세트 정도는 웝업으로 실시해야 한다.

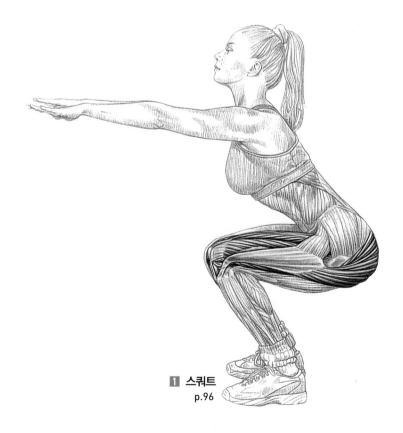

1 스쿼트
p.96

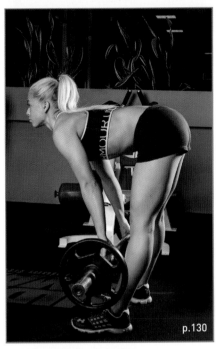

p.130

2 스티프-레그드 데드리프트

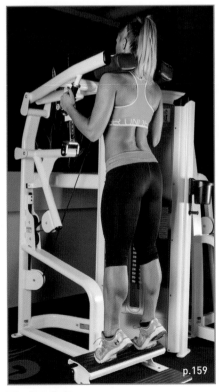

p.159

3 카프 레이즈

1 | 힙 익스텐션 HIP EXTENSION

힙 익스텐션은 고관절만 동원하기 때문에 단일 관절 고립 운동으로 분류한다. 하지만 대둔근 뿐만 아니라 슬굴곡근, 허리 근육도 함께 자극해 준다.

운동법

양발을 모으고 서자. 그다음 둔근의 힘으로 다리를 뒤로 최대한 들어 올리고, 수축 상태를 1초간 유지하면서 엉덩이를 최대한 꽉 쥐어짜자. 출발점으로 돌아왔다가 동작을 반복한다. 한쪽 다리로 한 세트를 마쳤으면 즉각 반대쪽 다리로 실시하자. 가동 범위를 넓히려면 넓적다리가 바닥과 평행이 될 때까지 다리를 앞으로 들었다가 뒤로 뻗으면 된다.

힙 익스텐션을 실시하는 가장 쉬운 방법은 서서 실시하는 것이다. 가동 범위도 좁고, 중력이 대둔근에 가하는 저항도 적기 때문이다.

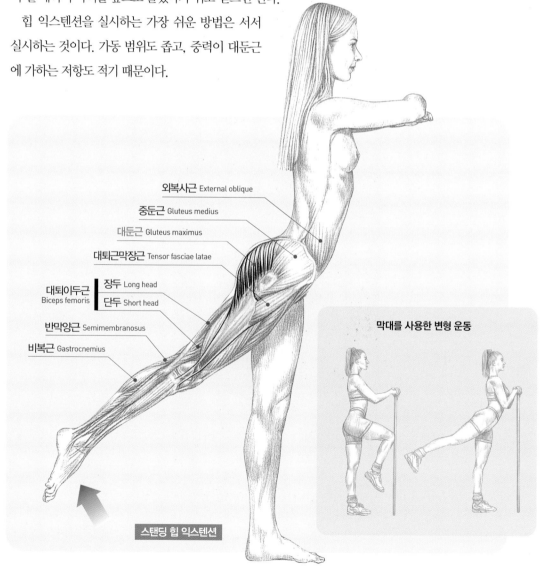

외복사근 External oblique
중둔근 Gluteus medius
대둔근 Gluteus maximus
대퇴근막장근 Tensor fasciae latae
대퇴이두근 Biceps femoris — 장두 Long head / 단두 Short head
반막양근 Semimembranosus
비복근 Gastrocnemius

스탠딩 힙 익스텐션

막대를 사용한 변형 운동

운동의 장점

▶ 둔근을 직접 자극하는 운동 중에서 가장 하기 쉽다.

▶ 별다른 도구 없이도 집에서 할 수 있다.

운동의 단점

▶ 웨이트 트레이닝 경험이 쌓이면 스쿼트나 데드리프트 같은 복잡한 하체 운동으로 넘어가는 것이 좋다.

 허리를 아치 모양으로 만들면 둔근의 수축이 더 잘 느껴지긴 하지만 척추가 부상에 노출된다.

TIP

● 발달시키려는 둔근 부위를 손으로 짚으면 뇌와 근육이 강하게 연결된다. 이 간단한 동작을 하는 것만으로도 운동하는 근육이 더 잘 느껴지며, 운동 효과도 상승한다.

● 다리를 뒤로 들 수 있는 범위에는 한계가 있다. 장골대퇴인대(베르탕인대)의 장력이 움직임을 제한하기 때문이다. 그래서 다리를 특정 지점 너머로 들려면 상체를 굽히는 수밖에 없는데, 이 시점부터는 다리가 뒤가 아닌 옆으로 움직이기 시작한다. 그러면 근육의 자극이 대둔근에서 중둔근으로 이동한다.

● 대둔근을 제대로 자극하려면 다리를 바깥쪽으로 지나치게 돌리지 말자. 다리가 살짝 밖으로 이동하는 것은 괜찮지만 외전이 지나치면 안 된다.

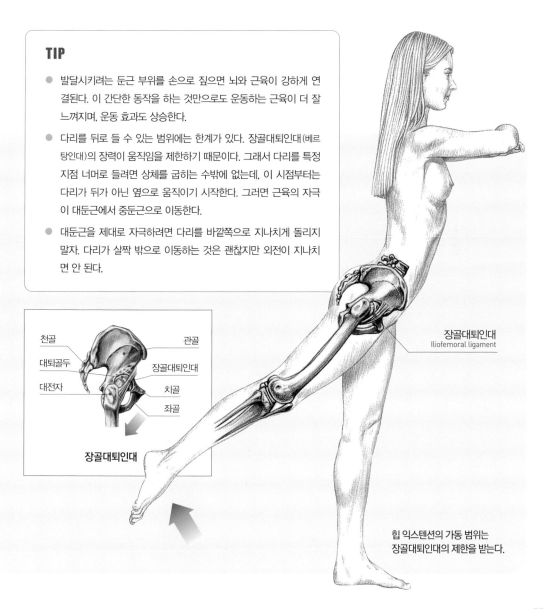

천골
대퇴골두
대전자
관골
장골대퇴인대
치골
좌골

장골대퇴인대

장골대퇴인대
Iliofemoral ligament

힙 익스텐션의 가동 범위는 장골대퇴인대의 제한을 받는다.

서서 하는 변형 운동

● 선 자세에서 운동하는 것을 좋아하고 체력이 유난히 뒤떨어지지만 않는다면, 꼭 중량을 사용해서 힙 익스텐션을 실시하자. 탄력밴드나 발목 모래주머니를 사용해도 좋고, 발목에 케이블을 연결해서 저항을 높여도 된다.

● 양쪽 발목에 탄력밴드를 두르고 실시할 수도 있다. 한쪽 다리로 서서 양손을 허리 쪽 엉덩이에 올린 다음 탄력밴드를 팽팽하게 유지하면서 반대쪽 다리를 쭉 뻗어 고관절을 뒤쪽으로 늘여주자. 다시 처음 자세로 돌아온 다음 동작을 반복한다. 동작 시 탄력밴드의 팽팽함을 잃지 않도록 하자.

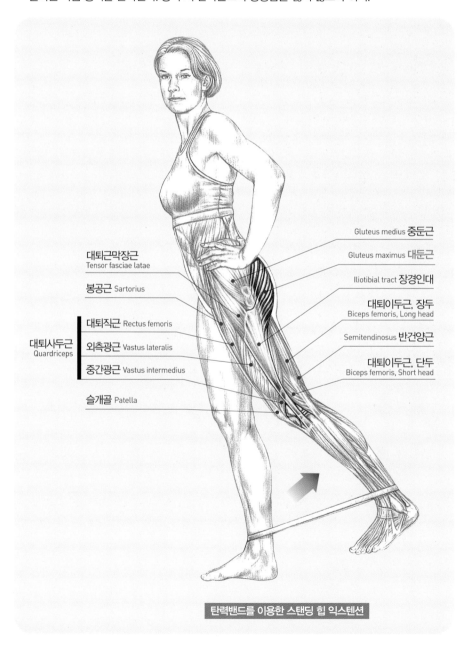

대퇴근막장근 Tensor fasciae latae
봉공근 Sartorius
대퇴직근 Rectus femoris
대퇴사두근 Quardriceps
외측광근 Vastus lateralis
중간광근 Vastus intermedius
슬개골 Patella

Gluteus medius 중둔근
Gluteus maximus 대둔근
Iliotibial tract 장경인대
대퇴이두근, 장두 Biceps femoris, Long head
Semitendinosus 반건양근
대퇴이두근, 단두 Biceps femoris, Short head

탄력밴드를 이용한 스탠딩 힙 익스텐션

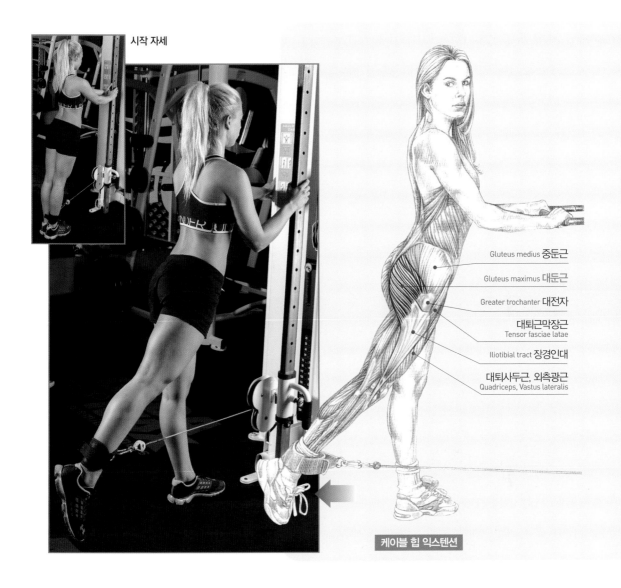

시작 자세

Gluteus medius 중둔근
Gluteus maximus 대둔근
Greater trochanter 대전자
대퇴근막장근
Tensor fasciae latae
Iliotibial tract 장경인대
대퇴사두근, 외측광근
Quadriceps, Vastus lateralis

케이블 힙 익스텐션

프리웨이트 vs 머신

힙 익스텐션 변형 운동은 대부분 비슷하다. 가장 큰 차이점은 둔근에 가해지는 저항과 운동의 가동 범위다. 발목 모래주머니, 탄력밴드, 머신을 활용하면 근육 성장 효과가 높아진다. 저항이 증가한 만큼 운동의 난이도가 높아지기 때문이다.

서서 하는 변형 운동

● 무릎이나 아킬레스건 뒤쪽에 저항을 얹을 수 있는 글루트 머신도 있다.

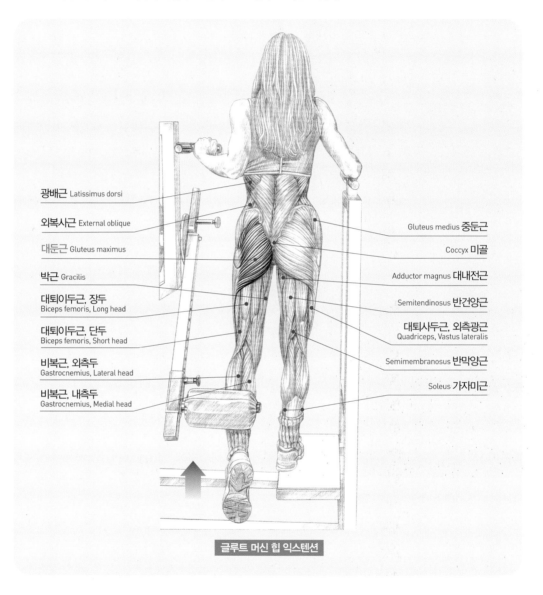

광배근 Latissimus dorsi

외복사근 External oblique

대둔근 Gluteus maximus

박근 Gracilis

대퇴이두근, 장두
Biceps femoris, Long head

대퇴이두근, 단두
Biceps femoris, Short head

비복근, 외측두
Gastrocnemius, Lateral head

비복근, 내측두
Gastrocnemius, Medial head

Gluteus medius 중둔근

Coccyx 미골

Adductor magnus 대내전근

Semitendinosus 반건양근

대퇴사두근, 외측광근
Quadriceps, Vastus lateralis

Semimembranosus 반막양근

Soleus 가자미근

글루트 머신 힙 익스텐션

엎드려서 하는 변형 운동

바닥에 엎드리면 저항은 증가하지만 가동 범위는 좁아진다.

● 바닥에 엎드려서 팔뚝으로 몸을 지탱하고, 허리에 작은 아치를 만든 다음 한쪽 다리를 들어 올린다. 양쪽을 번갈아 실시해도 좋고, 한쪽으로 한 세트를 한 뒤 반대쪽으로 실시해도 좋다.

● 슈퍼맨 버전도 있다. 엎드린 자세에서 팔다리를 앞뒤로 뻗고, 위로 동시에 들자. 이 변형 운동은 허리 주변의 척주기립근과 어깨 뒤쪽도 자극해 준다.

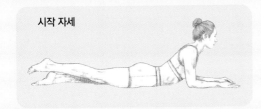

시작 자세

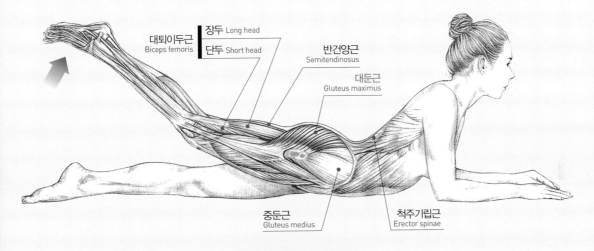

대퇴이두근
Biceps femoris

장두 Long head
단두 Short head

반건양근
Semitendinosus

대둔근
Gluteus maximus

중둔근
Gluteus medius

척주기립근
Erector spinae

엎드려서 하는 힙 익스텐션

시작 자세

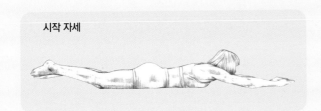

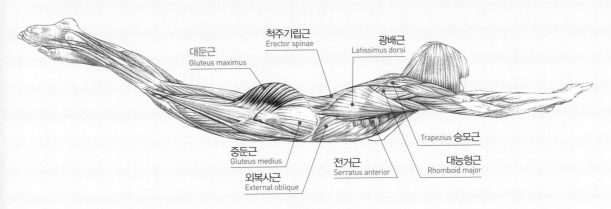

대둔근
Gluteus maximus

척주기립근
Erector spinae

광배근
Latissimus dorsi

Trapezius 승모근

대능형근
Rhomboid major

전거근
Serratus anterior

외복사근
External oblique

중둔근
Gluteus medius

슈퍼맨

무릎 꿇고 하는 변형 운동

무릎을 꿇으면 저항과 가동 범위가 모두 증가한다.

● 힙 익스텐션은 다리를 굽히고 실시하면 쉬워지고, 다리를 뻗고 하면 어려워진다. 다리를 뻗고 실시할 때는 상체 밑으로 다리를 당겨올 때 다리를 90도로 굽혀서 가동 범위를 넓히자. 다리가 상체 밑에서 빠져나올 때는 무릎 관절을 동원하여 다시 쭉 뻗는다. 다리를 굽히고 실시할 때는 들어올린 다리의 대퇴부를 지면과 평행이 되도록 한 후 엉덩이를 수축하며 그대로 들어 올린다.

● 탄력밴드나 발목 모래주머니, 발목 케이블 스트랩을 사용하면 가동 범위가 좁아지지만, 둔근에 더 강한 저항을 가할 수 있다.

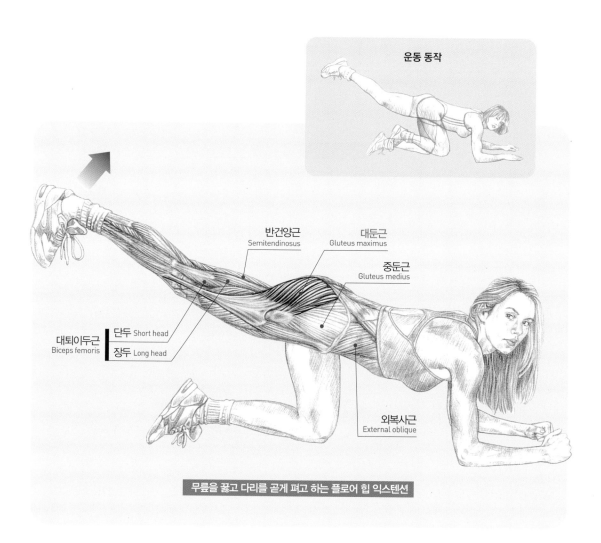

운동 동작

반건양근
Semitendinosus

대둔근
Gluteus maximus

중둔근
Gluteus medius

대퇴이두근
Biceps femoris

단두 Short head

장두 Long head

외복사근
External oblique

무릎을 꿇고 다리를 곧게 펴고 하는 플로어 힙 익스텐션

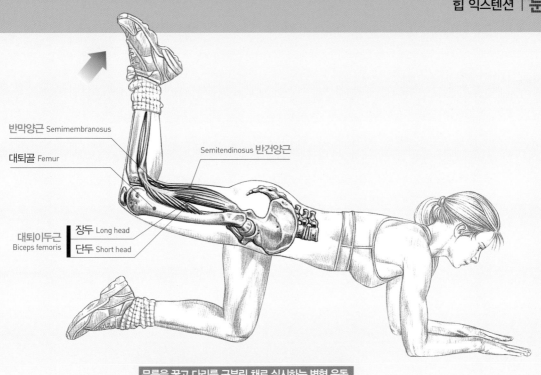

무릎을 꿇고 다리를 구부린 채로 실시하는 변형 운동

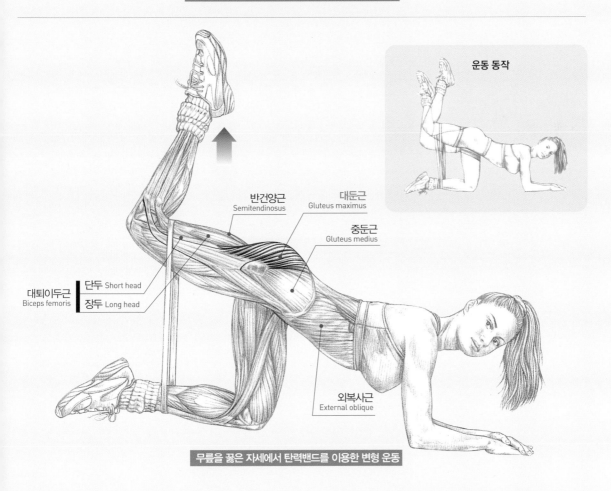

운동 동작

무릎을 꿇은 자세에서 탄력밴드를 이용한 변형 운동

무릎 꿇고 하는 변형 운동

- 난이도를 높이려면 무릎을 꿇고 엎드린 상태에서 한쪽 팔과 반대쪽 다리를 동시에 들어 보자. 등은 최대한 곧게 편다.

- 이 변형 운동은 몸을 지탱하고 있는 팔 쪽의 견갑골을 상체에 고정시켜야 하기 때문에 전거근도 동원된다.

- 바닥에 무릎을 꿇는 대신 벤치에 무릎을 올리고 실시하는 벤치 힙 익스텐션을 실시하면 가동 범위가 넓어져서 난이도를 더 높일 수 있다.

- 벤치에서 힙 익스텐션을 실시하면 바닥에서 하는 힙 익스텐션보다 대둔근이 동원되는 것을 더 잘 느낄 수 있다.

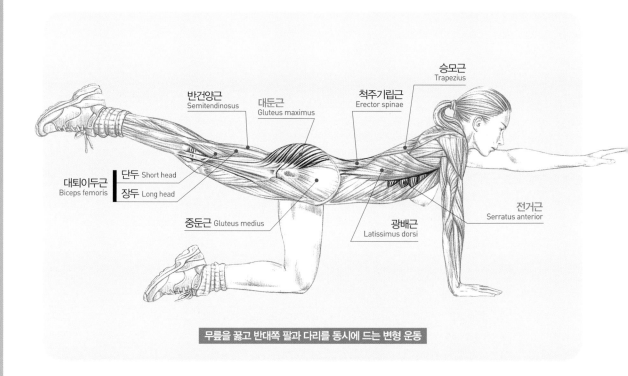

무릎을 꿇고 반대쪽 팔과 다리를 동시에 드는 변형 운동

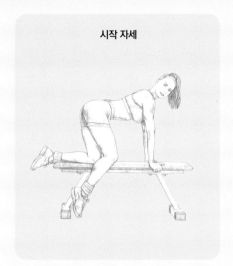

시작 자세

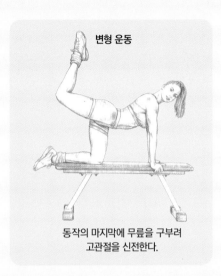

변형 운동

동작의 마지막에 무릎을 구부려
고관절을 신전한다.

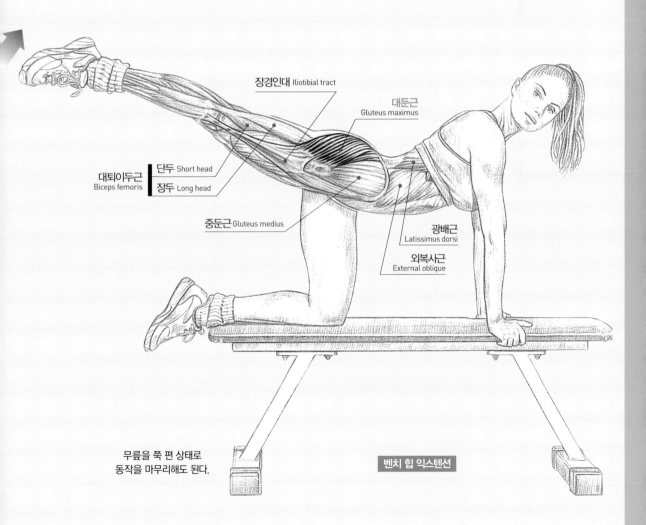

장경인대 Iliotibial tract

대둔근
Gluteus maximus

대퇴이두근 [단두 Short head
Biceps femoris [장두 Long head

중둔근 Gluteus medius

광배근
Latissimus dorsi

외복사근
External oblique

무릎을 쭉 편 상태로
동작을 마무리해도 된다.

벤치 힙 익스텐션

머신을 사용한 변형 운동

● '버트 블래스터(Butt Blaster)'라는 머신을 사용하면 발바닥에 더 강한 저항을 줘서 운동 강도와 효과를 높일 수 있다. 머신을 사용하면 무릎 관절이 동원되므로 동작에 약간 차이가 있다는 점에 유의하자. 그래서 둔근과 슬굴곡근뿐만 아니라 대퇴사두근도 개입된다.

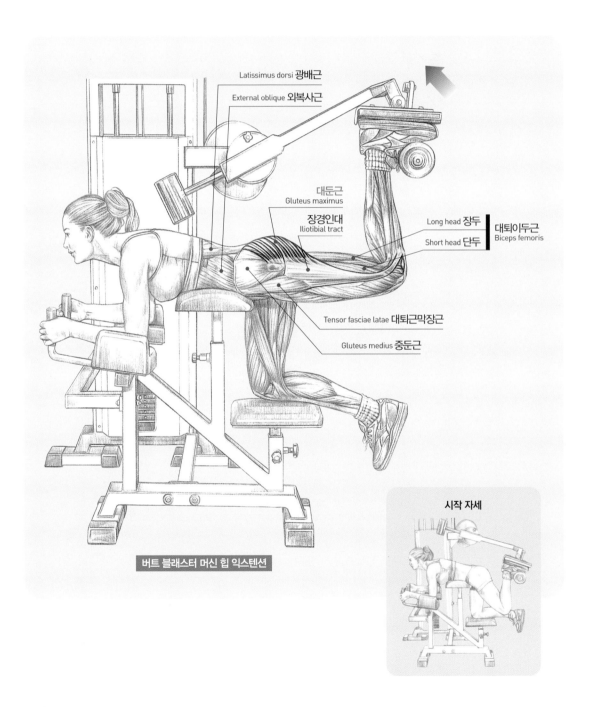

버트 블래스터 머신 힙 익스텐션

시작 자세

2 | 브릿지 BRIDGE

브릿지는 고관절, 무릎 관절, 발목 관절을 동원하기 때문에 복합 관절 운동으로 분류한다. 따라서 둔근뿐만 아니라 허리와 넓적다리 근육도 사용된다.

운동법

바닥에 누워서 무릎을 90도로 굽히자. 팔은 몸 옆에 놓고 손바닥이 바닥을 향하게 한다. 그다음 어깨를 축으로 삼아서 상체를 들어 올린다. 이때 둔근을 최대한 수축하고 발뒤꿈치로 바닥을 민다는 느낌으로 실시하자. 수축 상태를 1초간 유지했다가 출발점으로 돌아온다. 매회 둔근이 바닥에 닿기 직전에 정지해서 근육의 긴장을 유지하자.

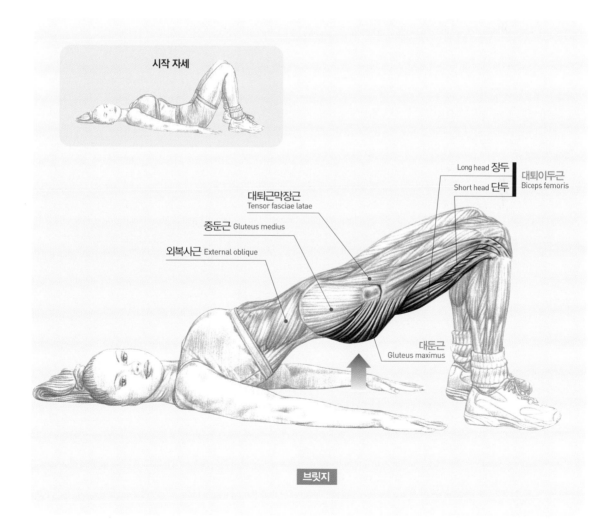

시작 자세

Long head 장두
Short head 단두
대퇴이두근 Biceps femoris

대퇴근막장근 Tensor fasciae latae

중둔근 Gluteus medius

외복사근 External oblique

대둔근 Gluteus maximus

브릿지

운동의 장점

▶ 바닥에서 엉덩이를 들어 올리는 힙 브릿지 동작은 간단하지만 하체, 특히 대둔근의 탄력을 살려준다.

▶ 별다른 도구 없이도 집에서 할 수 있다.

운동의 단점

▶ 운동에 금방 익숙해지기 때문에 난이도를 높일 방법을 찾아야 한다.

 허리는 최대한 곧게 펴자. 허리를 뒤로 지나치게 젖히면 디스크가 손상될 수도 있다.

TIP

● 양손을 둔근 옆에 대면 둔근이 운동하는 것을 더 잘 느낄 수 있다.

● 가동 범위를 넓히려고 허리에 과도한 아치를 만들면 안 된다.

● 허리에 무리가 가지 않도록 허벅지에 힘을 주고, 복부와 허벅지 안쪽을 수축시키기 위해 양 무릎을 붙인다.

● 그림과 같이 고개를 좌우로 돌리면 안 된다. 경추를 다치지 않도록 천장을 보고 동작을 실시하자.

● 오랜 시간 반복이 필요한 운동으로, 근육이 당기는 것을 느끼는 게 중요하다.

프리웨이트 vs 머신

맨몸으로 하는 브릿지를 똑같이 모방할 수 있는 머신은 없다. 하지만 다행히도 머신 없이 근육에 가해지는 저항을 늘릴 방법이 있다. 이어서 소개하는 변형 운동을 참고하자.

변형 운동

운동이 너무 쉽게 느껴지면 아래와 같은 변화를 줘서 운동 효과를 높이자.

● 하복부에 중량을 올려서 몸에 가해지는 저항을 높이자.

● 허벅지에 힘을 준 상태에서 한쪽 다리를 들자.

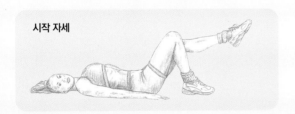

시작 자세

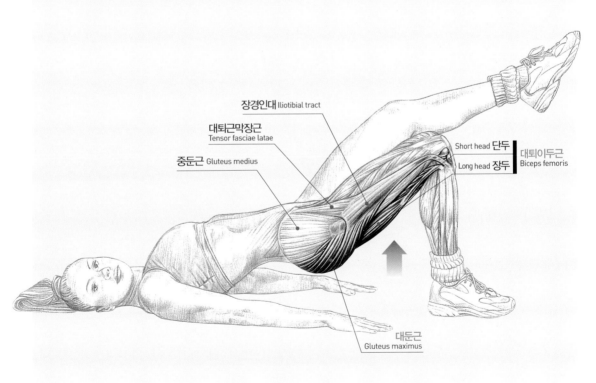

장경인대 Iliotibial tract

대퇴근막장근
Tensor fasciae latae

중둔근 Gluteus medius

Short head **단두**
Long head **장두**

대퇴이두근
Biceps femoris

대둔근
Gluteus maximus

원레그 브릿지

변형 운동

● 종아리나 발을 벤치나 의자에 올리면 가동 범위가 넓어지고, 근육을 더 강하게 수축할 수 있다.

● 이 동작은 기본적인 힙 브릿지(67p 참고)를 할 때보다 특히 슬굴곡근이 더 강하게 자극된다.

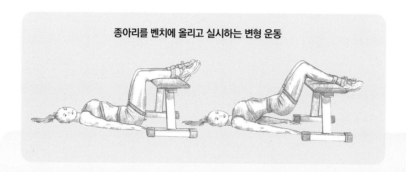

종아리를 벤치에 올리고 실시하는 변형 운동

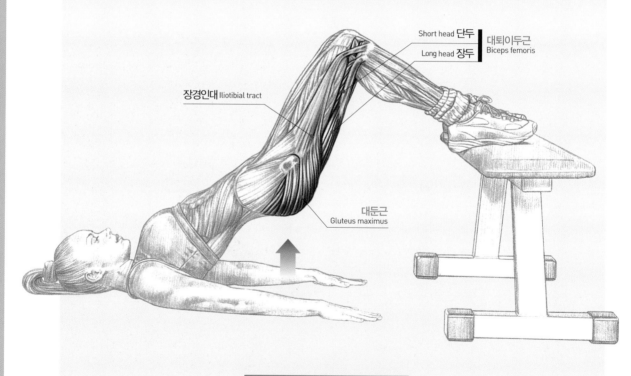

Short head 단두
Long head 장두
대퇴이두근 Biceps femoris

장경인대 Iliotibial tract

대둔근 Gluteus maximus

양발을 벤치에 올리고 실시하는 브릿지

3 | 원-레그 버트 프레스 ONE-LEG BUTT PRESS

버트 프레스는 고관절, 무릎 관절, 발목 관절을 동원하기 때문에 복합 관절 운동으로 분류한다. 그래서 둔근뿐만 아니라 허리와 넓적다리 근육까지 사용된다. 이 운동으로 둔근을 효과적으로 자극하려면 어시스티드 풀업 머신을 사용해야 한다.

운동법

딥-바나 머신의 손잡이를 꽉 잡아서 몸을 안정시킨다. 어시스티드 풀업 머신의 패드에 무릎을 꿇는 대신 한쪽 발을 올리고, 반대쪽 발은 발판이나 바닥에 꽉 붙인다. 그리고 발로 패드를 누르면서 둔근을 최대한 쥐어짜자. 이때 둔근의 긴장이 풀리지 않도록 다리는 다 펴지 않는다. 출발점으로 돌아왔다가 동작을 반복하고, 한쪽 다리로 한 세트를 마치면 곧장 반대쪽 다리로 반복하자.

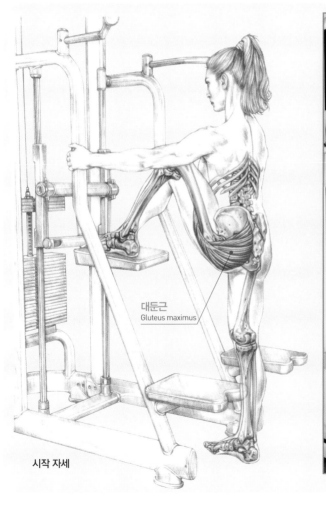

대둔근
Gluteus maximus

시작 자세

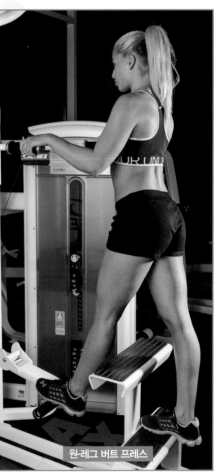

원-레그 버트 프레스

운동의 장점

▶ 그 어떤 운동보다 둔근을 잘 늘여준다. 둔근이 수축하는 느낌을 즉시 느낄 수 있다.

운동의 단점

▶ 양쪽 다리를 따로 운동해야 하기 때문에 양다리를 동시에 사용하는 운동보다 시간이 많이 든다.

 양쪽 다리를 따로 사용하는 운동이라서 허리 양쪽에 가해지는 압박이 다를 수 있다.
그러면 요통이나 다친 부위가 악화될 수도 있다.

TIP

- 슬굴곡근이나 발목의 유연성이 부족하면 가동 범위가 제한돼서 운동 효과가 떨어진다. 따라서 이 운동을 시작하기 전에는 슬굴곡근과 발목을 스트레칭하는 것이 좋다.

- 다리를 뻗을 때 둔근을 더 강하게 수축하려고 허리에 과도한 아치를 만들지 말자. 요통이 없으면 허리에 살짝 아치를 만들어도 되지만 과도한 아치는 디스크를 손상시킨다.

- 다리를 위로 올리는 높이를 조절하면 운동의 가동 범위를 바꿀 수 있다. 처음에는 불필요한 통증을 방지하기 위해서 발을 지나치게 위로 올리고 운동하지 말자. 하지만 운동에 익숙해지면 가동 범위를 최대한 넓힌다. 발을 최대한 높이 올려서 둔근이 쭉 늘어나게 하자.

변형 운동

어시스티드 풀업 머신이 없으면 원-레그 스텝 업을 하자. 이 운동은 대퇴사두근 섹션에서 런지 변형 운동으로도 소개할 것이다. 하지만 원-레그 스텝 업보다 버트 프레스가 나은 두 가지 이유가 있다.

1 버트 프레스를 할 때는 근육이 더 깊이 늘어나서 가동 범위가 넓어진다.

2 버트 프레스를 하면 저항을 조절하기가 훨씬 쉽다. 이는 특히 트레이닝 초보자에게 중요하다. 반면에 원-레그 스텝 업을 할 때는 적어도 자신의 체중에 달하는 중량을 들어야 한다.

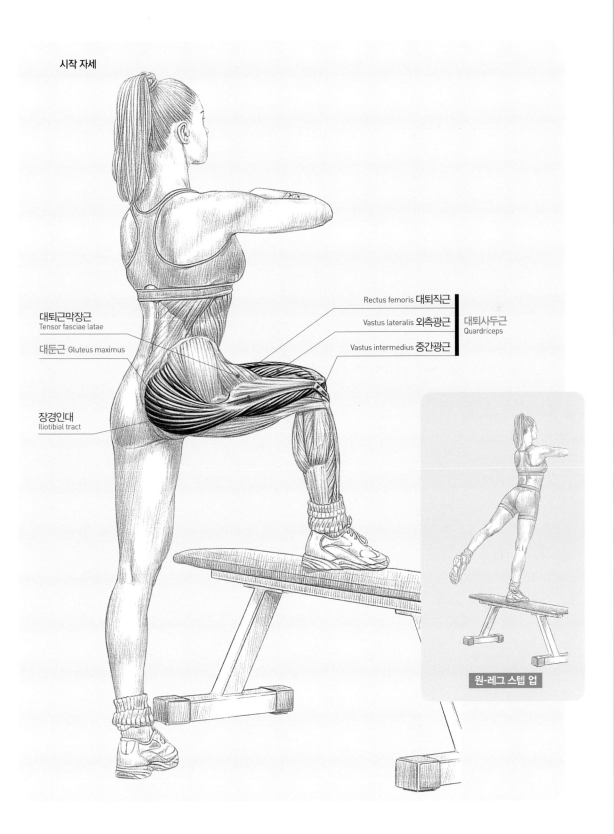

시작 자세

대퇴근막장근
Tensor fasciae latae

대둔근 Gluteus maximus

장경인대
Iliotibial tract

Rectus femoris **대퇴직근**

Vastus lateralis **외측광근**

Vastus intermedius **중간광근**

대퇴사두근
Quardriceps

원-레그 스텝 업

4 | 래터럴 힙 어브덕션 LATERAL HIP ABDUCTION

래터럴 힙 어브덕션은 고관절만 사용하기 때문에 단일 관절 고립 운동으로 분류한다. 그래서 운동의 주요 목표인 중둔근과 소둔근만 동원된다.

운동법

옆으로 누워서 아래쪽 손으로 바닥을 짚거나 머리를 지탱하고, 위쪽 손은 바닥에 내려놓는다. 둔근을 수축해서 다리를 최대한 높이 들고, 수축을 2초간 유지했다가 다리를 내리자. 다리를 내릴 땐 양다리가 맞닿기 직전에 정지해서 근육의 긴장을 유지한다. 운동하는 내내 전신, 특히 다리를 곧게 뻗으려고 노력하자.

이처럼 옆으로 누워서 운동하면 저항은 증가하지만 가동 범위는 좁아진다. 운동하는 다리는 곧게 펴도 되고(고난도), 굽혀도 된다(저난도). 한쪽 운동이 끝나면 곧바로 반대쪽으로도 실시하자.

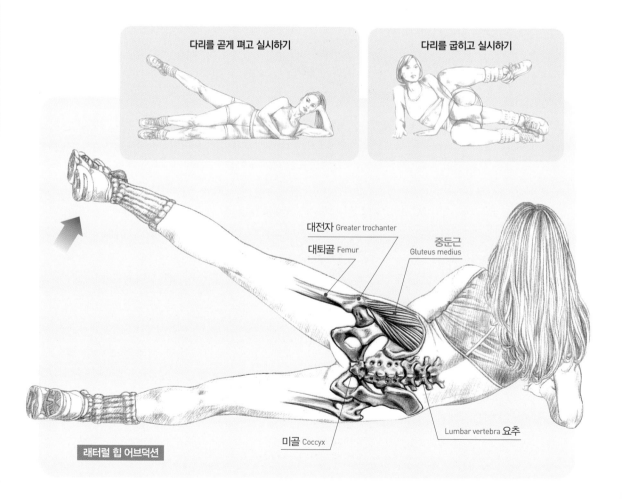

다리를 곧게 펴고 실시하기

다리를 굽히고 실시하기

대전자 Greater trochanter
대퇴골 Femur
중둔근 Gluteus medius
미골 Coccyx
Lumbar vertebra 요추

래터럴 힙 어브덕션

● 다리의 위치를 바꾸면 엉덩이의 자극점이 달라진다. 다리를 수직으로 들면 중둔근의 가운데 부분이 자극
되며, 뒤쪽으로 들면 엉덩이 뒷부분이, 앞쪽으로 들면 엉덩이의 앞부분이 자극된다.

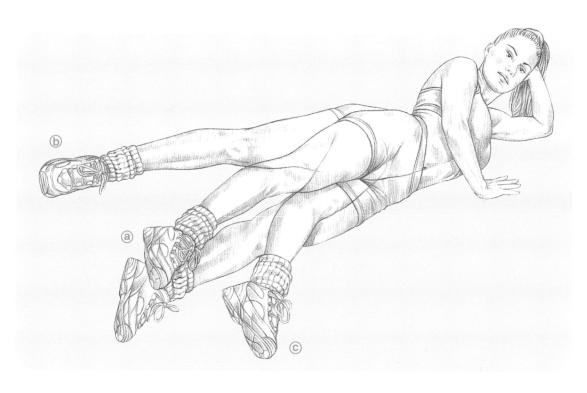

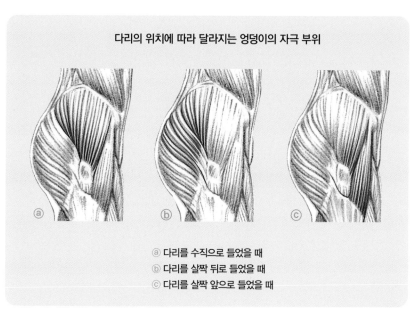

다리의 위치에 따라 달라지는 엉덩이의 자극 부위

ⓐ 다리를 수직으로 들었을 때
ⓑ 다리를 살짝 뒤로 들었을 때
ⓒ 다리를 살짝 앞으로 들었을 때

● 운동 효과를 더욱 높이려면 발목에 모래주머니와 같은 중량을 사용하거나 탄력밴드를 발목에 착용하고
실시해 보자. 이렇게 하면 중둔근과 그 아래의 소둔근에 더 강한 저항을 줄 수 있다.

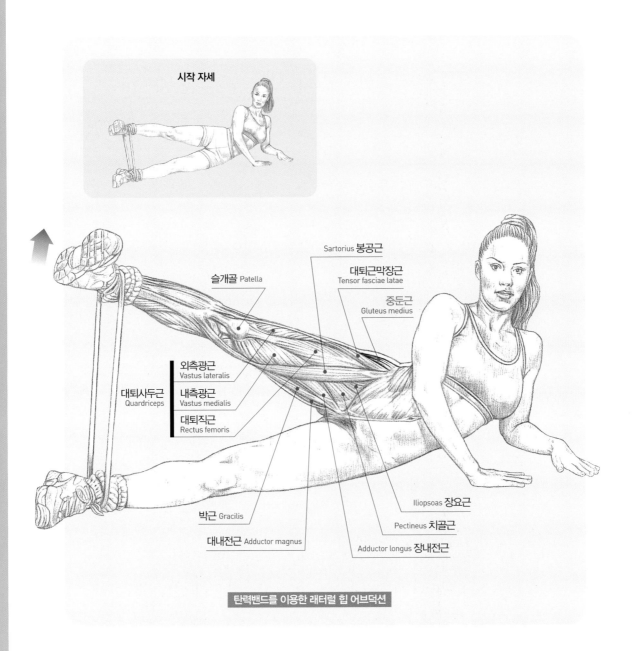

시작 자세

Sartorius 봉공근

대퇴근막장근
Tensor fasciae latae

중둔근
Gluteus medius

슬개골 Patella

외측광근
Vastus lateralis

대퇴사두근
Quardriceps

내측광근
Vastus medialis

대퇴직근
Rectus femoris

Iliopsoas 장요근

Pectineus 치골근

박근 Gracilis

대내전근 Adductor magnus

Adductor longus 장내전근

탄력밴드를 이용한 래터럴 힙 어브덕션

운동의 장점

▶ 래터럴 힙 어브덕션이 중둔근을 자극하는 최고의 운동이라는 연구 결과가 있다. 중둔근에 탄력이 생기면 둔근이 더 둥근 모양이 된다.[4]

운동의 단점

▶ 둔근의 극히 일부분만 자극된다. 그래서 둔근을 전체적으로 단련하고자 한다면 다른 운동을 병행하는 것이 좋다.

● 양쪽 다리를 따로 실시하는 운동이라서 허리 양쪽에 가해지는 압박이 다를 수 있다. 그러면 요통이 악화될 수도 있다.

● 허리에 아치를 만들면 가동 범위는 넓어지지만 허리에 위험하다.

TIP

● 스쿼트나 런지를 할 때 무릎이 좌우로 떨린다면 외전근이 너무 약하다는 뜻이다. 외전근 운동을 하면 이런 문제가 해결돼서 무릎이 보호된다.

● 발달시키길 원하는 둔근 부위를 손으로 만지면 뇌와 근육이 강하게 연결된다. 이 간단한 동작을 하는 것만으로도 운동하는 근육이 더 잘 느껴지며, 운동 효과도 상승한다.

● 다리를 옆으로 들 수 있는 범위에는 한계가 있다. 물론 가동 범위가 평균보다 넓은 여성도 있지만, 이는 몸이 더 유연해서가 아니라 뼈의 형태가 달라서 그렇다. 억지로 가동 범위를 넓히면 고관절을 다칠 수도 있으니 들 수 있는 범위까지만 동작하자.

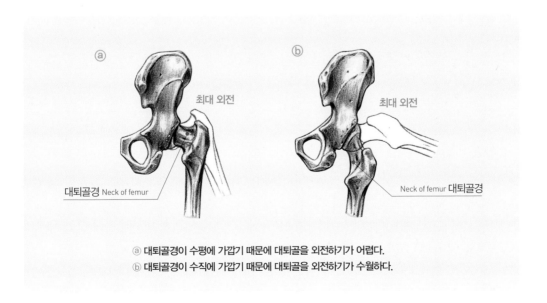

ⓐ 대퇴골경이 수평에 가깝기 때문에 대퇴골을 외전하기가 어렵다.
ⓑ 대퇴골경이 수직에 가깝기 때문에 대퇴골을 외전하기가 수월하다.

서서 하는 변형 운동

● 래터럴 힙 어브덕션을 실시하는 가장 쉬운 방법은 서서 하는 것이다. 가동 범위도 좁고, 중력이 중둔근에 가하는 저항도 적기 때문이다.

● 한쪽 다리로 서서 몸 앞에 팔짱을 낀다. 안정감을 높이려면 한쪽 손을 막대나 고정된 물체에 올려도 된다.

● 다리를 옆으로 들면 대퇴근막장근이 강하게 자극되고, 다리를 뒤로 들면 대둔근 표층 섬유가 강하게 자극된다.

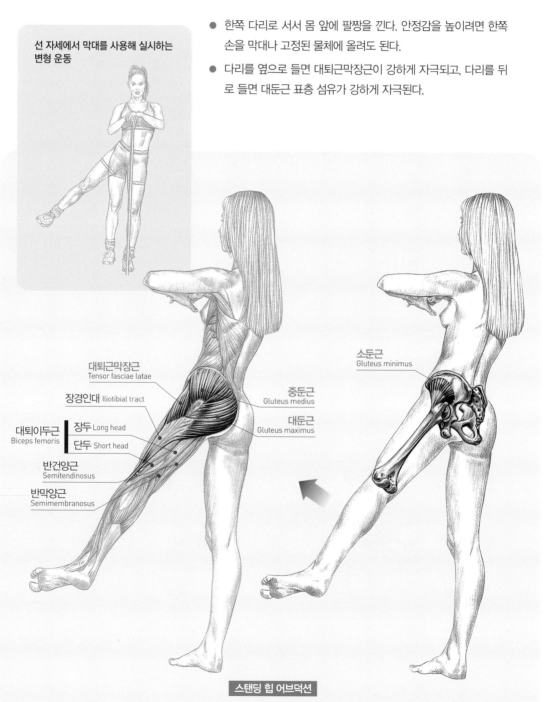

선 자세에서 막대를 사용해 실시하는 변형 운동

대퇴근막장근
Tensor fasciae latae

장경인대 Iliotibial tract

대퇴이두근
Biceps femoris
장두 Long head
단두 Short head

반건양근
Semitendinosus

반막양근
Semimembranosus

중둔근
Gluteus medius

대둔근
Gluteus maximus

소둔근
Gluteus minimus

스탠딩 힙 어브덕션

● 선 자세에서 운동하는 것을 선호하고, 체력이 유난히 뒤떨어지지만 않는다면 꼭 중량을 사용해서 실시하
자. 탄력밴드를 이용해 저항을 높일 수도 있다. 탄력밴드 두 개를 동시에 사용하면 가동 범위는 줄어들지
만, 운동 강도는 더 높아진다.

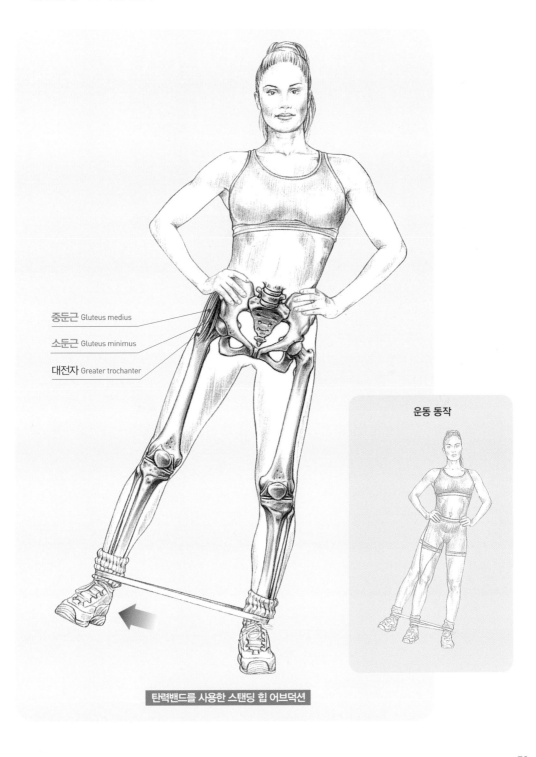

중둔근 Gluteus medius

소둔근 Gluteus minimus

대전자 Greater trochanter

운동 동작

탄력밴드를 사용한 스탠딩 힙 어브덕션

서서 하는 변형 운동

● 선 자세에서 운동할 때 발목에 케이블을 연결해서 저항을 높여도 된다.

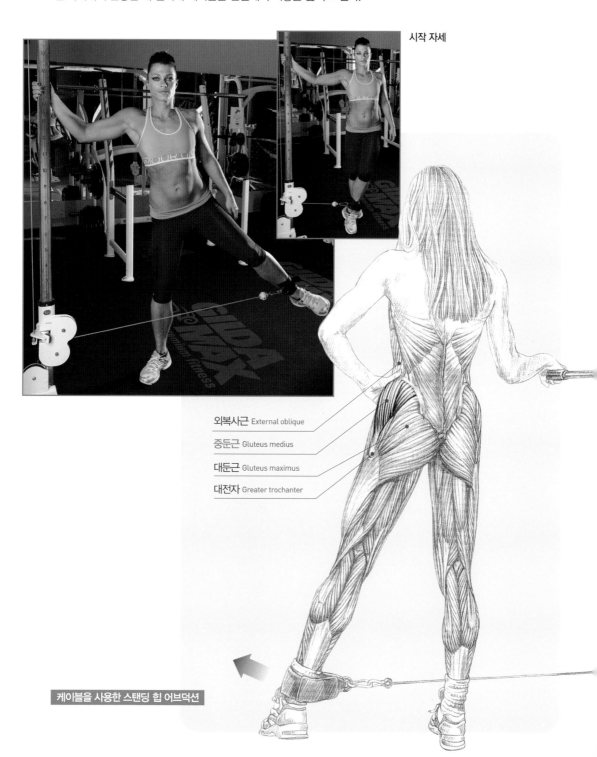

시작 자세

외복사근 External oblique

중둔근 Gluteus medius

대둔근 Gluteus maximus

대전자 Greater trochanter

케이블을 사용한 스탠딩 힙 어브덕션

무릎을 꿇고 하는 변형 운동

- 무릎을 꿇으면 저항도 증가하고 가동 범위도 넓어진다.
- 바닥에 무릎을 꿇고 양팔을 아래로 뻗는다. 그다음 한쪽 다리와 양팔에 체중을 실은 채로 반대쪽 다리를 옆으로 들어 올린다. 다리는 뻗고 해도 되지만 구부리고 하면 가동 범위가 더 넓어진다.

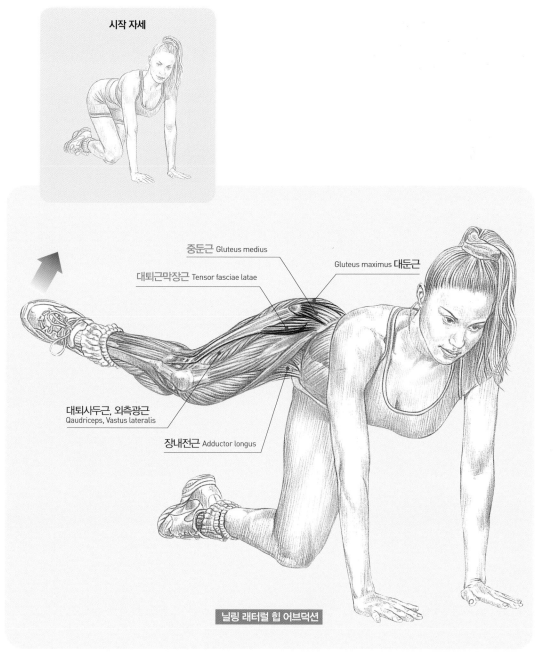

시작 자세

중둔근 Gluteus medius

대퇴근막장근 Tensor fasciae latae

Gluteus maximus 대둔근

대퇴사두근, 외측광근
Qaudriceps, Vastus lateralis

장내전근 Adductor longus

닐링 래터럴 힙 어브덕션

머신을 사용한 변형 운동 **1**

하체에 더 강한 저항을 가해서 운동 효과를 높일 수 있는 머신의 종류는 두 가지가 있다.

● 첫 번째는 앉아서 양다리를 동시에 운동하는 머신이다. 머신에 앉아서 몸을 뒤로 기대거나, 앞으로 숙이면 둔근의 수축점에 변화를 줄 수 있다. 몸을 뒤로 기대면 둔근 상단이 많이 동원되고, 몸을 앞으로 숙이면 둔 근 중앙이 더 많이 동원된다.

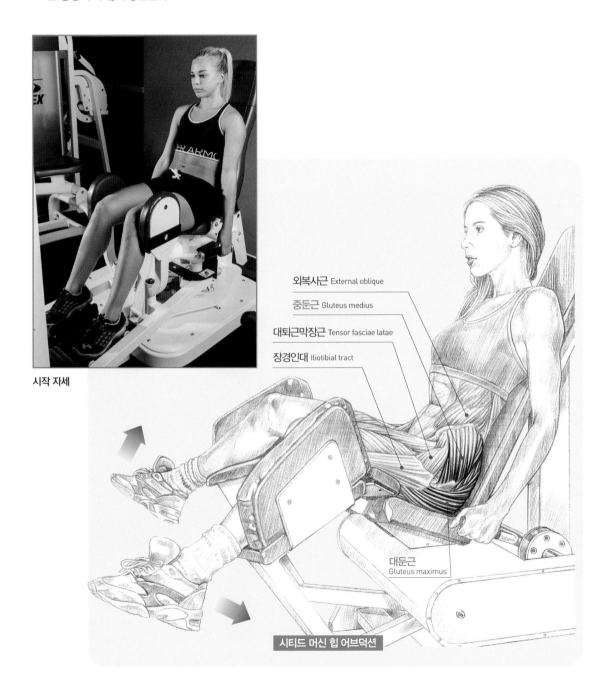

시작 자세

외복사근 External oblique

중둔근 Gluteus medius

대퇴근막장근 Tensor fasciae latae

장경인대 Iliotibial tract

대둔근
Gluteus maximus

시티드 머신 힙 어브덕션

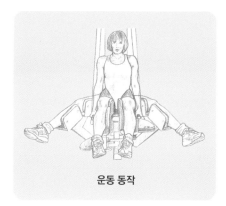

운동 동작

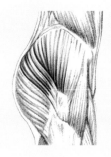

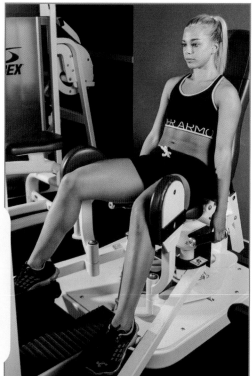

몸 뒤로 기대기

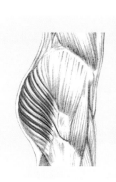

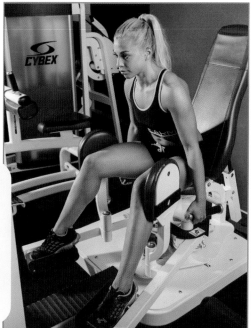

몸 앞으로 숙이기

머신을 사용한 변형 운동 2

- 선 자세에서 사용하는 머신도 있다. 그중에는 양다리를 동시에 운동할 수 있는 머신도 있고, 한쪽 다리만 운동할 수 있는 머신도 있다. 두 버전 모두 동작 자체는 다른 변형 운동과 동일하다.

- 머신에 한쪽 다리로 서서 반대쪽 다리를 옆으로 최대한 높이 들었다가 출발점으로 돌아온다. 이 변형 운동은 중둔근과 그 아래 소둔근을 발달시키는 데 좋다.

프리웨이트 vs 머신

래터럴 힙 어브덕션 변형 운동은 대부분 비슷하다. 가장 큰 차이점은 둔근에 가해지는 저항과 가동 범위다. 발목 모래주머니, 탄력밴드, 머신을 사용하면 저항을 추가해서 근육의 탄력을 더 효과적으로 살리고, 운동의 난이도도 높일 수 있다.

어브덕터 머신 중에는 다리를 곧게 펴고 사용하는 머신도 있고, 무릎을 90도로 굽히고 사용하는 머신도 있다. 초보자라면 무릎을 구부리고 하는 머신을 사용하는 것이 더 나은데, 그 이유는 다음과 같다.

- 무릎을 굽히면 외전근이 지나치게 늘어날 위험이 적다.
- 무릎의 부담도 적다.
- 하체 근육이 더 많은 힘을 낼 수 있어서 무거운 중량을 다루기에도 좋다.

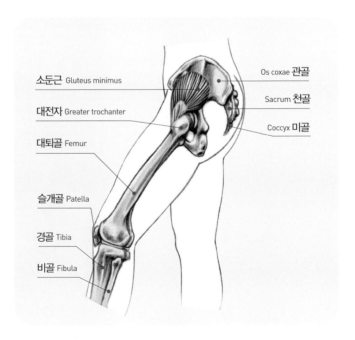

소둔근 Gluteus minimus

대전자 Greater trochanter

대퇴골 Femur

슬개골 Patella

경골 Tibia

비골 Fibula

Os coxae 관골

Sacrum 천골

Coccyx 미골

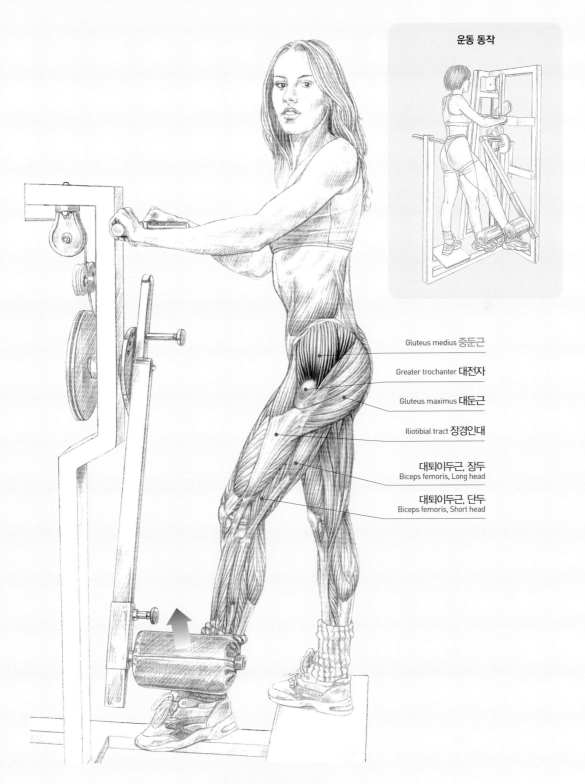

운동 동작

Gluteus medius 중둔근

Greater trochanter 대전자

Gluteus maximus 대둔근

Iliotibial tract 장경인대

대퇴이두근, 장두
Biceps femoris, Long head

대퇴이두근, 단두
Biceps femoris, Short head

스탠딩 머신 힙 어브덕션

● 런지는 둔근을 스트레칭하기 좋은 운동이다. 발로 앞쪽 바닥을 밟는 대신 벤치에 올리면 근육을 한층 더 늘여줄 수 있다. 늘어난 가동 범위를 최대한 활용하려면 뒷다리를 굽혀서 엉덩이를 앞발보다 밑으로 내리자. 스트레칭 자세를 10~20초간 유지한 후 출발점으로 돌아갔다가 곧장 반대쪽 다리로 실시한다.

● 슬굴곡근을 늘여주는 운동은 둔근의 유연성 향상에도 좋다는 것을 기억해 두자. 스트레칭 동작을 한 가지 더 소개한다. 바닥에 누워서 양손으로 한쪽 다리를 잡아 상체로 당긴다. 다리는 굽혀도 좋고(저난도), 펴도 좋다(고난도). 스트레칭 자세를 20~30초간 유지하자. 한쪽 둔근 스트레칭을 마쳤으면 곧장 반대쪽 다리로 실시한다.

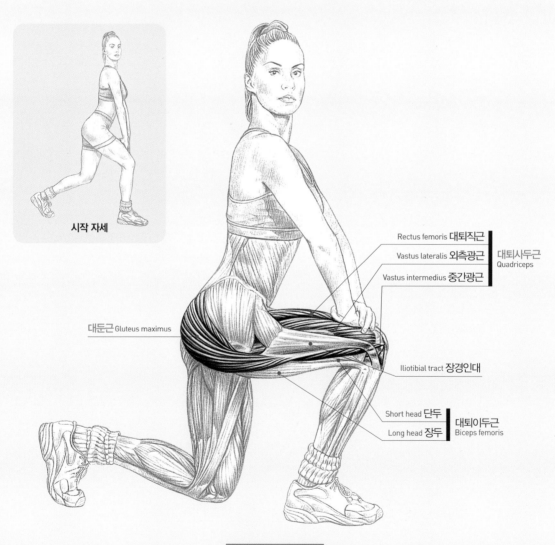

시작 자세

Rectus femoris 대퇴직근
Vastus lateralis 외측광근] 대퇴사두근 Quadriceps
Vastus intermedius 중간광근

대둔근 Gluteus maximus

Iliotibial tract 장경인대

Short head 단두] 대퇴이두근
Long head 장두 Biceps femoris

포워드 런지 스트레칭

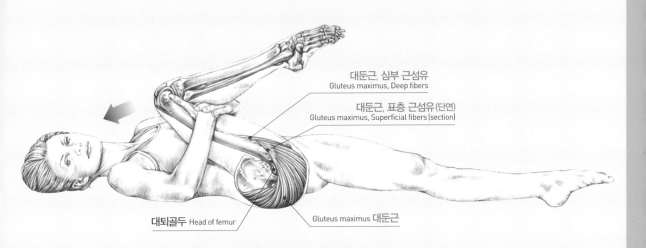

대둔근, 심부 근섬유
Gluteus maximus, Deep fibers

대둔근, 표층 근섬유 (단면)
Gluteus maximus, Superficial fibers (section)

대퇴골두 Head of femur

Gluteus maximus 대둔근

다리를 굽히고 실시하는 둔근 및 슬굴곡근 스트레칭

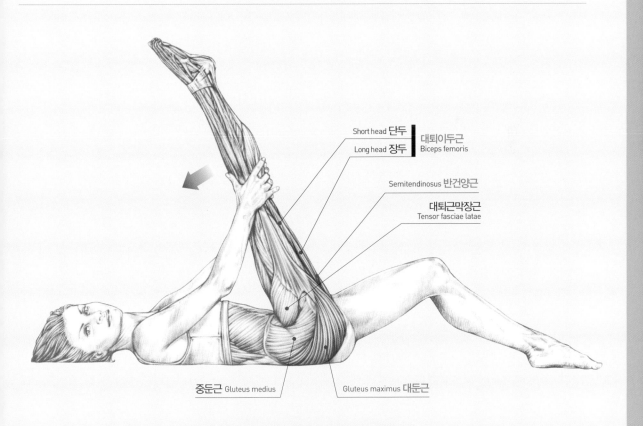

Short head **단두**
Long head **장두**
대퇴이두근
Biceps femoris

Semitendinosus 반건양근

대퇴근막장근
Tensor fasciae latae

중둔근 Gluteus medius

Gluteus maximus 대둔근

다리를 펴고 실시하는 둔근 및 슬굴곡근 스트레칭

● 앉아서 스트레칭할 때는 우선 바닥에 앉아 한쪽 다리를 펴자. 반대쪽 다리는 굽혀서, 편 다리 쪽으로 넘긴다. 그다음 팔꿈치를 사용하여 무릎을 가슴 쪽으로 밀면서 굽힌 다리를 최대한 상체로 당기자. 스트레칭 자세를 10~20초간 유지한 후 곧장 반대쪽 다리로 실시한다.

● 상체를 당길 때 어깨를 뒤로 보내면서 고개를 돌려 시선이 뒤를 보는 변형 동작을 취하면 내복사근, 척주기립근, 머리 부근의 두판상근이 이완된다.

● 무릎을 팔꿈치로 미는 대신 두 손으로 움켜쥐고 동작해도 된다.

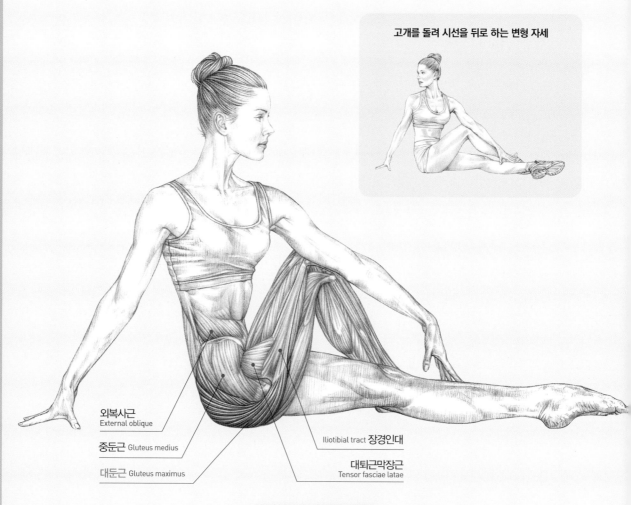

고개를 돌려 시선을 뒤로 하는 변형 자세

외복사근
External oblique

중둔근 Gluteus medius

대둔근 Gluteus maximus

Iliotibial tract 장경인대

대퇴근막장근
Tensor fasciae latae

앉아서 하는 둔근 스트레칭

고관절 회전근은 요추의 올바른 곡선 유지에 크게 기여한다. 고관절 회전근의 유연성이 부족하면 허리가 앞으로 당겨져서 요추의 자연스런 곡선이 사라진다. 이처럼 정렬이 흐트러지면 자리에서 일어서거나 걸을 때 발생하는 충격에 추간판이 쉽게 손상된다. 허리의 통증과 부상을 방지하려면 고관절 회전근을 스트레칭하는 것이 특히 중요하다. 운동선수라면 더욱 그렇다.[5]

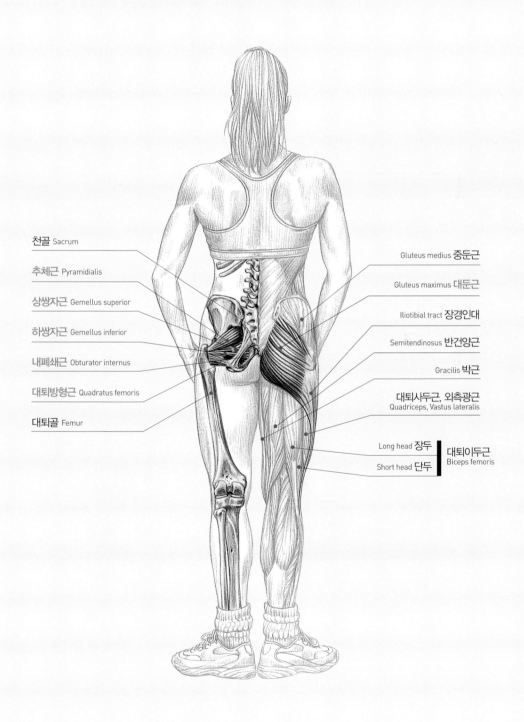

천골 Sacrum

추체근 Pyramidialis

상쌍자근 Gemellus superior

하쌍자근 Gemellus inferior

내폐쇄근 Obturator internus

대퇴방형근 Quadratus femoris

대퇴골 Femur

Gluteus medius 중둔근

Gluteus maximus 대둔근

Iliotibial tract 장경인대

Semitendinosus 반건양근

Gracilis 박근

대퇴사두근, 외측광근
Quadriceps, Vastus lateralis

Long head 장두
Short head 단두

대퇴이두근
Biceps femoris

● 오른쪽 다리를 앞으로 접고 앉자. 상체를 오른쪽 다리 위로 숙이고, 왼쪽 다리는 뒤로 쭉 뻗자. 상체를 의자 쪽으로 기울이면서 팔을 자연스럽게 구부려 팔의 앞부분을 의자에 붙인다. 오른쪽 다리를 충분히 스트레칭했으면 왼쪽 다리도 똑같이 실시하자. 이 동작은 둔근과 허리 근육을 늘여준다.

● 위에 설명한 자세보다 더 앞으로 몸을 기울여 손과 머리가 의자에 완전히 닿게 하면 고관절의 외회전을 담당하는 엉덩이의 이상근과 등 근육을 강하게 스트레칭할 수 있다.

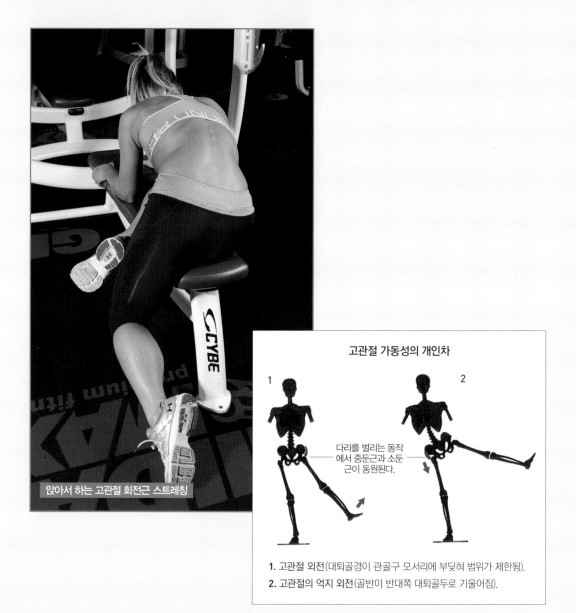

앉아서 하는 고관절 회전근 스트레칭

고관절 가동성의 개인차

1　　　　2

다리를 벌리는 동작에서 중둔근과 소둔근이 동원된다.

1. 고관절 외전(대퇴골경이 관골구 모서리에 부딪혀 범위가 제한됨).
2. 고관절의 억지 외전(골반이 반대쪽 대퇴골두로 기울어짐).

02

탄력 있는 대퇴사두근 만들기

대퇴사두근의 해부학적 형태

이름에서 알 수 있듯이 대퇴사두근은 네 개의 근육으로 이루어져 있다.

1 넓적다리 바깥쪽의 외측광근

2 중앙의 대퇴직근

3 넓적다리 안쪽의 내측광근

4 다른 세 근육에 대부분 가려진 중간광근

대퇴사두근 중 다관절 근육은 대퇴직근 뿐이다(나머지는 단관절 근육이다). 복근 운동 시 대퇴직근만 동원되는 이유도 이 때문이다.

다리가 길수록, 특히 상체에 비해 넓적다리가 길수록 대퇴사두근을 자극하기가 힘들다. 넓적다

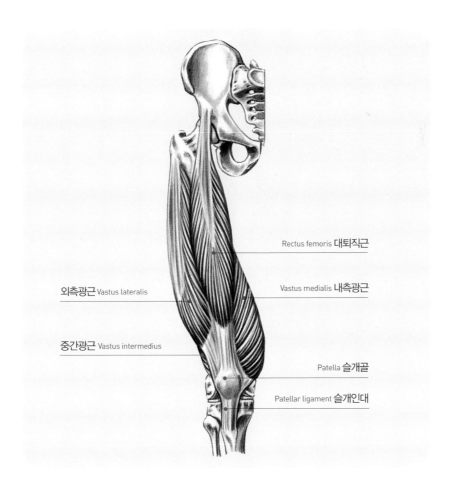

외측광근 Vastus lateralis

중간광근 Vastus intermedius

Rectus femoris 대퇴직근

Vastus medialis 내측광근

Patella 슬개골

Patellar ligament 슬개인대

리가 길면 운동할 때 대퇴사두근 대신 둔근과 슬굴곡근이 동원되는 경향이 있기 때문이다.

이처럼 다리가 긴 사람은 특히 스쿼트를 할 때 힘들다. 바를 아래로 내릴 때 상체를 앞으로 더 숙여야 하기 때문이다. 이런 자세는 허리의 위험 부담을 증가시킨다.

하지만 형태학적으로 다리가 길면 둔근을 자극하기에는 더 유리하다. 척추의 부상 위험이 크다는 점만 제외하면 그리 나쁘지 않은 거래인 셈이다. 따라서 다리가 길다면 스쿼트를 할 때 리프팅 벨트를 꼭 착용하도록 하자(104p 참고).

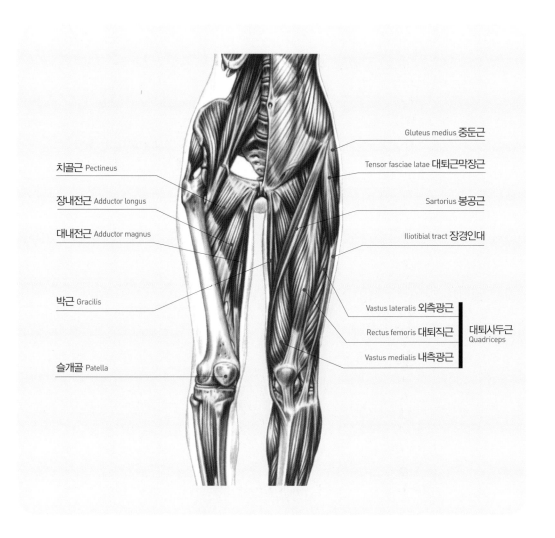

여성만을 위한 어드바이스

여성이 고려해야할 것은 대퇴사두근을 얼마나 크게(혹은 작게) 키우고 싶은지 결정하는 것이다. 이에 대한 답은 사람마다 다르며 문화적 차이가 결정에 영향을 미치기도 한다.

예를 들어 남아메리카 브라질에서는 많은 여성이 커다란 둔근과 대퇴사두근을 원하지만, 유럽의 여성들은 날씬한 다리를 목표로 운동한다. 다리에 탄력을 더해서 탄탄하게 만들고 싶어 하는 미국 여성들은 그 중간쯤에 해당한다. 물론 이것은 일반화에 불과하며 모든 여성이 그렇다는 말은 아니다.

대퇴사두근의 크기는 개인의 취향 문제다. 하지만 대부분의 여성들은 대퇴사두근을 이루는 개별 근육이 선명하게 보이는 것을 좋아하지는 않는다. 그렇게까지 두드러진 데피니션은 너무 남성적으로 보이기 때문이다. 대퇴사두근의 데피니션을 감추려면 다리에 어느 정도의 체지방은 남겨둬야 한다. 하지만 매끈한 다리를 다 덮어버릴 정도로 체지방이 많아서도 안 된다. 다리의 형태는 불규칙적이고 볼품없이 분포된 지방이 아니라 근육이 결정해야 한다. 대부분 대퇴사두근 운동은 둔근과 슬굴곡근도 동원한다. 이는 대퇴사두근보다 둔근 트레이닝에 우선순위를 둔 사람에겐 희소식일 것이다.

대퇴사두근 운동

여성에게 좋은 대퇴사두근 운동의 종류는 크게 네 가지다.

1 스쿼트(Squat)
2 레그 프레스(Leg press)
3 런지(Lunge)
4 레그 익스텐션(Leg extension)

네 종류의 운동에는 몇 가지 변형 운동이 있다. 이런 변형 운동을 활용하면 운동에 다양성을 부여할 수 있고, 자신의 해부학적 구조나 목표에 맞는 운동을 골라서 실시할 수 있다.

대퇴사두근을 운동하기 전에는 무릎과 연결된 근육을 모두 풀어주어 무릎을 보호해야 한다. 대퇴사두근만 풀면 무릎은 따로 풀지 않아도 된다고 생각하는 사람이 많지만, 이는 크나큰 오해다. 무릎 부상을 방지하려면 종아리, 대퇴사두근, 슬굴곡근을 차례대로 웜업해야 한다. 종아리는 대퇴골과 연결돼 있기 때문에 대퇴사두근이나 슬굴곡근을 운동하기 전에 종아리를 꼭 스트레칭해야 무릎 관절을 제대로 풀 수 있다. 이 간단한 원칙만 지키면 무릎의 통증을 줄이거나 예방할 수 있다.

발목의 유연성을 키우는 것도 중요하다. 그래야 스쿼트 같은 대퇴사두근 운동을 할 때 등을 곧게 펼 수 있다.

웜업의 목적은 아래와 같은 근육을 트레이닝에 대비시켜 부상 위험을 줄이는 것이다.

➡ **무릎**

➡ **대퇴사두근**

➡ **허리**

➡ **슬굴곡근**

➡ **엉덩이**

➡ **종아리**

이어서 소개할 운동을 가벼운 중량을 사용해 20~30회 반복하자. 한 운동을 마치면 곧장 다음 운동으로 넘어가자. 한 세트만으로는 몸을 풀기에 부족하다고 느껴지면 두 번째 세트를 실시해도 좋다.

이렇게 전체적인 웜업을 마쳤으면 첫 번째 대퇴사두근 운동을 시작하자. 처음에는 가벼운 중량으로 적어도 한 세트 이상 실시해서 대퇴사두근을 풀어준 후에 무거운 중량을 다루자. 둔근이나 슬굴곡근 트레이닝을 마친 상태라서 대퇴사두근이 이미 웜업되었다면 이어서 소개한 웜업 루틴을 다 실시할 필요는 없다. 하지만 적어도 대퇴사두근 운동 한 세트 정도는 웜업으로 실시해야 한다.

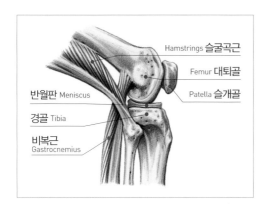

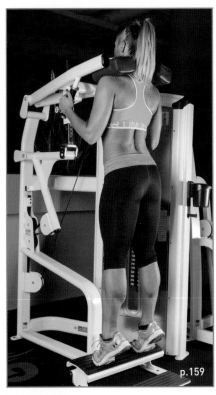

1 카프 레이즈

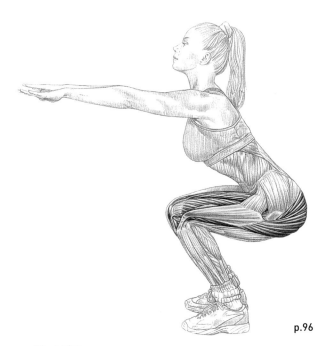

2 스쿼트

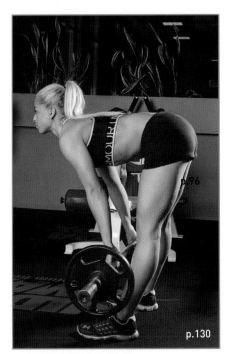

3 스티프-레그드 데드리프트

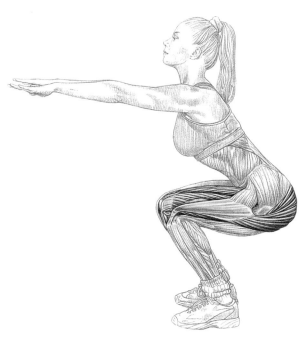

4 스쿼트 (반복)

1 | 스쿼트 SQUAT

스쿼트는 고관절, 무릎 관절, 발목 관절을 동원하기 때문에 복합 관절 운동으로 분류한다. 그 래서 대퇴사두근뿐만 아니라 둔근, 슬굴곡근, 허리 근육, 종아리 근육도 자극한다. 이처럼 스 쿼트는 하체의 많은 근육을 자극해 주기 때문에 루틴을 개시하기에 좋은 운동이다.

운동법

양발을 어깨너비 정도로 벌리고 서서 등 상단에 바벨을 걸치자. 등에 살짝 아치를 만들고, 상체를 앞으로 약간 기울인 다음 다리를 굽혀 서서히 내려간다. 이때 등을 구부리지 않도록 주의하자. 등 을 구부리면 넓적다리의 동원이 감소하고, 허리 근육이 운동을 대부분 담당하게 되어 부상을 당할 수 있다. 하위 지점에 도달했으면 뒤꿈치로 바닥을 밀어서 다리를 펴자. 똑바로 섰다가 다시 동작 을 반복한다.

운동의 장점

▶ 스쿼트는 하체 전체와 상체 근육 일부분까지 동원되므로 가장 완벽한 운동이라고 해도 과언이 아니다.

운동의 단점

▶ 스쿼트는 실시하기 어려운 운동이라서 초보자는 이를 소화할 운동 능력이 없을 수도 있다. 처음 스쿼트를 해본다면 맨몸 스쿼트를 실시해 보자(102p 참고).

 스쿼트는 힘을 많이 소모시키는 운동이므로 무릎과 등의 위험 부담이 크다. 동작할 때 부상에 주의하고, 운동을 마친 후에는 풀업 바에 매달려서 척추를 늘여줄 것을 권장한다.

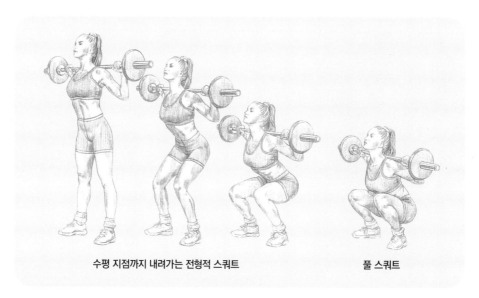

수평 지점까지 내려가는 전형적 스쿼트   풀 스쿼트

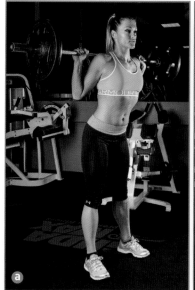
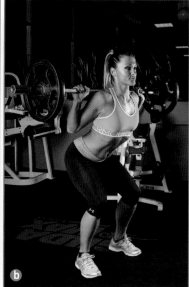
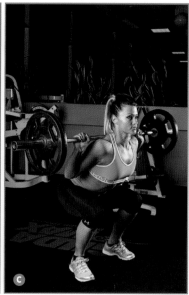

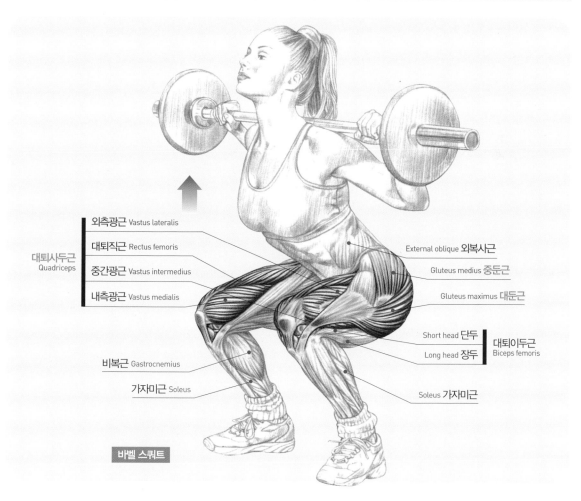

대퇴사두근
Quadriceps

외측광근 Vastus lateralis

대퇴직근 Rectus femoris

중간광근 Vastus intermedius

내측광근 Vastus medialis

비복근 Gastrocnemius

가자미근 Soleus

External oblique 외복사근

Gluteus medius 중둔근

Gluteus maximus 대둔근

Short head 단두
Long head 장두

대퇴이두근
Biceps femoris

Soleus 가자미근

바벨 스쿼트

TIP 1

- 바벨을 목에 걸치면 척추를 다칠 위험이 있으니 주의하자. 바벨은 목 아래 어깨높이에 걸치는 것이 좋다. 바가 아프게 느껴질 때는 수건을 두르면 좀 편안하다.

- 등에 걸친 바의 위치를 오른쪽 그림과 같이 후면삼각근에 닿도록 조금 더 아래로 내리면, 팔이 벌어지고 등의 힘이 증가해서 더 무거운 중량을 들 수 있다.

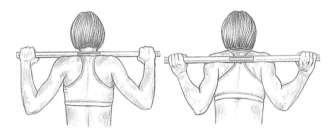

바를 잡는 2가지 방법
바는 어깨 상단의 승모근에 걸치거나(왼쪽), 승모근과 어깨 뒤쪽에 걸치자(오른쪽).

TIP 2

- 스쿼트로 근육을 더 강하게 자극하려면 긴장 지속 테크닉을 사용하자. 정점에 도달할 때마다 다리를 다 펴서 다리 근육이 쉬도록 내버려 두지 말고, 다리가 다 펴지기 직전에 정지하라는 뜻이다.

- 우선 긴장 지속 테크닉을 사용해서 최대한 많이 반복하자. 그러다가 실패 지점에 도달하게 되면 정점에서 다리를 펴서 근육이 잠깐 쉴 수 있게 하자. 그러면 몇 회 더 반복할 수 있다.

- 스쿼트는 엉덩이 곡선을 아름답게 만드는 데 가장 좋은 운동이다. 거의 전신의 모든 근육을 동원하며, 가슴이 확장되어 폐활량도 좋아진다.

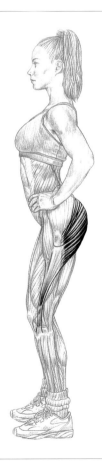

스쿼트를 할 때 정점에서 다리를 다 펴지 않으면
근육의 긴장을 지속시킬 수 있다.

TIP 3

● 스쿼트를 할 때 얇은 목판이나 중량 원판을 뒤꿈치 밑에 깔면 하강할 때 등을 곧게 펴기 쉬워진다. 이는 특히 대퇴골이 길거나 발목 유연성이 떨어지는 사람에게 유용한 방법이다. 이렇게 하면 상체가 지나치게 숙여지는 것을 방지하면서 대퇴사두근의 자극을 조금 더 증가시킬 수 있다.

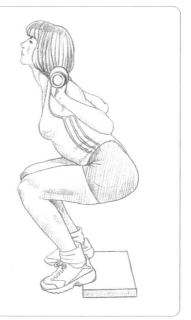

뒤꿈치를 들고 실시하는 스쿼트

TIP 4

● 웨이트 트레이닝을 할 때는 특히 슬관절의 형태에 유의해야 한다. 내반슬(오다리)은 큰 문제를 일으키지 않지만, 외반슬(X자 다리)과 반장슬(과신전)은 무거운 중량으로 운동할 때 더욱 주의해야 한다.

● 무릎이 뒤로 밀려날 정도로 다리를 펴는 무릎 반장슬 증상이 있으면 다리를 절대 쭉 펴면 안 된다. 무릎이 부상에 취약해져서 충격을 받을 수 있기 때문이다. 심하면 하중 때문에 다리가 뒤로 꺾여서 심각한 부상을 당할 수도 있다.

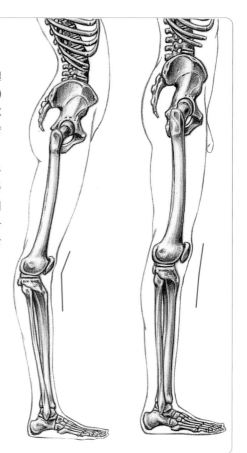

과신전(왼쪽)은 여성에게 흔하고,
남성은 대부분 다리가 곧다(오른쪽).

TIP 5

● 척추를 손상시킬 정도의 과도한 압력으로부터 척추를 보호하려면 스쿼트와 데드리프트를 동일한 세션 안에서 같이 실시하지 말자. 근력이 성장하고 트레이닝 경험이 쌓이면 하체 운동 루틴은 스쿼트 중심으로 설계하고, 데드리프트는 등 운동 루틴에 집어넣자.

● 스쿼트를 할 때는 밑이나 옆을 보지 말자. 목 부상을 방지하려면 살짝 위를 보는 것이 좋다.

● 스쿼트는 고관절을 구부리는 운동이므로 체형이나 운동 환경에 맞게 상체를 좀 더 숙이거나 덜 숙여도 된다.

● 근육이 지친 세트 후반부에 등을 둥글게 굽히면 등을 곧게 폈을 때보다 운동이 쉽게 느껴지지만 허리 디스크의 부상 위험이 커진다.

⚠ 스쿼트를 할 때는 등을 항상 곧게 펴야 하며, 절대로 등을 구부려서는 안 된다. 대부분의 허리 부상이나 추간판 탈출증은 이러한 실수 때문에 발생한다.

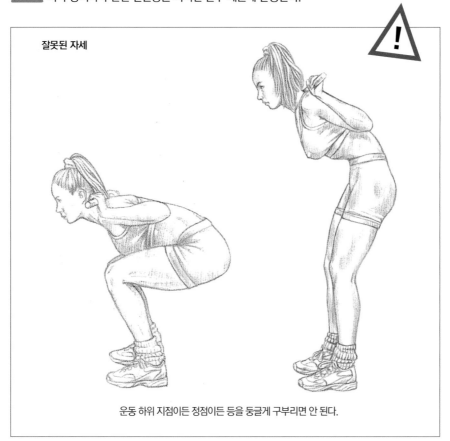

잘못된 자세

운동 하위 지점이든 정점이든 등을 둥글게 구부리면 안 된다.

스쿼트를 할 때 스탠스 너비

스쿼트를 할 때 양발을 벌리는 너비에 변화를 주면 근육의 자극점이 바뀐다. 양발을 어깨너비로 벌리고, 발끝을 밖으로 살짝 돌리면 자극이 넓적다리 전체에 균등하게 분배된다. 반면에 양발 너비를 좁히면 대퇴사두근에 자극이 집중되고, 무릎 관절이 받는 압박도 증가한다. 양발 너비를 아주 넓게 벌리면 넓적다리 안쪽과 슬굴곡근, 둔근이 모두 자극된다. 처음에는 이런 변형 운동 중에서 자신에게 가장 자연스럽게 느껴지는 운동을 실시하자. 그러다가 경험이 쌓이면 목표 근육만 자극하는 운동을 골라서 실시하면 된다.

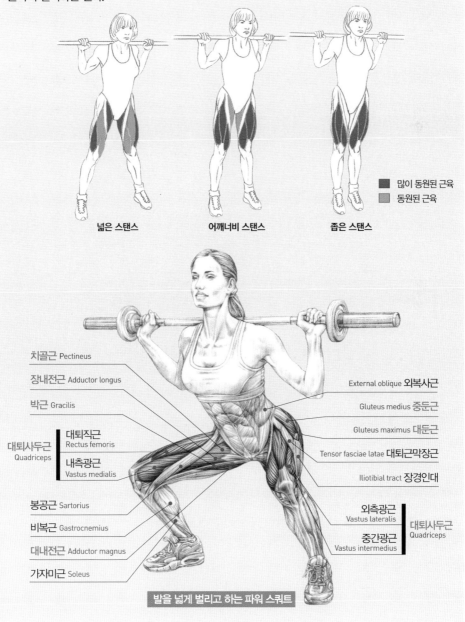

■ 많이 동원된 근육
■ 동원된 근육

넓은 스탠스   어깨너비 스탠스   좁은 스탠스

치골근 Pectineus

장내전근 Adductor longus

박근 Gracilis

대퇴사두근 Quadriceps
대퇴직근 Rectus femoris
내측광근 Vastus medialis

봉공근 Sartorius

비복근 Gastrocnemius

대내전근 Adductor magnus

가자미근 Soleus

External oblique 외복사근

Gluteus medius 중둔근

Gluteus maximus 대둔근

Tensor fasciae latae 대퇴근막장근

Iliotibial tract 장경인대

외측광근 Vastus lateralis
중간광근 Vastus intermedius
대퇴사두근 Quadriceps

발을 넓게 벌리고 하는 파워 스쿼트

맨몸으로 하는 변형 운동

● 가장 쉬운 스쿼트는 맨몸 스쿼트다. 헬스클럽에 가지 않고 집에서 맨몸 스쿼트를 하는 것만으로도 하체를 탄력 있게 만들 수 있다. 하지만 맨몸 스쿼트는 저항이 부족하기 때문에 운동이 금방 쉬워진다는 단점이 있다.

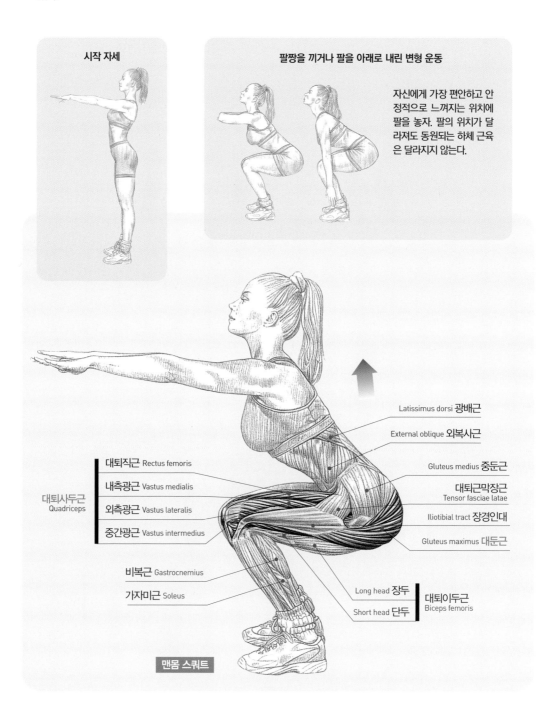

시작 자세

팔짱을 끼거나 팔을 아래로 내린 변형 운동

자신에게 가장 편안하고 안정적으로 느껴지는 위치에 팔을 놓자. 팔의 위치가 달라져도 동원되는 하체 근육은 달라지지 않는다.

대퇴직근 Rectus femoris
내측광근 Vastus medialis
외측광근 Vastus lateralis
중간광근 Vastus intermedius

대퇴사두근 Quadriceps

비복근 Gastrocnemius
가자미근 Soleus

Latissimus dorsi 광배근
External oblique 외복사근
Gluteus medius 중둔근
대퇴근막장근 Tensor fasciae latae
Iliotibial tract 장경인대
Gluteus maximus 대둔근

Long head 장두
Short head 단두

대퇴이두근 Biceps femoris

맨몸 스쿼트

● 맨몸 스쿼트와 원-레그 스쿼트를 번갈아 실시해도 좋다. 원-레그 스쿼트는 맨몸 스쿼트보다 훨씬 어렵고, 척추에 압박을 가하지도 않는다. 이 운동이 처음이라면 하강 범위를 신중히 정하자. 원-레그 스쿼트는 일반 스쿼트보다 최대 가동 범위가 훨씬 넓기 때문에 내려갈 수 있는 데까지 내려가면 다음 날에 심한 근육통이 생길 수도 있다. 그래서 몇 번의 세션에 걸쳐 가동 범위를 점진적으로 넓혀 나가야 한다.

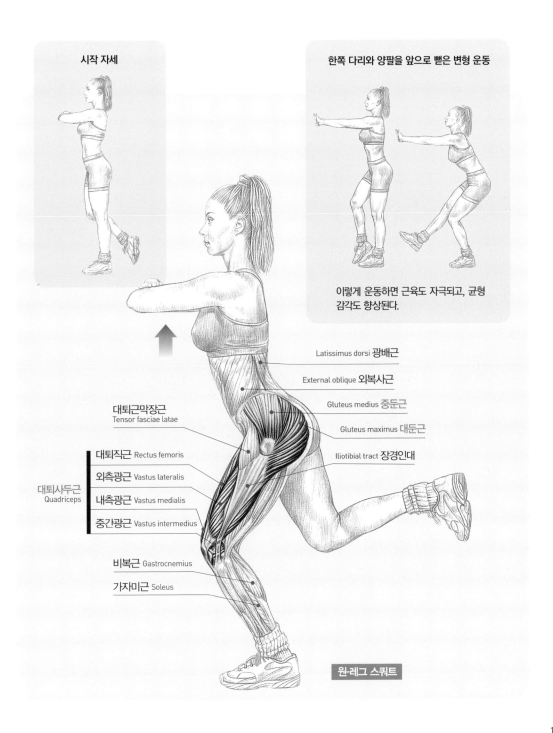

시작 자세

한쪽 다리와 양팔을 앞으로 뻗은 변형 운동

이렇게 운동하면 근육도 자극되고, 균형 감각도 향상된다.

Latissimus dorsi 광배근

External oblique 외복사근

Gluteus medius 중둔근

Gluteus maximus 대둔근

Iliotibial tract 장경인대

대퇴근막장근 Tensor fasciae latae

대퇴직근 Rectus femoris

외측광근 Vastus lateralis

대퇴사두근 Quadriceps

내측광근 Vastus medialis

중간광근 Vastus intermedius

비복근 Gastrocnemius

가자미근 Soleus

원-레그 스쿼트

스쿼트의 깊이

스쿼트를 할 때는 깊이 내려갈수록 운동 강도가 높아진다. 가동 범위가 넓어지면 대퇴사두근 말고도 슬굴곡근, 특히 엉덩이 근육이 많이 동원되기 때문이다. 이를 보면 스쿼트는 깊이 하는 것이 좋다고 생각할 수 있다. 근육 발달만 놓고 보면 이 말이 맞다. 하지만 이때도 역시 체형을 고려해야 한다. 키가 큰 사람은 쭈그려 앉으면서 균형을 잡으려면 상체를 앞으로 더 숙여야 하는데, 이런 자세를 취하면 척추 부상 위험이 크게 증가한다.

스쿼트를 할 때 상체를 앞으로 숙이는 것은 나쁜 자세라고 주장하는 사람이 많다. 하지만 대퇴사두근이 길고 상체가 짧은 체형인 사람은 상체를 세운 채로 쭈그려 앉는 것이 역학적으로 불가능하다. 균형을 잡으려면 어쩔 수 없이 상체를 숙여야 한다. 스미스 머신에서 스쿼트를 할 때 상체를 세우기 쉬운 이유는 균형을 잡을 필요가 없기 때문이다.

프리웨이트 스쿼트를 할 때 위험할 정도로 상체를 숙여야 한다면 차라리 다른 대안을 찾는 것이 낫다. 타고난 체형 때문에 하기 힘든 운동을 마스터하려고 시간을 낭비할 필요는 없다.

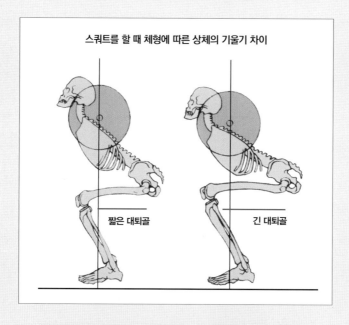

대퇴골이 짧으면 상체를 적게 숙여도 되지만, 대퇴골이 길면 많이 숙여야 한다.
대퇴골이 긴 사람은 균형을 잡기 위해서 상체를 숙일 수밖에 없다. 그래서 키가
큰 사람일수록 스쿼트할 때 깊이 내려가면 척추의 위험 부담이 커진다.

━━━━ 덤벨을 사용한 변형 운동 **1**

● 다리 사이에 덤벨 하나를 들고 운동하면 넓적다리가 더 강하게 자극돼서 스쿼트의 운동 효과가 증가한다.
덤벨 대신 탄력밴드를 사용해도 되고, 한쪽 다리로만 운동해도 좋다.

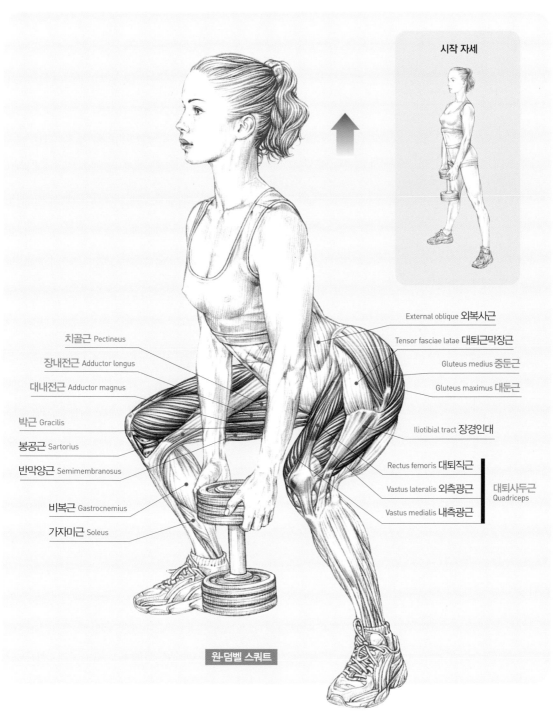

시작 자세

External oblique **외복사근**

Tensor fasciae latae **대퇴근막장근**

Gluteus medius **중둔근**

Gluteus maximus **대둔근**

Iliotibial tract **장경인대**

Rectus femoris **대퇴직근**

Vastus lateralis **외측광근**

Vastus medialis **내측광근**

대퇴사두근
Quadriceps

치골근 Pectineus

장내전근 Adductor longus

대내전근 Adductor magnus

박근 Gracilis

봉공근 Sartorius

반막양근 Semimembranosus

비복근 Gastrocnemius

가자미근 Soleus

원-덤벨 스쿼트

덤벨을 사용한 변형 운동 ❷

● 덤벨 두 개를 들고 운동하면 저항이 한층 더 증가한다. 덤벨이 바벨보다 좋은 점은 등을 곧게 펴기도 쉽고, 균형 잡기도 쉽다는 점이다. 하지만 근력이 성장하면 덤벨만으로는 근육에 충분한 저항을 주기 힘들다. 이 럴 때는 덤벨을 졸업하고 바벨로 넘어가야 한다. 그때쯤이면 하체에 강한 자극이 가해지는 와중에도 균형 을 잡을 수 있을 것이다.

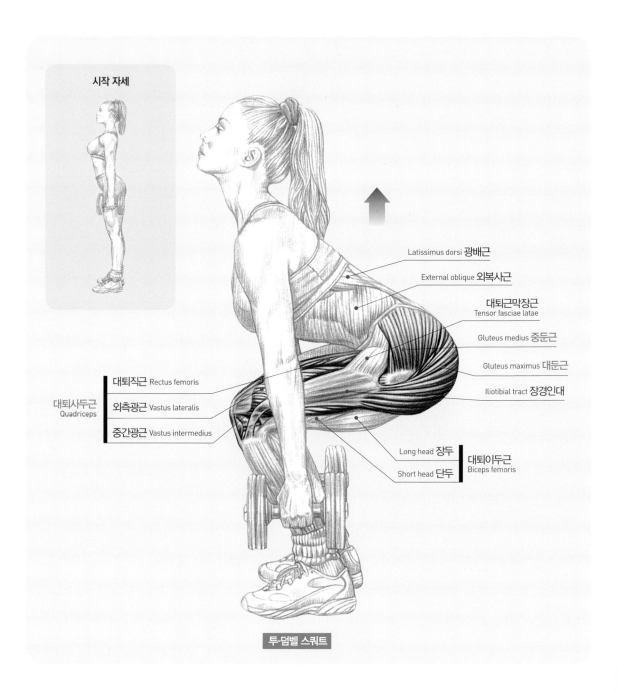

시작 자세

Latissimus dorsi 광배근
External oblique 외복사근
대퇴근막장근 Tensor fasciae latae
Gluteus medius 중둔근
Gluteus maximus 대둔근
Iliotibial tract 장경인대

대퇴직근 Rectus femoris
외측광근 Vastus lateralis
중간광근 Vastus intermedius
대퇴사두근 Quadriceps

Long head 장두
Short head 단두
대퇴이두근 Biceps femoris

투-덤벨 스쿼트

탄력밴드를 사용한 변형 운동

● 탄력밴드로 덤벨을 대체해도 된다. 탄력밴드의 가장 큰 장점은 운동하는 내내 근력에 딱 맞는 저항이 제공
  된다는 점이다. 근육의 힘이 약해지는 하위 지점에서는 밴드의 저항도 약해지지만, 다리를 펴서 근육에 힘
  이 생기면 밴드도 함께 당겨져서 저항이 증가한다.

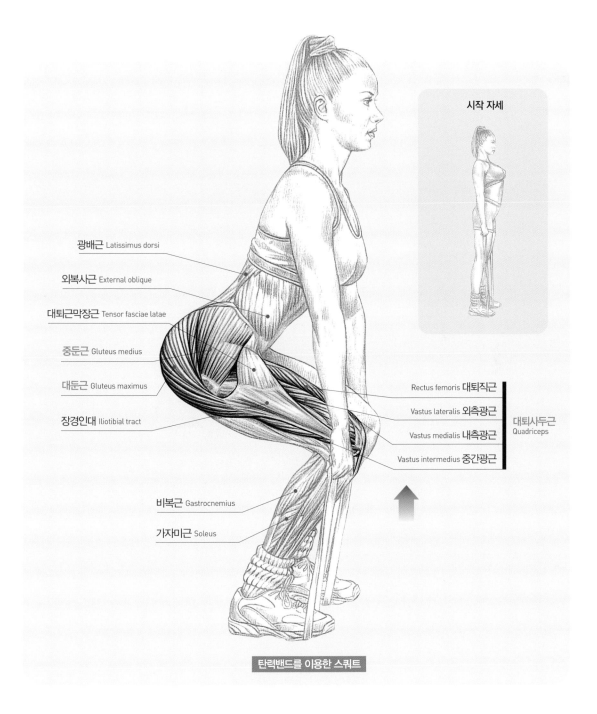

시작 자세

광배근 Latissimus dorsi

외복사근 External oblique

대퇴근막장근 Tensor fasciae latae

중둔근 Gluteus medius

대둔근 Gluteus maximus

장경인대 Iliotibial tract

Rectus femoris 대퇴직근

Vastus lateralis 외측광근

Vastus medialis 내측광근

Vastus intermedius 중간광근

대퇴사두근
Quadriceps

비복근 Gastrocnemius

가자미근 Soleus

탄력밴드를 이용한 스쿼트

프런트 스쿼트 변형 운동

● 프런트 스쿼트를 할 때는 일반적인 백 스쿼트를 할 때보다 상체를 세울 수 있다. 하지만 근육의 자극점이 둔근에서 대퇴사두근으로 이동하므로, 둔근 발달이 목표라면 프런트 스쿼트가 안 맞을 수도 있다. 또한 바를 어깨 앞쪽에 걸치는 것이 불편한 여성도 많고, 올바른 프런트 스쿼트 테크닉을 익히는 것도 쉽지 않다. 테크닉이 올바르지 않으면 균형을 쉽게 잃을 수 있으니 주의하자.

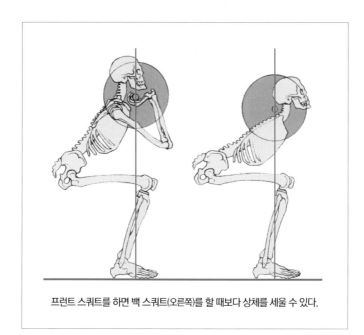

프런트 스쿼트를 하면 백 스쿼트(오른쪽)를 할 때보다 상체를 세울 수 있다.

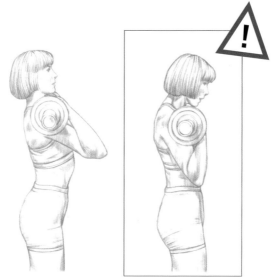

왼쪽은 바를 제자리에 올리고, 팔꿈치도 위로 든 올바른 자세다.
오른쪽은 바를 잘못된 위치에 놓고, 팔꿈치도 아래로 내린 잘못된 자세다.

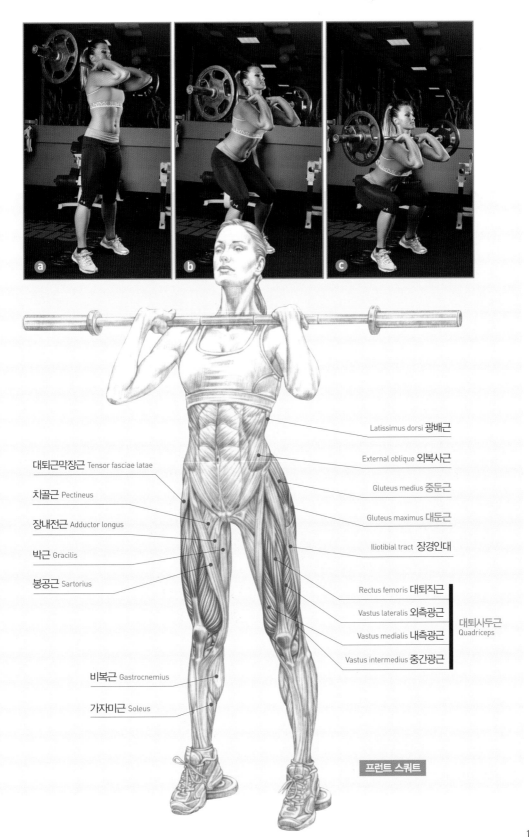

Latissimus dorsi 광배근

External oblique 외복사근

Gluteus medius 중둔근

Gluteus maximus 대둔근

Iliotibial tract 장경인대

대퇴근막장근 Tensor fasciae latae

치골근 Pectineus

장내전근 Adductor longus

박근 Gracilis

봉공근 Sartorius

Rectus femoris 대퇴직근

Vastus lateralis 외측광근

Vastus medialis 내측광근

Vastus intermedius 중간광근

대퇴사두근
Quadriceps

비복근 Gastrocnemius

가자미근 Soleus

프런트 스쿼트

스미스 머신을 사용한 변형 운동

● 스미스 머신 스쿼트는 프리웨이트 스쿼트의 훌륭한 대안이다. 스미스 머신은 운동 경로가 정해져 있기 때문에 균형을 잃어 다칠 위험이 적다. 스미스 머신을 사용하면 발을 앞으로 더 내딛을 수 있는데, 그러면 상체를 세우기 좋다. 또한 둔근이 동원되고 척추와 무릎의 부담은 감소한다. 프리웨이트 스쿼트를 할 때 이런 자세를 취하면 뒤로 넘어지지만, 스미스 머신은 안정감이 있어서 균형을 쉽게 잡을 수 있다. 그래서 특히 초보자에게는 스미스 머신 스쿼트가 프리웨이트 스쿼트의 훌륭한 대안이 될 수 있다.

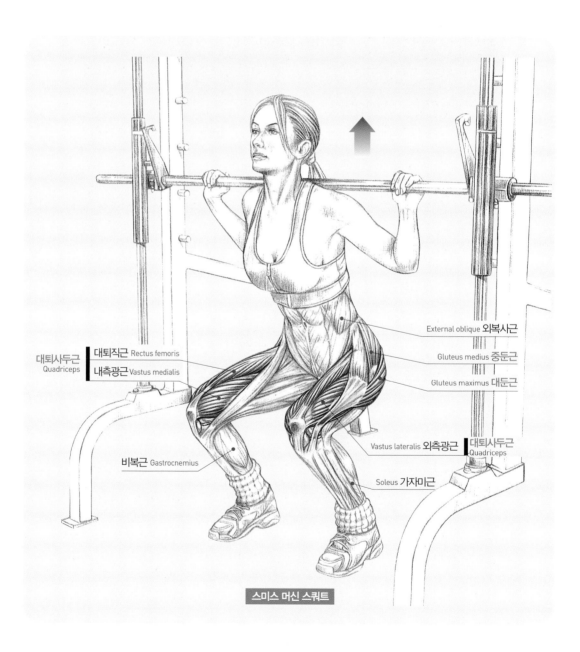

External oblique 외복사근

Gluteus medius 중둔근

Gluteus maximus 대둔근

대퇴사두근 대퇴직근 Rectus femoris
Quadriceps 내측광근 Vastus medialis

Vastus lateralis 외측광근

대퇴사두근
Quadriceps

비복근 Gastrocnemius

Soleus 가자미근

스미스 머신 스쿼트

● 스미스 머신을 사용해 스쿼트를 하면 발 위치에 다양한 변화를 줘서 하체의 원하는 부위를 정확하게 자극할 수 있다. 발의 위치에 따라 동원되는 근육은 다음과 같다.

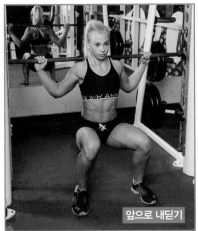
둔근과 슬굴곡근

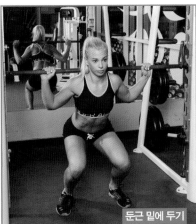
대퇴사두근(무릎 부담이 큰 자세)

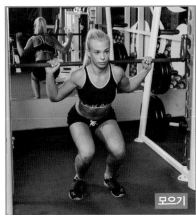
대퇴사두근

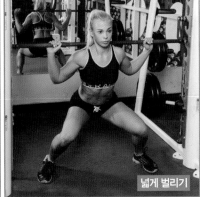
내전근

프리웨이트 vs 머신

스쿼트 머신의 종류는 다양하다. 머신의 장점은 운동 경로가 정해져 있기 때문에 프리웨이트보다 안전하고, 균형을 유지하기도 쉽다는 것이다. 특히 운동 경험이 없는 초보자에게는 이런 점들이 중요하다. 하지만 이처럼 운동 경로가 정해져 있다는 점이 스미스 머신의 단점이기도 하다. 여성의 체형에 맞는 머신이 많지 않기 때문이다. 머신이 몸에 안 맞으면 자세가 매우 어색해진다. 그래서 스쿼트 머신을 반드시 사용하라고 권장하기는 힘들 것 같다. 머신을 이용해 등을 보호하면서 하체를 운동하고 싶다면 스쿼트 머신보다는 레그 프레스 머신을 사용하자.

기타 머신 변형 운동

● 핵 스쿼트 머신은 척추에 주는 부담이 적고 둔근의 동원은 최소화하며, 대퇴사두근의 동원을 극대화하도록 설계된 머신이다. 따라서 둔근 운동에 더 관심이 많은 사람에게는 적합하지 않다.

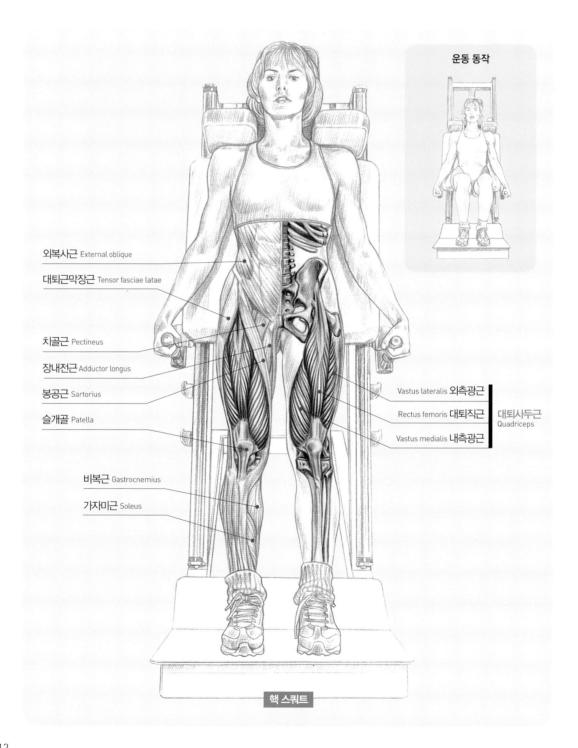

운동 동작

외복사근 External oblique

대퇴근막장근 Tensor fasciae latae

치골근 Pectineus

장내전근 Adductor longus

봉공근 Sartorius

슬개골 Patella

비복근 Gastrocnemius

가자미근 Soleus

Vastus lateralis 외측광근

Rectus femoris 대퇴직근

Vastus medialis 내측광근

대퇴사두근 Quadriceps

핵 스쿼트

● 발을 고정하는 로만 체어에서 스쿼트를 하면 일반 스쿼트를 할 때보다 등을 곧게 세울 수 있다. 하지만 근육의 자극점이 둔근에서 대퇴사두근으로 이동하므로 자신의 운동 목표에 부합하는지 확인해 보자.

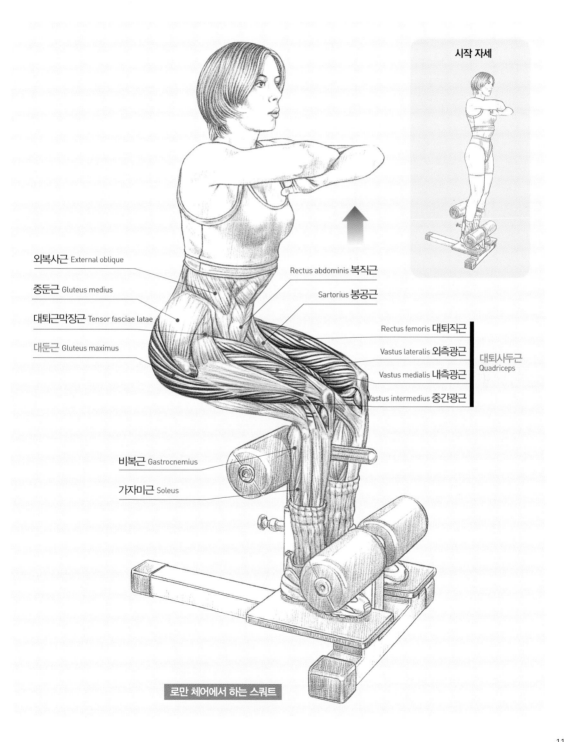

시작 자세

외복사근 External oblique

중둔근 Gluteus medius

대퇴근막장근 Tensor fasciae latae

대둔근 Gluteus maximus

Rectus abdominis 복직근

Sartorius 봉공근

Rectus femoris 대퇴직근

Vastus lateralis 외측광근

Vastus medialis 내측광근

Vastus intermedius 중간광근

대퇴사두근 Quadriceps

비복근 Gastrocnemius

가자미근 Soleus

로만 체어에서 하는 스쿼트

2 | 레그 프레스 LEG PRESS

레그 프레스는 고관절, 무릎 관절, 발목 관절을 동원하기 때문에 복합 관절 운동으로 분류한다. 이 운동은 대퇴사두근뿐만 아니라 둔근, 슬굴곡근, 종아리 근육도 자극한다.

레그 프레스는 스쿼트보다 허리에 전달되는 압박이 적기 때문에 비교적 안전하다. 또한 레그 프레스 머신은 등받이가 있고, 운동 경로가 고정되어 있어서 등을 다치거나 균형을 잃을 일도 없다.

레그 프레스에는 변형 운동이 많다. 머신에 눕거나 앉아서 할 수도 있고, 머신의 경사도도 다양하게 조절할 수 있다. 그래서 어떤 변형 운동을 고를지 고민이 될 수 있는데, 이럴 때는 자신에게 가장 편한 운동(즉 허리와 무릎의 부담이 가장 적은 운동)을 고르는 것이 맞다. 대부분 여성은 누워서 실시하는 것보다 앉아서 실시하는 것을 선호한다. 근육(둔근과 대퇴사두근)의 느낌을 잘 관찰해서 자신에게 맞는 운동을 골라 보자.

운동법

머신에 앉아서 양발을 어깨너비로 벌려 발판에 올린다. 등은 최대한 곧게 펴고, 다리를 굽히자. 이때 다리를 끝까지 굽히면 안 된다. 엉덩이가 의자에서 들릴 것 같을 때 정지한 다음 곧장 넓적다리로 발판을 밀어서 다리를 펴자(이때도 다리를 완전히 다 펴지 않는다). 거의 다 펴지면 동작을 반복한다.

운동의 장점

▶ 운동 경로가 고정되어 있고 허리도 잘 지탱해주기 때문에 스쿼트보다 안전하게 하체 운동을 할 수 있다.

운동의 단점

▶ 엉망으로 설계된 레그 프레스 머신도 있다. 또한 잘 만들어진 머신이라도 개인의 체형에 따라 맞지 않을 수도 있다.

 레그 프레스는 허리에 100퍼센트 안전할 것처럼 보이지만 실제로는 그렇지 않다. 스쿼트보다 안전한 것은 맞지만 척추가 받는 압박은 여전히 상당하다. 특히 가동 범위가 넓을수록 그렇다.

> **TIP**
> ● 다리를 곧게 펼수록 근육의 긴장은 감소한다. 이 문제를 해결하려면 근육의 긴장이 풀리지 않도록 정점에서 다리를 끝까지 펴지 말자. 이렇게 하면 정점에서 근육이 쉴 수 없기 때문에 운동이 훨씬 어려워진다. 운동할 때는 우선 다리를 다 펴지 않는 식으로 동작하다가 실패 지점에 도달하면 다리를 펴서 근육에 휴식을 부여한 다음 몇 회 더 반복하자.

시작 자세

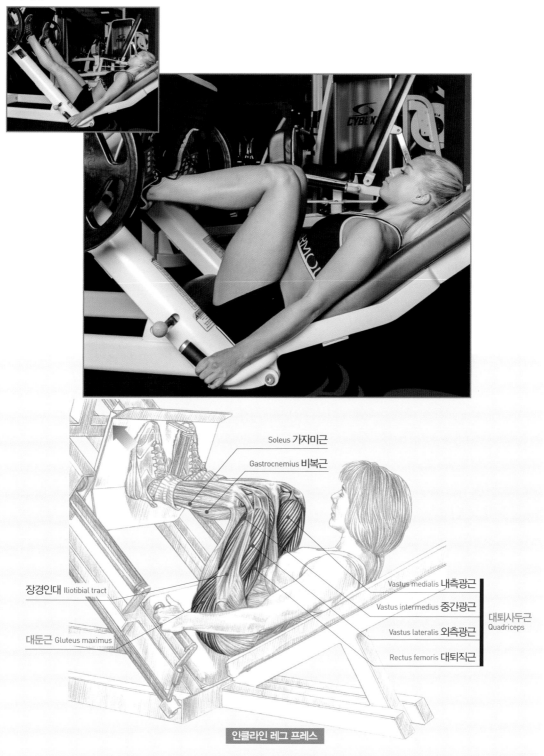

Soleus 가자미근

Gastrocnemius 비복근

장경인대 Iliotibial tract

대둔근 Gluteus maximus

Vastus medialis 내측광근

Vastus intermedius 중간광근

Vastus lateralis 외측광근

Rectus femoris 대퇴직근

대퇴사두근 Quadriceps

인클라인 레그 프레스

TIP

- 양발 간격이 넓을수록 둔근과 슬굴곡근의 자극이 증가한다. 상체를 앞으로 살짝 숙여도 비슷한 효과가 나타난다.
- 허리를 좌석에서 들면 가동 범위가 넓어지고, 둔근의 동원이 증가한다. 하지만 이 자세는 허리의 위험 부담이 크기 때문에 권장하지 않는다.
- ⚠ 스쿼트(96p)와 마찬가지로 무릎이 뒤로 밀려날 정도로 다리를 펴는 '무릎 반장슬(과신전)' 증상이 있으면 다리를 절대 쭉 펴면 안 된다. 무릎이 부상에 취약해져서 충격을 받을 수 있기 때문이다. 심하면 하중 때문에 다리가 뒤로 꺾여서 심각한 부상을 당할 수도 있다.

변형 운동

- **하강 범위 조절하기**: 깊이 내려갈수록 근육이 점점 더 많이 동원돼서 난이도가 높아진다. 하지만 하강 범위를 정할 때는 자극하고 싶은 근육에만 초점을 맞추지 말고 자신의 체형도 고려해야 한다. 다리, 특히 넓적다리가 긴 사람은 발판을 깊이 내리려면 좌석에서 엉덩이를 들어야 하는데, 그러면 허리와 무릎이 부상에 노출될 수 있으니 주의하자.
- **발의 위치 바꾸기**: 발의 위치를 다양하게 바꿔서 원하는 근육을 자극할 수 있다. 발의 위치에 따라 자극되는 근육은 다음과 같다.
    - ▶ **발판 상단**: 둔근과 슬굴곡근(무릎 부담이 감소한다.)
    - ▶ **발판 하단**: 대퇴사두근(무릎의 부담이 가장 크다.)
    - ▶ **양발 모으기**: 대퇴사두근
    - ▶ **양발 넓게 벌리기**: 내전근

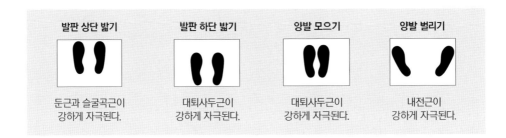

발판 상단 밟기	발판 하단 밟기	양발 모으기	양발 벌리기
둔근과 슬굴곡근이 강하게 자극된다.	대퇴사두근이 강하게 자극된다.	대퇴사두근이 강하게 자극된다.	내전근이 강하게 자극된다.

3 | 런지 LUNGE

런지는 고관절, 무릎 관절, 발목 관절을 동원하기 때문에 복합 관절 운동으로 분류한다. 이 운동은 대퇴사두근뿐만 아니라 둔근, 슬굴곡근, 종아리 근육도 자극한다.

운동법

양발을 모으고, 다리를 곧게 펴고 선 다음 오른쪽 다리를 앞으로 내딛는다. 처음에는 약 20센티미터 정도만 내려가자. 그러다가 근력이 성장하면 가동 범위를 넓혀서 운동의 난이도를 높인다. 하위 지점에 도달하면 오른쪽 다리로 바닥을 밀고 올라오되, 오른쪽 다리를 다 펴지는 말자. 다리를 살짝 굽히면 근육에 긴장이 유지된다. 오른쪽 다리로 한 세트를 마쳤으면 최소한만 휴식하고 왼쪽 다리로 똑같이 실시한다.

유연성이 부족한 초보자는 뒷다리를 굽혀도 된다. 하지만 운동에 익숙해지면 근육도 점차 유연해질 것이다. 그러면 뒷다리를 펴고 실시하여 런지의 난이도를 높여보자.

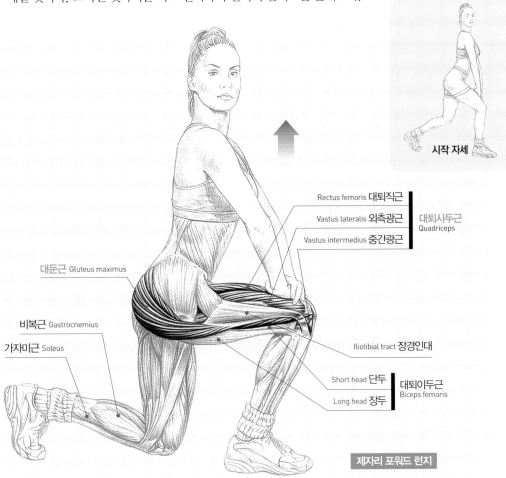

시작 자세

Rectus femoris 대퇴직근
Vastus lateralis 외측광근 · 대퇴사두근 Quadriceps
Vastus intermedius 중간광근

대둔근 Gluteus maximus

비복근 Gastrocnemius

가자미근 Soleus

Iliotibial tract 장경인대

Short head 단두 · 대퇴이두근 Biceps femoris
Long head 장두

제자리 포워드 런지

런지가 처음이거나 균형 잡기가 힘들다면 한쪽 손으로 벽이나 의자처럼 고정된 사물을 잡자. 그러다가 운동 실력이 향상되면 양손을 엉덩이에 올려 보자. 근육을 자극하면서 균형 감각까지 향상시킬 수 있다.

운동의 장점

▶ 런지는 훌륭한 근육 성장 운동이자 스트레칭이다. 하체 운동을 하나만 골라야 한다면 런지를 고르자. 이 운동은 대퇴사두근, 슬굴곡근, 엉덩이 근육을 모두 자극한다.

▶ 런지를 할 때는 필요한 도구가 거의 없다.

▶ 맨몸 런지는 허리에 주는 부담이 거의 없다. 중량을 사용한 런지도 스쿼트보다 척추에 훨씬 안전하다.

운동의 단점

▶ 양다리를 따로 운동하면 시간이 많이 든다.

 다리를 멀리, 강하게 내딛을수록 슬개골이 받는 충격이 증가한다.

TIP

● 운동하고자 하는 근육(둔근이나 대퇴사두근)을 손으로 짚으면 근육이 수축하는 느낌이 더 잘 느껴진다.

● 런지를 하면 다리를 내딛을 때마다 대요근이 늘어나기 때문에 허리에 아치가 생긴다. 따라서 중량을 사용해 운동할 때는 척추의 자세에 특히 유의해야 한다.

● 스탠스가 넓거나, 다리를 내딛는 보폭이 클수록 둔근과 슬굴곡근의 자극이 증가한다. 상체를 앞으로 살짝 숙여도 비슷한 효과가 나타난다.

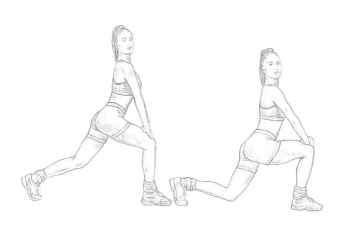

발을 더 넓게 벌리고 실시하면 대둔근이 더 강하게 자극된다.

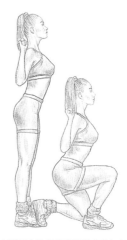

스탠스나 보폭이 좁으면 대퇴사두근이 더 자극된다.

변형 운동

- 앞에서 말한 것처럼 앞으로 내딛는 발걸음이 운동의 가동 범위를 결정한다. 보폭은 넓게 해도 좋고, 좁게 해도 좋다. 단, 처음에는 좁은 보폭으로 동작을 숙달하고, 점차 보폭을 넓혀 난이도를 높이도록 하자. 발은 취향에 따라 앞으로 내딛어도 좋고, 뒤로 내딛어도 된다.

- 양다리로 1회씩 번갈아 운동해도 좋고, 한쪽 다리로 한 세트를 마치고 반대쪽 다리로 운동해도 된다.

- 완전히 일어나서 출발점으로 돌아와도 되고, 발을 땅에 붙인 채로 반쯤 일어나도 된다.

- 양손에 덤벨을 들거나, 어깨에 바나 막대를 걸치면 저항을 높일 수 있다.

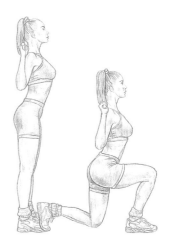

넓은 스탠스를 사용하거나 발걸음을 크게 내딛으면 둔근과 슬굴곡근이 더 자극된다.

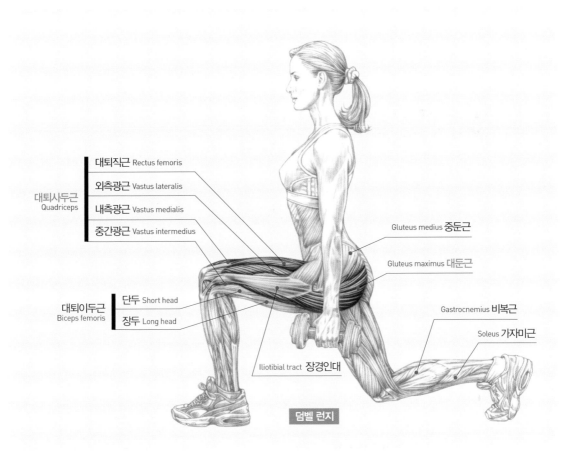

대퇴사두근 Quadriceps
- 대퇴직근 Rectus femoris
- 외측광근 Vastus lateralis
- 내측광근 Vastus medialis
- 중간광근 Vastus intermedius

대퇴이두근 Biceps femoris
- 단두 Short head
- 장두 Long head

Gluteus medius 중둔근

Gluteus maximus 대둔근

Gastrocnemius 비복근

Soleus 가자미근

Iliotibial tract 장경인대

덤벨 런지

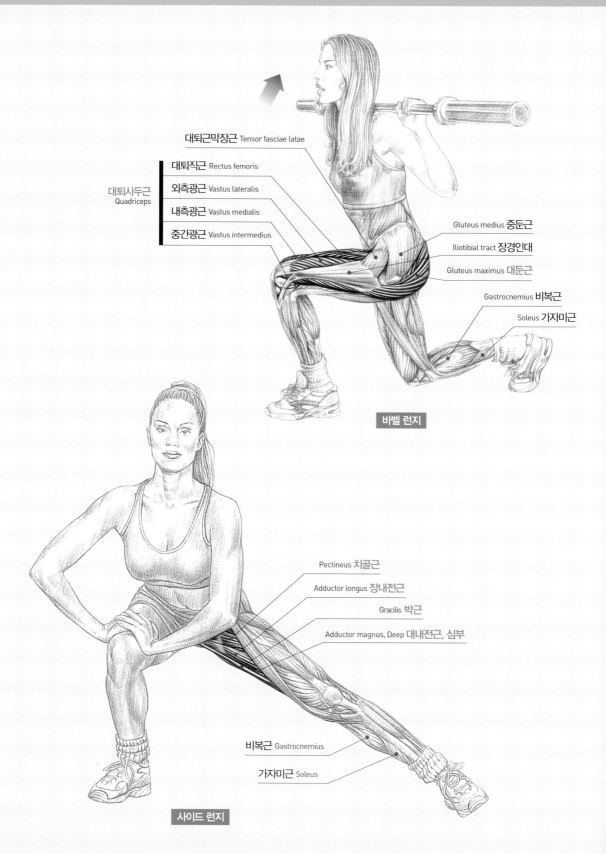

대퇴근막장근 Tensor fasciae latae

대퇴직근 Rectus femoris

대퇴사두근
Quadriceps

외측광근 Vastus lateralis

내측광근 Vastus medialis

중간광근 Vastus intermedius

Gluteus medius 중둔근

Iliotibial tract 장경인대

Gluteus maximus 대둔근

Gastrocnemius 비복근

Soleus 가자미근

바벨 런지

Pectineus 치골근

Adductor longus 장내전근

Gracilis 박근

Adductor magnus, Deep 대내전근, 심부

비복근 Gastrocnemius

가자미근 Soleus

사이드 런지

변형 운동

- 공간의 여유가 있으면 방이나 실외에서 워킹 런지를 하자. 워킹 런지는 트레드밀에서도 할 수 있다.

- 포워드 런지 대신 사이드 런지를 해 보자. 사이드 런지는 무릎의 위험 부담이 크지만, 일반 런지보다 내전근을 더 강하게 자극할 수 있다.

- 운동 난이도를 높이려고 굳이 중량을 사용할 필요는 없다. 운동할 다리를 벤치에 올리면 척추에 부담을 주지 않고도 넓적다리에 더 강한 저항을 줄 수 있다.

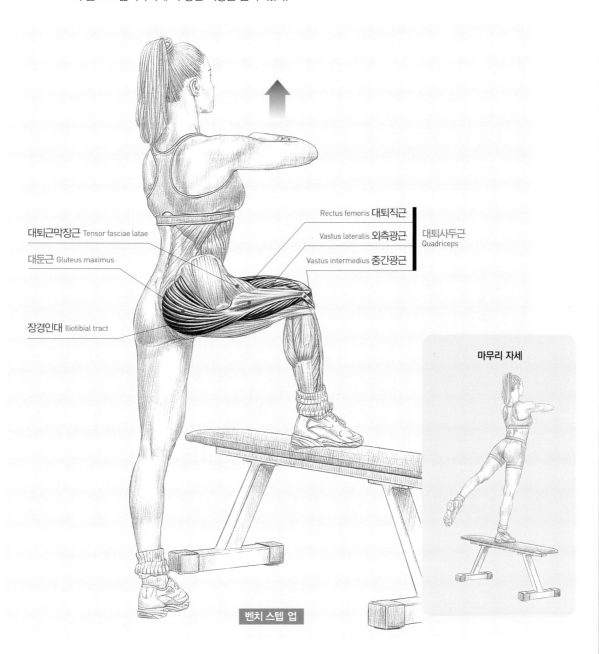

대퇴근막장근 Tensor fasciae latae

대둔근 Gluteus maximus

장경인대 Iliotibial tract

Rectus femoris 대퇴직근

Vastus lateralis 외측광근

Vastus intermedius 중간광근

대퇴사두근 Quadriceps

벤치 스텝 업

마무리 자세

4 | 레그 익스텐션 LEG EXTENSION

레그 익스텐션은 무릎 관절만 동원하기 때문에 단일 관절 고립 운동으로 분류한다. 따라서 대퇴사두근 주변의 근육이 많이 동원되지는 않는다. 이 운동은 하체 운동을 시작하기 전에 무릎을 풀기 위해 실시하기도 한다.

운동법

레그 익스텐션 머신에 앉아서 패드 밑에 발을 끼우고, 대퇴사두근의 힘으로 다리를 뻗는다. 수축을 적어도 1초간 유지한 후에 다리를 굽혀 돌아온 다음 동작을 반복한다.

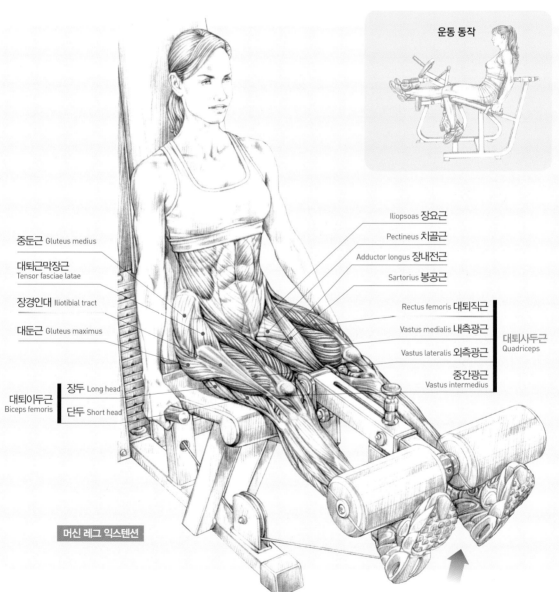

운동 동작

중둔근 Gluteus medius
대퇴근막장근 Tensor fasciae latae
장경인대 Iliotibial tract
대둔근 Gluteus maximus

대퇴이두근 Biceps femoris
장두 Long head
단두 Short head

Iliopsoas 장요근
Pectineus 치골근
Adductor longus 장내전근
Sartorius 봉공근

Rectus femoris 대퇴직근
Vastus medialis 내측광근
Vastus lateralis 외측광근
중간광근 Vastus intermedius

대퇴사두근 Quadriceps

머신 레그 익스텐션

운동의 장점

▶ 다른 대퇴사두근 운동과 달리 척추가 압박을 받지 않는다.

운동의 단점

▶ 레그 익스텐션은 대퇴사두근을 이루는 개별 근육의 선명도를 살리는 운동이며, 둔근은 아예 동원되지 않는다. 따라서 둔근의 발달을 우선한다면 최선의 선택은 아닌 셈이다.

 대퇴사두근은 원래 슬굴곡근과 조화롭게 수축해서 무릎에 균등한 긴장을 주도록 만들어진 근육이기 때문에 레그 익스텐션을 하면 무릎이 부상에 노출될 수 있다. 그래서 무릎이 약한 사람은 레그 익스텐션을 하다가 관절을 다치기도 한다.

TIP

● 손을 대퇴사두근에 올리면 수축이 더 잘 느껴진다.
● 대퇴사두근을 더 강하게 수축하려고 허리에 아치를 만들지 말자.

변형 운동

● 레그 익스텐션 머신이 없으면 의자에 앉아서 한 다리씩 운동해도 된다.
● 운동할 때는 양다리를 번갈아 가며 동작을 천천히 실시한다. 다리를 펼 때마다 근육 수축에 집중하자.
● 머신에서 익스텐션을 할 때처럼 상체를 뒤로 기댈수록 대퇴직근이 더 많이 동원된다.
● 발목에 모래주머니를 차서 저항을 높여 보자.

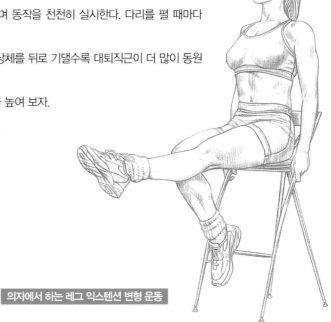

의자에서 하는 레그 익스텐션 변형 운동

● 선 자세에서 오른쪽 다리를 뒤로 굽혀 손으로 발을 잡자. 정상적으로 호흡하며 10~20초간 스트레칭하다가 다리를 내려놓는다. 그다음 반대쪽 다리도 똑같이 실시한다. 동작 시 허리에 과도한 아치가 만들어지지 않도록 주의하자.

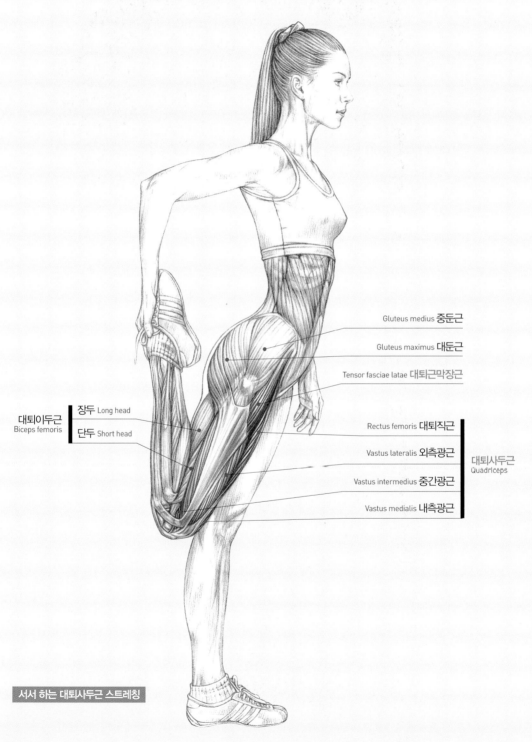

Gluteus medius 중둔근

Gluteus maximus 대둔근

Tensor fasciae latae 대퇴근막장근

대퇴이두근
Biceps femoris

장두 Long head

단두 Short head

Rectus femoris 대퇴직근

Vastus lateralis 외측광근

Vastus intermedius 중간광근

Vastus medialis 내측광근

대퇴사두근
Quadriceps

서서 하는 대퇴사두근 스트레칭

03

형태가 예쁜 슬굴곡근 만들기

슬굴곡근의 해부학적 형태

슬굴곡근(넓적다리 뒤쪽)은 네 머리로 이루어져 있다.

1 대퇴이두근, 단두

2 대퇴이두근, 장두

3 반막양근

4 반건양근

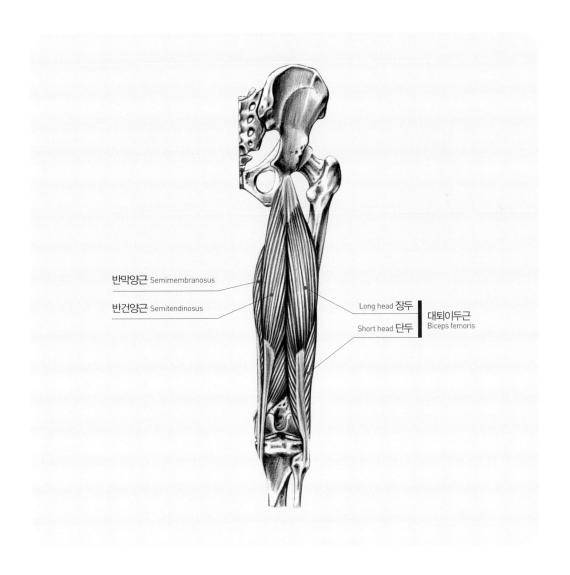

반막양근 Semimembranosus

반건양근 Semitendinosus

Long head 장두
Short head 단두
대퇴이두근
Biceps femoris

또한 내전근은 여러 근육으로 이루어지는데, 그중 대표적인 근육은 다음과 같다.

1 대내전근

2 장내전근

3 소내전근

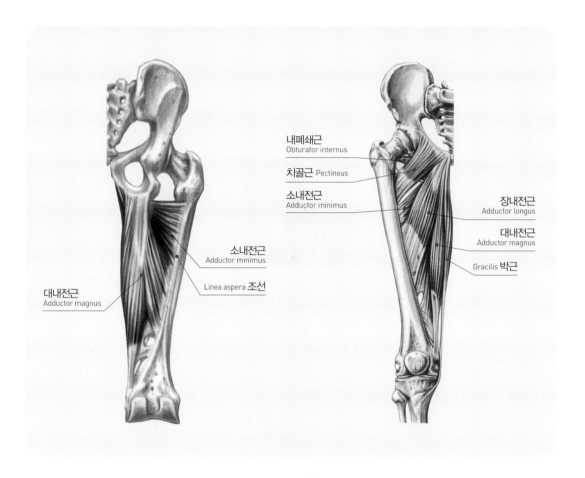

내폐쇄근
Obturator internus

치골근 Pectineus

소내전근
Adductor minimus

장내전근
Adductor longus

대내전근
Adductor magnus

Gracilis 박근

소내전근
Adductor minimus

Linea aspera 조선

대내전근
Adductor magnus

내전근을 슬굴곡근과 함께 다루는 이유는 공통점이 많기 때문이다. 슬굴곡근 일부는 다리를 안으로 모으는 내전근 역할을 하며, 내전근 일부는 슬굴곡근과 함께 다리를 굽히는 역할을 한다.

슬굴곡근은 아주 작은 한 부분만 제외하면 다관절 근육이며, 보행에 깊이 관여한다. 하지만 다관절 근육이다 보니 걷거나 달릴 때 약간은 특이한 방식으로 수축한다. 발을 앞으로 내딛으면 무릎 주변의 슬굴곡근은 수축하지만, 고관절 주변의 슬굴곡근은 늘어난다. 근육이 늘어나며 쌓인 탄성 에너지는 다리를 뒤로 보낼 때 사용되어 덕분에 몸을 장시간 경제적으로 움직일 수 있다.

이처럼 슬굴곡근은 걷거나 달릴 때 중요한 역할을 수행하는 근육이지만, 미적으로는 중요하게 생각하지 않는 경우가 많다. 하지만 이는 큰 실수다. 슬굴곡근은 넓적다리의 형태에도 큰 영향을 미치기 때문이다. 자주 걷거나 뛰지 않으면 슬굴곡근, 특히 슬굴곡근 상단에 지방이 쌓이는데, 웨이트 트레이닝을 하거나 스테퍼 또는 트레드밀에서 유산소운동을 하면 이런 지방을 없앨 수 있다. 여성은 슬굴곡근 상단에 지방이 쌓이는 경우가 많기 때문에 많은 세트를 반복해서 슬굴곡근을 운동하는 것이 중요하다.

여성만을 위한 어드바이스

슬굴곡근은 둔근 바로 아래에 있기 때문에 엉덩이 곡선을 예쁘게 만들려면 반드시 관심을 가져야 한다. 엉덩이는 둥근데 슬굴곡근이 납작하면 이상해 보인다. 둔근의 둥글둥글함을 최대한 살리려면 슬굴곡근도 단련해야 한다.

내전근은 크게 키워서 좋은 근육이 아니다. 살짝 탄력만 더하면 된다. 내전근은 가벼운 중량으로 많은 횟수(25회 이하)를 반복하는 식으로 운동하여 지방이 쌓이는 것을 방지하자. 내전근은 쉽게 손상되는 근육이라서 잘 늘어나고 찢어진다. 그래서 가벼운 중량으로 많은 횟수를 반복하는 운동법이 제격이다.

슬굴곡근 운동

여성에게 좋은 슬굴곡근 운동의 종류는 크게 세 가지가 있으며, 내전근 운동은 한 가지가 있다.

1 스티프-레그드 데드리프트(Stiff-legged deadlift)

2 라잉 레그 컬(Lying leg curl)

3 시티드 레그 컬(Seated leg curl)

4 넓적다리 어덕션(Thigh adduction)

네 종류의 운동에는 몇 가지 변형 운동이 있다. 이런 변형 운동을 활용하면 운동에 다양성을 부여할 수 있고, 자신의 해부학적 구조나 목표에 맞는 운동을 골라서 실시할 수 있다.

슬굴곡근을 운동하기 전에는 근육뿐만 아니라 고관절, 무릎 관절, 척추 보호에도 신경을 써야 한다. 웜업의 목적은 아래와 같은 근육을 트레이닝에 대비시켜 부상 위험을 줄이는 것이다.

→ 허리

→ 슬굴곡근

→ 무릎

→ 엉덩이

→ 대퇴사두근

→ 종아리

이어서 소개할 운동을 가벼운 중량을 사용해 20~30회 반복하자. 한 운동을 마치면 곧장 다음 운동으로 넘어간다. 한 세트만으로는 몸을 풀기에 부족하다고 느껴지면 두 번째 세트를 실시해도 좋다.

이렇게 전체적인 웜업을 마쳤으면 첫 번째 슬굴곡근 운동을 시작하자. 처음에는 가벼운 중량으로 적어도 한 세트 이상 실시해서 슬굴곡근을 풀어준 후에 무거운 중량을 다루자. 대퇴사두근이나 둔근 트레이닝을 마친 상태라서 슬굴곡근이 이미 풀렸다면 이어서 소개한 웜업 루틴을 다 실시할 필요는 없다. 하지만 적어도 슬굴곡근 운동 한 세트 정도는 웜업으로 실시해야 한다.

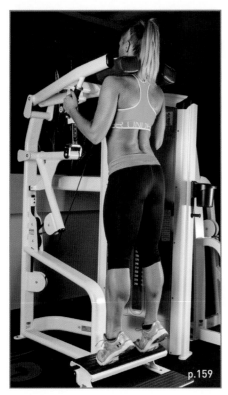

p.159

1 카프 레이즈

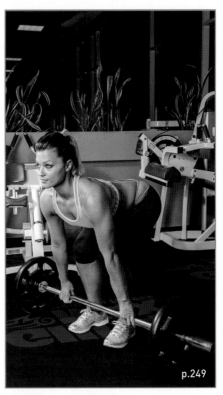

p.249

2 일반적인 데드리프트

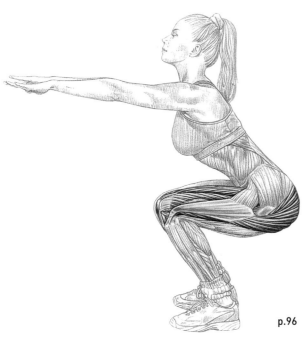

p.96

3 스쿼트

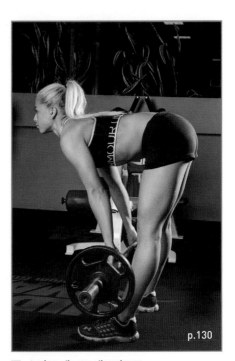

p.130

4 스티프-레그드 데드리프트

1 | 스티프-레그드 데드리프트 STIFF-LEGGED DEADLIFT

스티프-레그드 데드리프트는 주로 고관절을 동원하는 단일 관절 고립 운동으로 분류한다. 하지만 고관절 말고도 여러 관절에 강한 부하가 걸리기 때문에 슬굴곡근뿐만 아니라 둔근, 허리 근육, 대퇴사두근도 자극한다. 또한 근육을 강하게 늘여준다는 점에서 다른 슬굴곡근 운동과 다르다.

운동법

양발을 어깨너비로 벌리고 서서 등에 아주 살짝 아치를 만든다. 그다음 몸을 숙여서 바닥에 놓인 덤벨 두 개나 바벨을 잡는다. 덤벨은 자연스러운 그립으로 잡자. 오버 그립(엄지손가락이 마주 보는)과 뉴트럴 그립(엄지손가락이 전방을 향한)의 중간 정도면 된다. 바벨은 오버 그립으로 잡는다.

다리를 완전히 펴지 않도록 주의하면서 슬굴곡근과 둔근의 힘으로 일어선다. 다 일어섰으면 다리를 굽히지 않도록 주의하면서 몸을 숙여 출발점으로 돌아가자. 동작할 때 중량이 바닥에 닿지 않도록 하고, 등을 구부리지 않도록 주의하자.

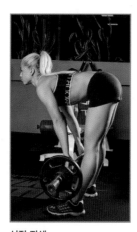

시작 자세

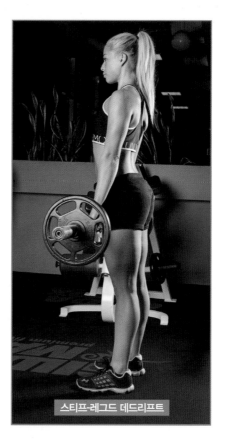

스티프-레그드 데드리프트

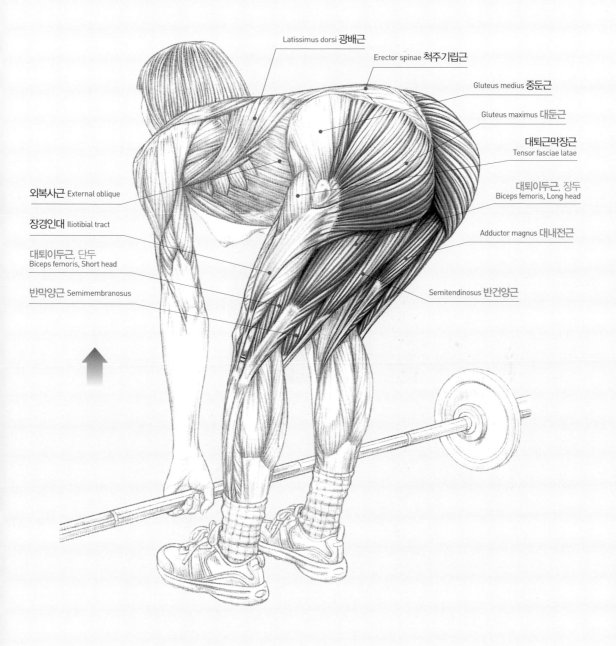

Latissimus dorsi 광배근

Erector spinae 척주기립근

Gluteus medius 중둔근

Gluteus maximus 대둔근

대퇴근막장근
Tensor fasciae latae

외복사근 External oblique

대퇴이두근, 장두
Biceps femoris, Long head

장경인대 Iliotibial tract

Adductor magnus 대내전근

대퇴이두근, 단두
Biceps femoris, Short head

반막양근 Semimembranosus

Semitendinosus 반건양근

처음에는 다리를 곧게 펴기가 힘들 수도 있다. 그러면 망설이지 말고 다리를 살짝 굽히자. 이때 다리를 지나치게 굽히면 슬굴곡근의 긴장이 풀린다는 점만 명심하자.

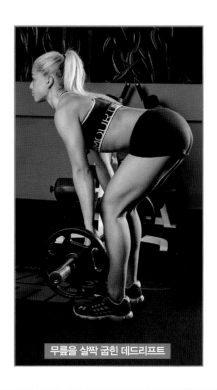

무릎을 살짝 굽힌 데드리프트

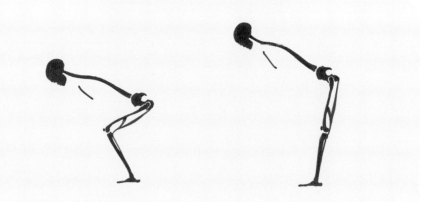

상체를 숙일 때 무릎을 굽히면(왼쪽) 슬굴곡근의 자극이 엉덩이와 넓적다리 근육으로 분산된다. 반면에 다리를 편 채로 상체를 숙이면(오른쪽) 슬굴곡근이 쭉 늘어나서 수축이 강해진다.

운동의 장점

▶ 슬굴곡근을 강하게 자극하기 좋은 운동이다.

운동의 단점

▶ 슬굴곡근을 아주 강하게 늘여주기 때문에 근육통이 며칠 지속될 수 있다. 또한 동작을 완벽하게 수행한다 하더라도 데드리프트는 추간판을 짓누르고 강하게 압박하는 운동이다(따라서 운동 후에는 풀업 바에 매 달려 척추 근육을 풀어주자).

 스티프-레그드 데드리프트가 쉬워 보일 수 있지만 사실 생각보다 위험한 운동이다. 균형을 잡으면서 올 바른 테크닉으로 동작을 수행하는 것이 쉽지 않다. 척추를 둥글게 굽히거나 슬굴곡근이 아닌 등의 힘으 로 운동하면 더 많은 중량을 들거나 많은 횟수를 반복할 수는 있지만, 결과적으로 슬굴곡근의 자극이 감 소하고 척추의 위험 부담이 커진다.

TIP

● 몸이 유연하다면 상체를 바닥과 평행이 될 때까지 숙 였다가 일어나자. 하지만 척추나 슬굴곡근의 자극이 지나친 것 같으면 평행 지점에 도달하기 전에 멈추자.

● 상체를 바닥과 수직이 될 때까지 세우지 말자. 그러면 슬굴곡근에 긴장을 지속적으로 유지할 수 있다. 그러 다가 실패 지점에 도달하면 몸을 완전히 일으켜서 몇 초간 휴식한 다음 몇 회 더 반복하자.

● 허리 근육이 지치면 등의 자연스런 아치를 유지하기 힘들어서 척추가 앞으로 구부러지기 시작한다. 그러 면 가동 범위를 좁혀서라도 등을 곧게 펴자. 이어서 소개할 변형 운동인 굿모닝을 할 때도 동일한 문제가 발생할 수 있으니 참고하자.

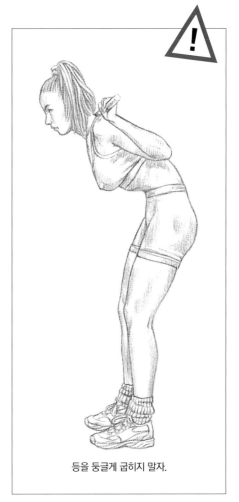

등을 둥글게 굽히지 말자.

변형 운동: 굿모닝

● 손으로 중량을 드는 대신 스쿼트를 할 때처럼 바를 등 상단에 걸치고 스티프-레그드 데드리프트를 해도
된다. 이런 변형 운동을 '굿모닝'이라고 한다. 그러면 하체가 더 강하게 자극되고, 광배근이나 하부 승모근,
팔 근육 같은 상체 근육의 개입은 줄어든다.

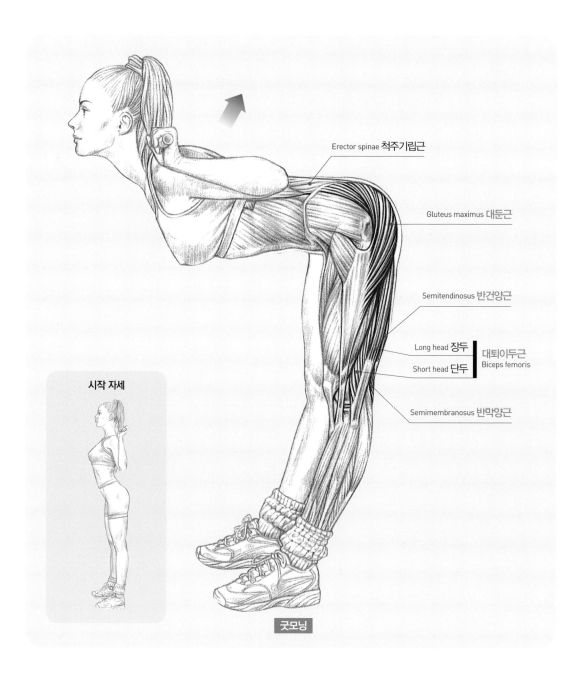

Erector spinae 척주기립근

Gluteus maximus 대둔근

Semitendinosus 반건양근

Long head 장두
Short head 단두
대퇴이두근
Biceps femoris

Semimembranosus 반막양근

시작 자세

굿모닝

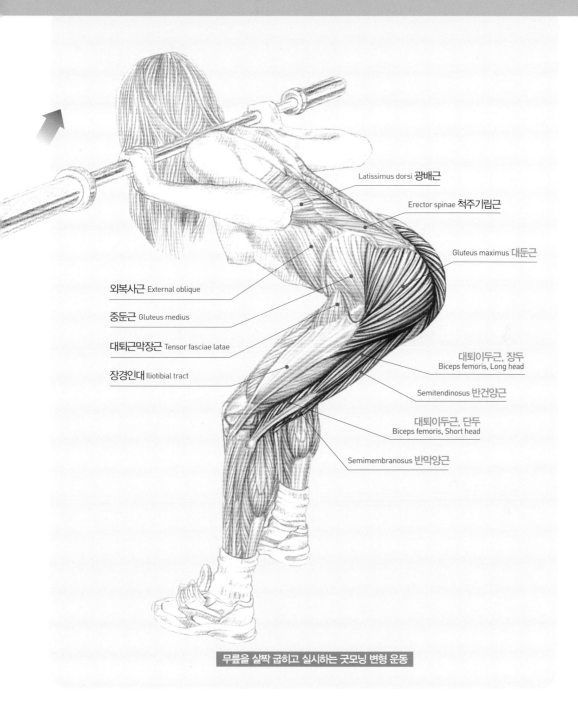

Latissimus dorsi 광배근

Erector spinae 척주기립근

Gluteus maximus 대둔근

외복사근 External oblique

중둔근 Gluteus medius

대퇴근막장근 Tensor fasciae latae

장경인대 Iliotibial tract

대퇴이두근, 장두
Biceps femoris, Long head

Semitendinosus 반건양근

대퇴이두근, 단두
Biceps femoris, Short head

Semimembranosus 반막양근

무릎을 살짝 굽히고 실시하는 굿모닝 변형 운동

프리웨이트 vs 머신

데드리프트 머신이 있기는 하지만 흔하지 않다. 그래서 스티프-레그드 데드리프트를 할 때는 주로 스미스 머신을 사용하는데, 그러면 몸이 완벽히 안정되어 균형 잡기가 편하다.

2 | 라잉 레그 컬 LYING LEG CURL

라잉 레그 컬은 무릎 관절만 동원하므로 단일 관절 고립 운동으로 분류한다. 그래서 슬굴곡근과 종아리 근육 일부만 사용된다.

운동법

패드 밑에 발목을 집어넣고 머신에 엎드린 채 슬굴곡근을 사용해서 엉덩이까지 패드를 당긴다. 동작의 정점에서 2초간 수축하고 다시 발을 바닥 쪽으로 내리자. 다리가 다 펴지기 전에 다음 반복을 시작한다.

운동의 장점

▶ 넓적다리 뒤쪽을 제대로 고립해 준다. 그러면 평소에 느끼기 힘든 슬굴곡근을 자극할 수 있다.

운동의 단점

▶ 슬굴곡근을 제대로 고립하지 못하는 여성은 슬굴곡근보다 종아리에 먼저 불타는 느낌이 들 수 있다.

 수축할 때 흔히 등에 아치를 만들며 엉덩이를 들곤 하는데, 그러면 척추가 부상 위험에 노출된다.

TIP

● 동작을 폭발적으로 하지 말고, 천천히 통제하며 실시하자. 또한 다리를 다 펴지 않아야 근육의 긴장을 유지할 수 있다.

● 발가락의 방향은 슬굴곡근 수축에 큰 영향을 미친다. 무릎을 향해 발끝을 굽히면 슬굴곡근뿐만 아니라 종아리까지 동원돼서 더 무거운 중량을 다룰 수 있다. 반면에 발끝을 펴면 종아리 근육의 개입이 최소화되지만, 이렇게 고립 효과를 높이면 근력은 감소한다. 따라서 우선 발끝을 편 채로 레그 컬을 시작하자. 그러다 실패 지점에 도달하면 발목을 앞으로 굽혀서 실시하자. 이렇게 종아리 근육까지 동원하면 근력이 향상돼 몇 회 더 반복할 수 있다.

● 발을 위로 들면서 허리에 아치를 만들면 근력은 증가하지만 요추 디스크가 눌린다. 몸을 고정하는 부분이 꺾여있는 머신은 척추를 지탱해 주고, 과도한 아치도 방지해주어 좀 더 안전하게 운동할 수 있다.

머신을 사용한 변형 운동 1

● 표면이 평평한 머신도 있고, 중간이 꺾인 머신도 있다. 꺾인 머신을 사용하면 자세도 편하고, 슬굴곡근의 운동 효과도 높아지면서 허리도 보호된다.

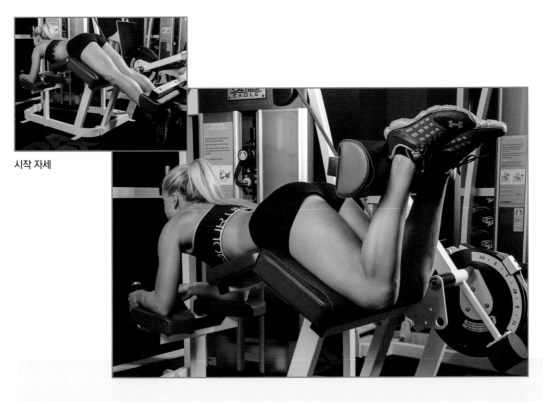

시작 자세

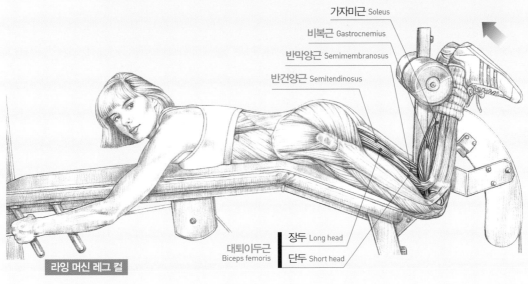

가자미근 Soleus
비복근 Gastrocnemius
반막양근 Semimembranosus
반건양근 Semitendinosus

대퇴이두근
Biceps femoris

장두 Long head
단두 Short head

라잉 머신 레그 컬

머신을 사용한 변형 운동 ❷

● 서서 운동하는 머신도 있다. 스탠딩 레그 컬은 양다리를 따로 운동해야 한다는 점만 빼면 라잉 레그 컬과 동일하다.

운동 동작

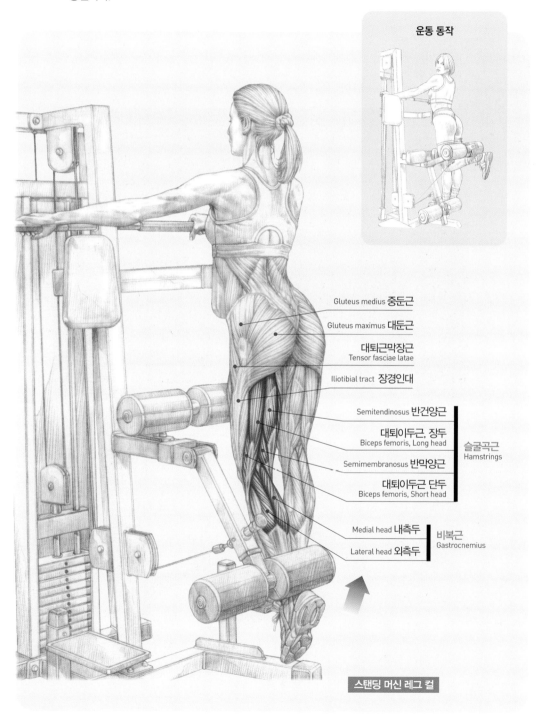

Gluteus medius 중둔근

Gluteus maximus 대둔근

대퇴근막장근
Tensor fasciae latae

Iliotibial tract 장경인대

Semitendinosus 반건양근

대퇴이두근, 장두
Biceps femoris, Long head

Semimembranosus 반막양근

대퇴이두근 단두
Biceps femoris, Short head

슬굴곡근
Hamstrings

Medial head 내측두

Lateral head 외측두

비복근
Gastrocnemius

스탠딩 머신 레그 컬

맨몸으로 하는 변형 운동 **1**

● 머신이 없으면 벤치나 바닥에서 하거나, 선 자세에서 해도 좋다. 하지만 맨몸으로 운동하면 저항은 그리 높지 않다.

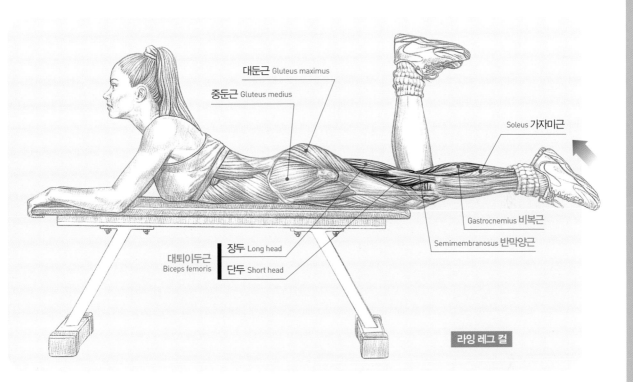

대둔근 Gluteus maximus

중둔근 Gluteus medius

Soleus 가자미근

Gastrocnemius 비복근

Semimembranosus 반막양근

대퇴이두근 Biceps femoris
장두 Long head
단두 Short head

라잉 레그 컬

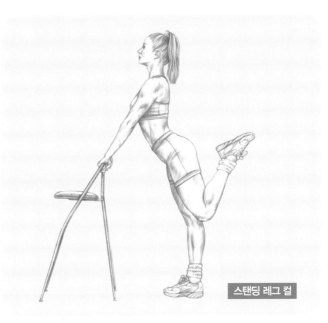

스탠딩 레그 컬

맨몸으로 하는 변형 운동 2

● 맨몸으로 하는 햄스트링 컬의 난이도를 높이려면 힘이 센 파트너에게 발을 잡아 달라고 부탁하자.

● 양손을 포개서 가슴 쪽으로 모아주고, 무릎을 꿇은 채로 몸을 앞으로 숙였다 올라온다.

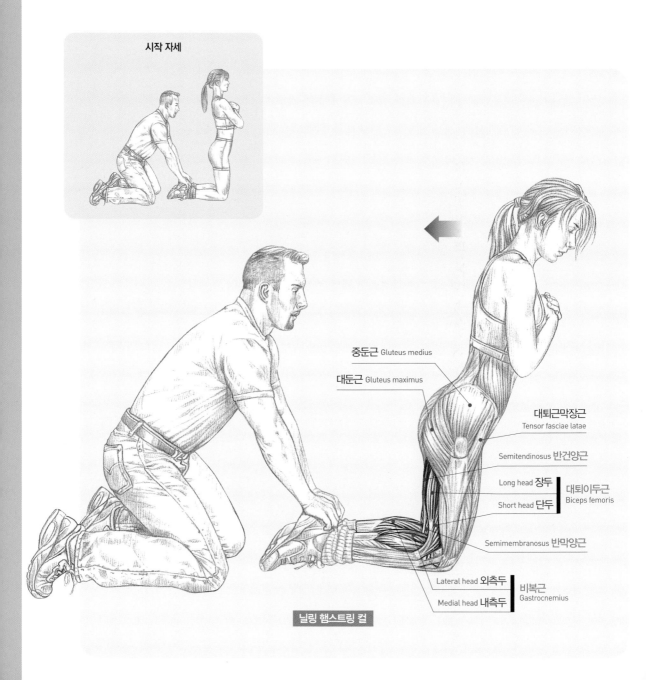

시작 자세

중둔근 Gluteus medius

대둔근 Gluteus maximus

대퇴근막장근
Tensor fasciae latae

Semitendinosus 반건양근

Long head 장두
Short head 단두
대퇴이두근
Biceps femoris

Semimembranosus 반막양근

Lateral head 외측두
Medial head 내측두
비복근
Gastrocnemius

닐링 햄스트링 컬

덤벨을 사용한 변형 운동

● 양발 사이에 덤벨을 끼우고 실시하면 운동의 강도가 더 높아진다. 인클라인 벤치에서 하면 한층 더 효과적이다.

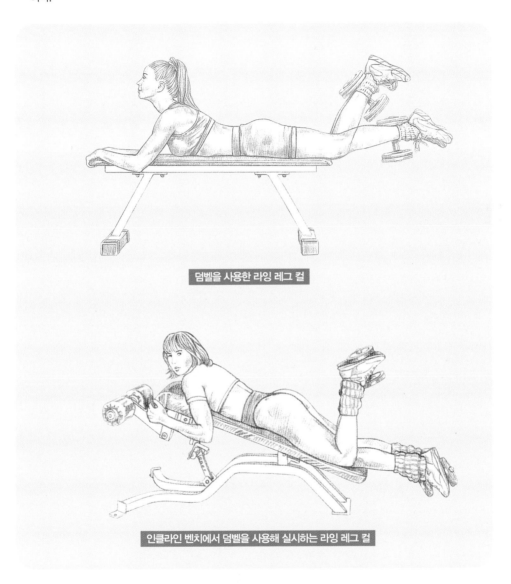

덤벨을 사용한 라잉 레그 컬

인클라인 벤치에서 덤벨을 사용해 실시하는 라잉 레그 컬

프리웨이트 vs 머신

라잉 레그 컬은 양발 사이에 덤벨을 끼우고 실시해도 되고, 탄력밴드나 케이블을 사용해도 된다. 하지만 레그 컬 머신이 더 안전하고 사용하기도 쉽다.

3 | 시티드 레그 컬 SEATED LEG CURL

시티드 레그 컬은 무릎 관절만 동원하므로 단일 관절 고립 운동으로 분류한다. 그래서 슬굴곡근과 종아리 근육 일부분만 사용된다.

운동법

머신에 앉아서 머신 패드에 발목을 올려놓는다. 슬굴곡근을 사용해서 엉덩이를 향해 패드를 당기자. 동작의 하위 지점에서 2초간 수축한 후에 발을 들어 올린 다음 동작을 반복한다.

운동의 장점

▶ 슬굴곡근을 아주 강하게 수축할 수 있는 최고의 머신 운동이다.

운동의 단점

▶ 몇몇 머신은 상체를 앞으로 조금도 움직일 수 없게 고정해 버린다.

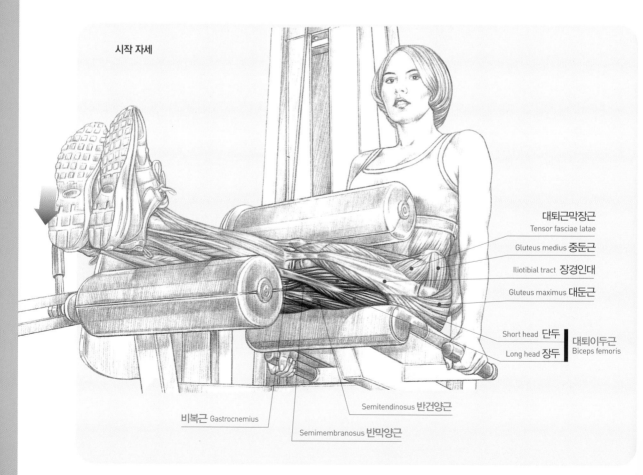

시작 자세

대퇴근막장근 Tensor fasciae latae
Gluteus medius 중둔근
Iliotibial tract 장경인대
Gluteus maximus 대둔근
Short head 단두 ┃ 대퇴이두근
Long head 장두 ┃ Biceps femoris
Semitendinosus 반건양근
Semimembranosus 반막양근
비복근 Gastrocnemius

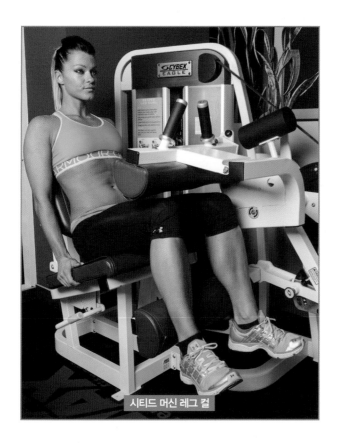

시티드 머신 레그 컬

 상체를 앞으로 조금도 숙이지 않고 의자에 밀착해서 앉으면 슬굴곡근을 수축할 때 척추가 긴장되어 허리에 어색한 아치 모양이 만들어질 수 있다.

TIP

- 동작을 폭발적으로 하지 말고, 천천히 통제하며 실시하자. 또한 슬굴곡근에 긴장이 유지되도록 다리를 완전히 펴지 말자.
- 슬굴곡근을 수축할 때 허리에 아치를 만들지 말자.

프리웨이트 vs 머신

시티드 레그 컬은 탄력밴드로 실시하거나, 발목에 케이블을 연결하고 실시해도 된다. 하지만 레그 컬 머신이 더 안전하고 사용하기도 쉽다.

상급자를 위한 변형 운동

- 시티드 레그 컬은 고립 운동으로 분류되지만, 상체를 앞으로 숙인 채로 다리를 아래로 내리면 복합 관절 운동이 된다.

- 사실 좌석에 몸을 밀착하고 앉으면 머신 패드를 아래로 완벽히 내리기가 힘들다. 슬굴곡근의 수축력이 점차 약해져서 어쩔 수 없이 허리에 아치를 만들게 된다. 그래서 운동하는 내내 좌석에 몸을 밀착하는 것은 생리학적으로 봤을 때 어리석은 일이다. 다리를 아래로 내리면서 상체도 앞으로 숙이면 넓은 가동 범위를 사용해 슬굴곡근을 수축할 수 있고, 허리에 아치도 생기지 않는다.

- 하지만 상체를 앞으로 숙인 상태에서 다리를 위로 들지 않도록 주의해야 한다. 그러면 슬굴곡근이 과도하게 늘어날 수 있으므로 다리를 펼 때는 상체도 함께 뒤로 기대자. 다시 말해 다리를 펼 때는 상체를 곧게 세우고, 다리를 아래로 굽힐 때는 상체를 앞으로 숙이는 것이다. 다리는 90도, 상체는 45도로 굽히면 된다. 다리를 뻗을 때는 반대로 돌아가자.

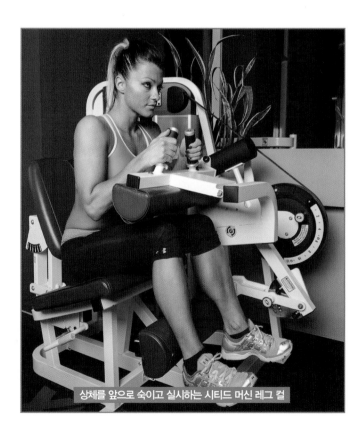

상체를 앞으로 숙이고 실시하는 시티드 머신 레그 컬

4 | 넓적다리 어덕션 THIGH ADDUCTION

넓적다리 어덕션은 고관절만 동원하므로 단일 관절 고립 운동으로 분류한다. 그래서 내전근을 제외한 주변 근육은 많이 동원되지 않는다. 어덕션은 훌륭한 하체 마무리 운동이다. 다른 넓적다리 운동을 하느라 지친 상태에서도 비교적 쉽게 할 수 있기 때문이다.

운동법

머신에 앉아서 패드 뒤에 다리를 내려놓자. 내전근을 사용해서 다리를 쥐어짜며 안으로 모은다. 다리가 최대한 가까워졌으면 5초간 수축한 후에 출발점으로 돌아가자.

어덕션 머신은 대개 앉아서 운동하지만, 요즘에 나온 머신 중에는 서서 운동할 수 있는 것도 있다. 서서 운동하면 앉았을 때보다 불편하긴 하지만 내전근은 더 효과적으로 자극된다.

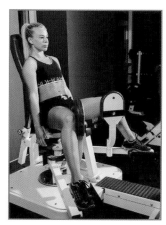

시작 자세

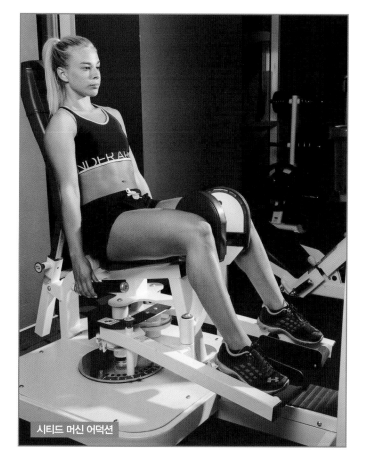

시티드 머신 어덕션

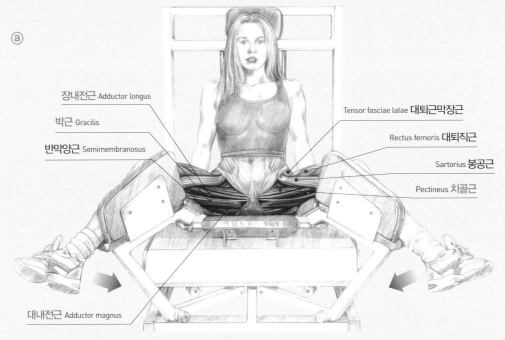

장내전근 Adductor longus

박근 Gracilis

반막양근 Semimembranosus

Tensor fasciae latae 대퇴근막장근

Rectus femoris 대퇴직근

Sartorius 봉공근

Pectineus 치골근

대내전근 Adductor magnus

어덕션을 할 때 자극되는 내전근의 표층 근육

어덕션을 실시하면 내전근의 표층 근육과
심부 근육이 모두 자극된다.

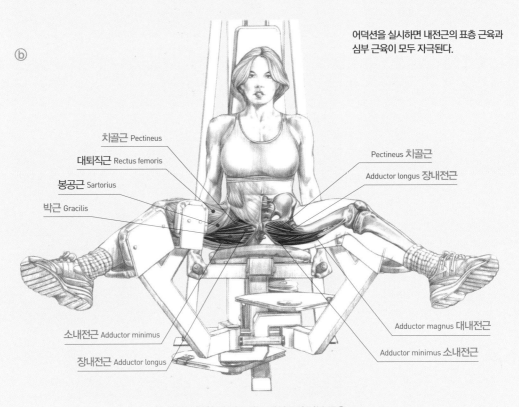

치골근 Pectineus

대퇴직근 Rectus femoris

봉공근 Sartorius

박근 Gracilis

Pectineus 치골근

Adductor longus 장내전근

소내전근 Adductor minimus

장내전근 Adductor longus

Adductor magnus 대내전근

Adductor minimus 소내전근

어덕션을 할 때 자극되는 내전근의 심부 근육

운동의 장점

▶ 이 운동처럼 내전근을 잘 고립해 주는 운동은 드물다.

운동의 단점

▶ 몇몇 머신은 앉았다가 다시 빠져나오기가 불편하다. 이때 내전근이 과도하게 늘어나지 않도록 주의하자.

 내전근 무리는 갑자기 운동하면 근육이 짧아져서 부상이 발생하기 쉽다. 또한 가동 범위가 너무 넓으면 내전근이 찢어질 수 있으니 주의하자.

TIP

● 좁은 가동 범위로 아주 천천히 실시하자.

● 중량을 통제하지 못하는 바람에 머신의 힘에 이끌려 다리를 지나치게 벌리면 내전근이 과도하게 늘어난다. 따라서 중량을 점진적으로 늘려가고, 세션을 마칠 때마다 스트레칭과 같은 마무리 운동을 병행하면 좋다.

프리웨이트 vs 머신

프리웨이트로 내전근을 고립하는 것은 사실상 불가능하다. 내전근 운동에는 머신이 유용하게 쓰인다. 머신이 없다면 케이블을 활용해도 되지만 어덕션 머신이 훨씬 숙달하기 쉽다.

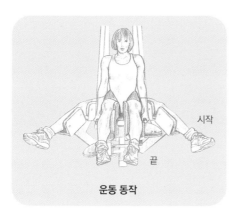

시작
끝

운동 동작

케이블을 사용한 변형 운동

● 머신이 없다면 케이블 머신의 로우-풀리를 사용해서 내전근을 운동할 수 있다. 한쪽 다리로 서서 반대쪽
발목에 로우-풀리 케이블을 연결하고, 반대쪽 손으로 머신이나 고정된 물체를 짚어 몸을 지탱한다.

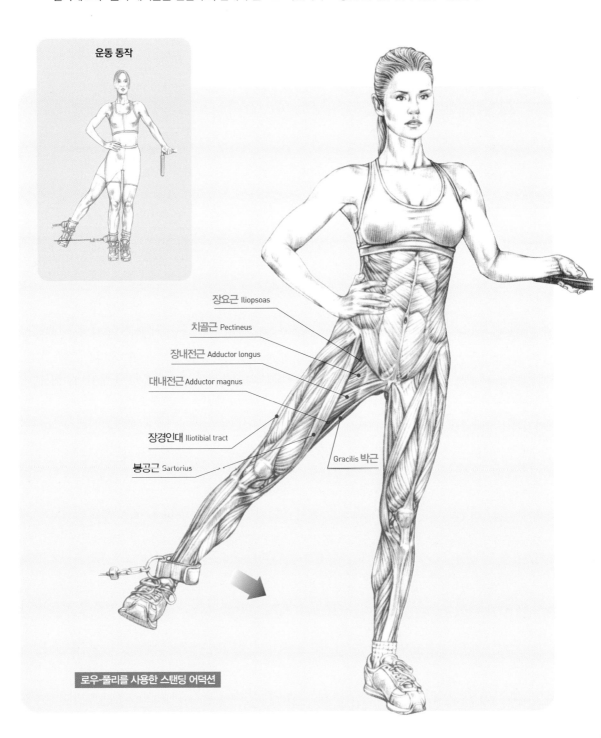

운동 동작

장요근 Iliopsoas

치골근 Pectineus

장내전근 Adductor longus

대내전근 Adductor magnus

장경인대 Iliotibial tract

봉공근 Sartorius

Gracilis 박근

로우-풀리를 사용한 스탠딩 어덕션

맨몸으로 하는 변형 운동

집에서도 맨몸 운동을 하거나 공을 사용해 내전근을 단련할 수 있다. 하지만 저항이 약하고 가동 범위도 좁아서 근육을 충분히 수축하거나 늘여주기가 어렵다.

● 옆으로 누워서 아래쪽 다리를 뻗고, 반대쪽 다리는 굽혀서 곧게 뻗은 다리의 무릎 옆에 발을 내려놓는다. 이 상태에서 곧게 뻗은 다리를 최대한 높이 들어 1~2초간 수축한 후에 다리를 내린다.

● 옆으로 누워서 아래쪽 다리를 뻗고 반대쪽 무릎을 바닥에 내린 채로 운동해도 된다.

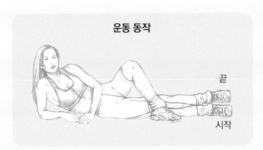

운동 동작

끝

시작

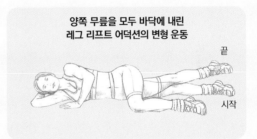

양쪽 무릎을 모두 바닥에 내린
레그 리프트 어덕션의 변형 운동

끝

시작

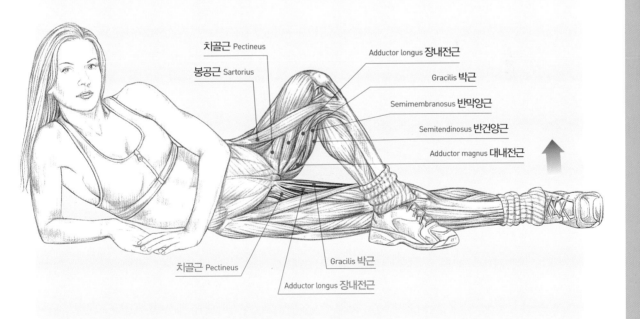

치골근 Pectineus

봉공근 Sartorius

Adductor longus 장내전근

Gracilis 박근

Semimembranosus 반막양근

Semitendinosus 반건양근

Adductor magnus 대내전근

치골근 Pectineus

Gracilis 박근

Adductor longus 장내전근

사이드 레그 리프트 어덕션

맨몸으로 하는 변형 운동

● 내전근을 운동하는 또 다른 방법은 양다리를 벌려 와이드 스탠스로 서서 발끝을 밖으로 돌린 채로 쭈그려 앉는 것이다. 내전근을 쭉 늘인 채로 1초간 정지했다가 위로 올라오자.

● 동작을 천천히 실시하면서 근육의 느낌에 집중해야 한다. 완전히 일어선 후에는 엉덩이 근육을 강하게 쥐 어짜자.

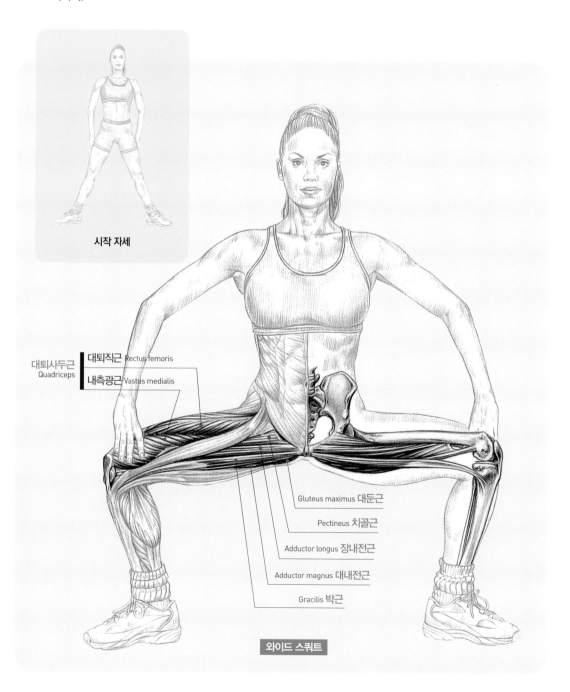

시작 자세

대퇴사두근
Quadriceps

대퇴직근 Rectus femoris

내측광근 Vastus medialis

Gluteus maximus 대둔근

Pectineus 치골근

Adductor longus 장내전근

Adductor magnus 대내전근

Gracilis 박근

와이드 스쿼트

● 다리 사이에 공을 끼우고 서서 무릎을 살짝 굽힌다. 공은 무릎 바로 위에 오게 하고, 넓적다리를 최대한 강하게 쥐어짜자. 공을 사용한 이 변형 운동은 바닥에 누워서 무릎 사이에 공을 끼우고 실시해도 된다. 공을 사용하면 내전근이 등척성 수축을 하기 때문에 근육이 적게 늘어나 다음 날 근육통이 심하지 않다. 근육의 부담이 적으므로 웨이트 트레이닝 초보자가 하기 좋은 운동이다.

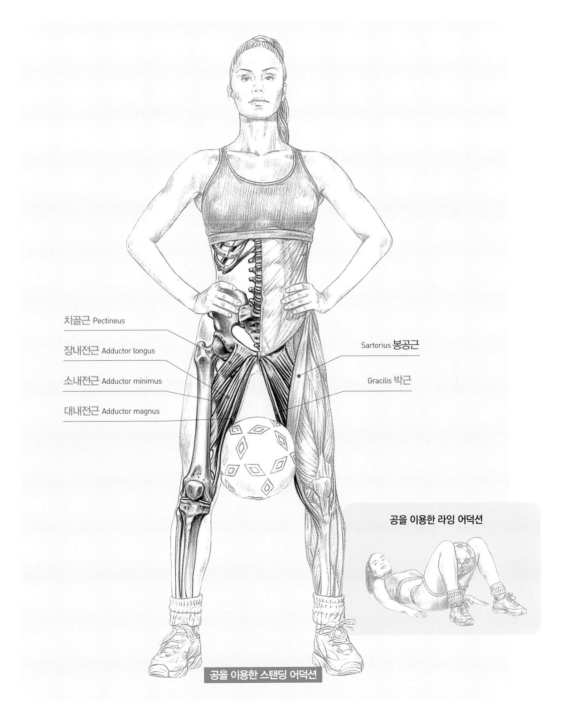

치골근 Pectineus

장내전근 Adductor longus

소내전근 Adductor minimus

대내전근 Adductor magnus

Sartorius 봉공근

Gracilis 박근

공을 이용한 라잉 어덕션

공을 이용한 스탠딩 어덕션

151

정상적으로 호흡하면서 스트레칭 자세를 20~30초간 유지해보자. 한쪽 다리씩 실시해도 좋다.

● 선 자세에서 두 다리를 붙이고, 상체를 앞으로 숙여 양손바닥을 발 앞쪽 바닥에 대거나 양손으로 발목을 잡는다. 유연성이 부족할 경우 종아리를 잡아도 된다.

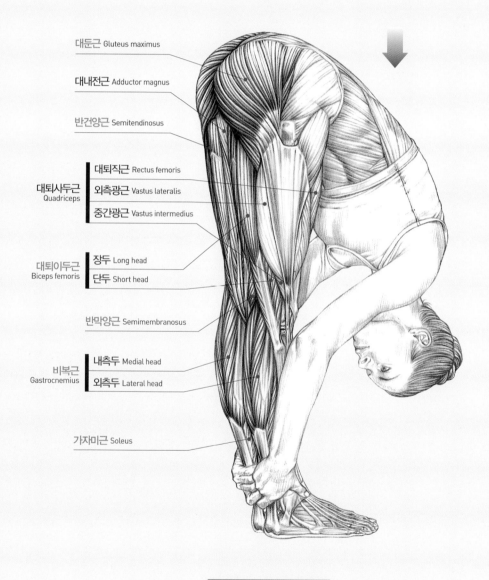

대둔근 Gluteus maximus

대내전근 Adductor magnus

반건양근 Semitendinosus

대퇴사두근 Quadriceps
- 대퇴직근 Rectus femoris
- 외측광근 Vastus lateralis
- 중간광근 Vastus intermedius

대퇴이두근 Biceps femoris
- 장두 Long head
- 단두 Short head

반막양근 Semimembranosus

비복근 Gastrocnemius
- 내측두 Medial head
- 외측두 Lateral head

가자미근 Soleus

벤트오버 슬굴곡근 스트레칭

● 한쪽 발뒤꿈치를 바닥에 대거나 의자, 벤치 위에 올리자(높은 곳에 올릴수록 스트레칭 효과가 증가한다). 다리를 펴고 무릎 살짝 위쪽에 양손을 올린다. 그 상태에서 상체를 천천히 숙이자. 슬굴곡근을 끝까지 늘인 후에 반대쪽 다리를 살짝 굽히면 한층 더 깊이 스트레칭할 수 있다.

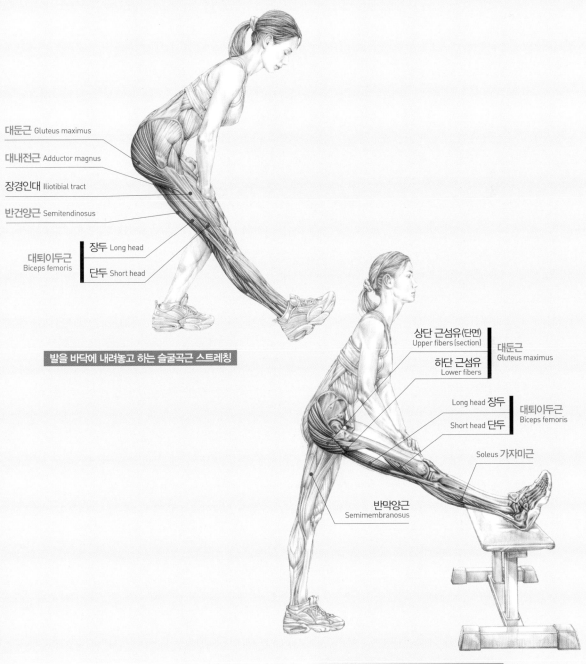

대둔근 Gluteus maximus

대내전근 Adductor magnus

장경인대 Iliotibial tract

반건양근 Semitendinosus

대퇴이두근 Biceps femoris
장두 Long head
단두 Short head

발을 바닥에 내려놓고 하는 슬굴곡근 스트레칭

상단 근섬유(단면) Upper fibers (section)

하단 근섬유 Lower fibers

대둔근 Gluteus maximus

Long head 장두
Short head 단두

대퇴이두근 Biceps femoris

Soleus 가자미근

반막양근 Semimembranosus

발을 벤치에 올리고 하는 슬굴곡근 스트레칭

● 바닥에 누워서 한쪽 다리를 손으로 잡자. 다리를 굽혀서 상체 근처로 당겨도 좋고(저난도), 다리를 곧게 펴고 당겨도 좋다(고난도). 다리를 굽히고 스트레칭하면 슬굴곡근 상단은 늘어나지만 무릎 주변의 슬굴곡근은 늘어나지 않기 때문에 난이도가 높지 않다. 운동 초보자나 슬굴곡근 좌상에 취약한 사람에게 좋은 스트레칭이다.

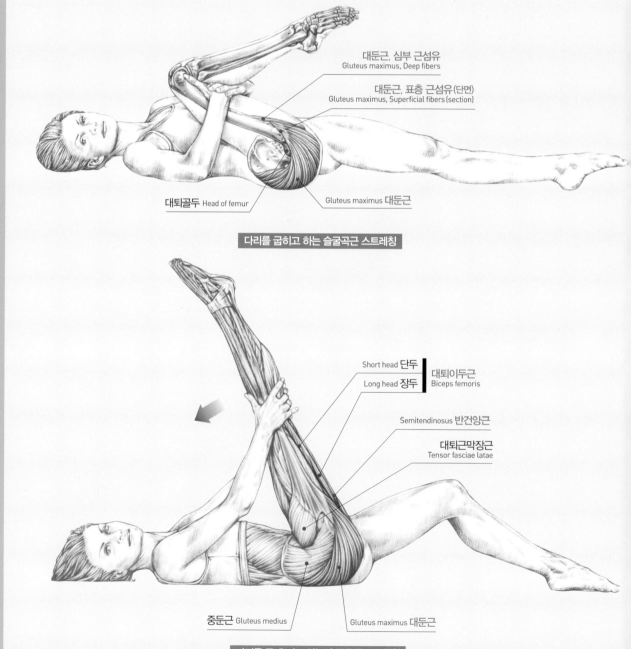

대둔근, 심부 근섬유
Gluteus maximus, Deep fibers

대둔근, 표층 근섬유(단면)
Gluteus maximus, Superficial fibers (section)

대퇴골두 Head of femur

Gluteus maximus 대둔근

다리를 굽히고 하는 슬굴곡근 스트레칭

Short head 단두 　대퇴이두근
Long head 장두 　Biceps femoris

Semitendinosus 반건양근

대퇴근막장근
Tensor fasciae latae

중둔근 Gluteus medius

Gluteus maximus 대둔근

다리를 곧게 펴고 하는 슬굴곡근 스트레칭

● 내전근을 스트레칭하려면 다리를 어깨너비보다 넓게 벌리고 서서 옆으로 런지를 실시하자. 이
  때 넓적다리가 바닥과 거의 평행이 될 때까지 다리를 굽힌다.

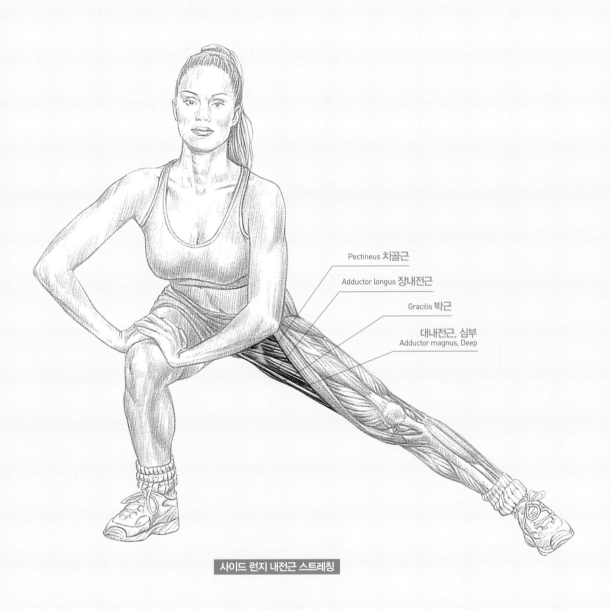

Pectineus **치골근**

Adductor longus **장내전근**

Gracilis **박근**

대내전근, 심부
Adductor magnus, Deep

사이드 런지 내전근 스트레칭

04

늘씬한 종아리 만들기

종아리의 해부학적 형태

종아리(또는 하퇴삼두근)는 크게 두 근육으로 나뉜다.

1 종아리 근육 매스의 대부분을 차지하는 비복근

2 비복근에 덮여 있고, 비복근보다 크기도 작은 가자미근

이외에도 걷고, 달리고, 점프할 때 요긴하게 쓰이는 작은 근육들이 종아리 주변에 많지만 이런 근육은 종아리의 미관에는 별 영향을 주지 않는다.

힘줄이 짧고, 종아리 근육이 아주 긴 여성도 있는 반면에 힘줄이 길고, 종아리 근육이 짧은 여성도 있다. 이처럼 유전적으로 타고난 근육의 길이는 어떤 운동을 해도 바뀌지 않는다. 일반적으로 근육이 길수록 더 빨리 발달한다.

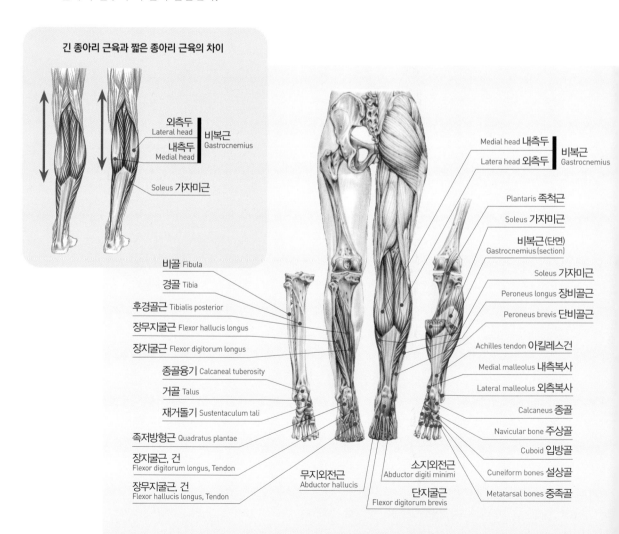

긴 종아리 근육과 짧은 종아리 근육의 차이

외측두 Lateral head
내측두 Medial head
비복근 Gastrocnemius

Soleus 가자미근

Medial head 내측두
Latera head 외측두
비복근 Gastrocnemius

Plantaris 족척근

Soleus 가자미근

비복근(단면) Gastrocnemius (section)

Soleus 가자미근

Peroneus longus 장비골근

Peroneus brevis 단비골근

Achilles tendon 아킬레스건

Medial malleolus 내측복사

Lateral malleolus 외측복사

Calcaneus 종골

Navicular bone 주상골

Cuboid 입방골

Cuneiform bones 설상골

Metatarsal bones 중족골

비골 Fibula

경골 Tibia

후경골근 Tibialis posterior

장무지굴근 Flexor hallucis longus

장지굴근 Flexor digitorum longus

종골융기 Calcaneal tuberosity

거골 Talus

재거돌기 Sustentaculum tali

족저방형근 Quadratus plantae

장지굴근, 건 Flexor digitorum longus, Tendon

장무지굴근, 건 Flexor hallucis longus, Tendon

무지외전근 Abductor hallucis

소지외전근 Abductor digiti minimi

단지굴근 Flexor digitorum brevis

단관절 근육인 가자미근은 다리를 굽히거나 편 상태로 실시하는 카프 레이즈를 할 때 동원된다. 반면에 다관절 근육인 비복근은 다리를 곧게 펴거나 아주 살짝 굽힌 상태에서 운동할 때만 동원된다.

그래서 시간을 절약하려면 다리를 곧게 펴고 하는 카프 레이즈를 중점적으로 실시해야 한다. 시티드 카프 레이즈처럼 다리를 90도로 굽히고 운동하면 가자미근은 고립되지만 비복근은 방치되기 때문이다. 종아리 형태를 예쁘게 다듬길 원하는 여성에게는 시간 낭비인 셈이다.

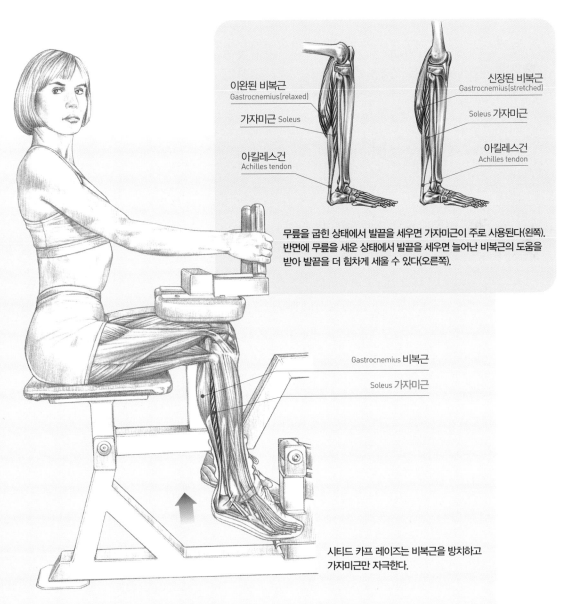

이완된 비복근
Gastrocnemius(relaxed)

가자미근 Soleus

아킬레스건
Achilles tendon

신장된 비복근
Gastrocnemius(stretched)

Soleus 가자미근

아킬레스건
Achilles tendon

무릎을 굽힌 상태에서 발끝을 세우면 가자미근이 주로 사용된다(왼쪽). 반면에 무릎을 세운 상태에서 발끝을 세우면 늘어난 비복근의 도움을 받아 발끝을 더 힘차게 세울 수 있다(오른쪽).

Gastrocnemius 비복근

Soleus 가자미근

시티드 카프 레이즈는 비복근을 방치하고 가자미근만 자극한다.

여성만을 위한 어드바이스

종아리는 우리 몸에서 겉으로 가장 잘 드러나는 근육 중 하나다(팔도 그렇다). 대부분의 여성은 크고 선명한 종아리 근육보다 탄력 있는 종아리를 갖길 원한다. 여러분도 그렇다면 혈액 순환을 촉진하고, 약간의 근력을 키우면서 유연성을 향상시키는 것을 종아리 트레이닝의 목표로 삼아야 한다. 이는 일주일에 한 번만 하체 트레이닝을 마치고 종아리 운동을 20회씩 1~2세트 반복하면 충분하다. 심지어 유산소운동을 하는 것만으로도 종아리가 충분히 자극되는 경우도 있다.

과도한 체지방이 종아리를 덮고 있다면 유산소운동과 식이요법을 병행함으로써 문제를 해결할 수 있다. 이럴 때는 종아리 웨이트 트레이닝은 피해야 한다. 과체중인 사람의 종아리는 종일 무거운 체중을 감당하느라 이미 크게 발달해 있기 때문이다.

하지만 어떤 경우든 종아리 스트레칭의 중요성을 간과해서는 안 된다. 특히 평소에 하이힐을 신는다면 종아리의 힘줄이 짧고 뻣뻣해지기 때문에 더욱 신경써야 한다.

고령층에게 종아리가 특히 더 중요한 이유

대퇴사두근이 약한 사람보다 종아리가 약한 사람이 낙상 때문에 다칠 위험이 더 높다는 연구 결과가 있다.[1] 종아리 단련은 노년층의 건강과 직결되기 때문에 나이가 들수록 종아리를 단련하는 것이 중요하다.

종아리 웜업하기

종아리를 크게 발달시키길 원치 않는다면 종아리 운동을 루틴 초반에 배치하면 안 된다. 즉, 종아리 운동을 우선순위로 삼으면 절대 안 된다는 뜻이다. 둔근, 대퇴사두근, 슬굴곡근 운동을 하기 전에 종아리 운동부터 하면 넓적다리 근육의 힘이 빠져서 하체 운동을 다 망칠 수도 있다. 이처럼 종아리 트레이닝은 다른 하체 트레이닝을 마치고 실시하는 것이 일반적이기 때문에 종아리는 사실상 다 웜업되어 있다고 봐도 무방하다. 그래도 아킬레스건은 카프 레이즈를 가볍게 1~2세트 실시해서 따로 풀어 주는 것이 좋다.

종아리 운동

시티드 카프 레이즈는 비복근을 방치하므로, 종아리를 예쁘게 만들기 원하는 여성이 효과를 볼 수 있는 운동은 스탠딩 카프 레이즈뿐이다.

1 | 스탠딩 카프 레이즈 STANDING CALF RAISE

카프 레이즈는 발목 관절만 동원하므로 고립 운동으로 분류한다. 그래서 종아리를 제외한 주변 근육은 대부분 자극되지 않는다. 물론 몸의 균형을 잡을 때 간접적으로 자극되는 경우는 있다.

운동법

양발(혹은 한 발) 앞쪽으로 발판을 밟자. 발뒤꿈치는 발판 뒤로 나와야 한다. 그 상태에서 발뒤꿈치를 발판 밑으로 최대한 내려서 종아리를 쭉 늘이자. 그다음 발뒤꿈치를 최대한 높이 들어 1초간 수축한 후에 다시 바닥으로 내린다. 필요하면 손으로 벽을 짚어서 균형을 잡자.

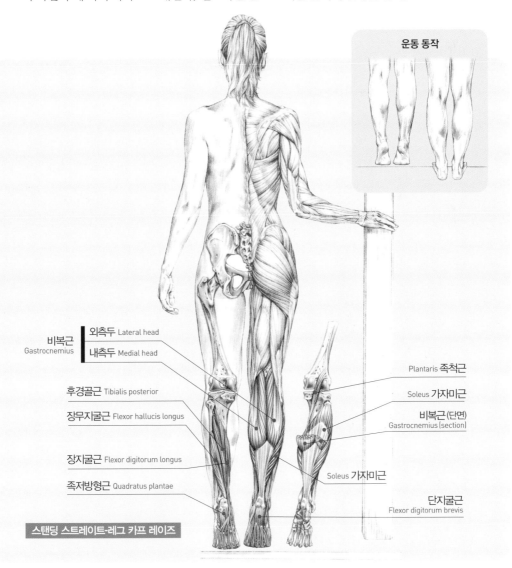

운동 동작

비복근 Gastrocnemius
외측두 Lateral head
내측두 Medial head

후경골근 Tibialis posterior

장무지굴근 Flexor hallucis longus

장지굴근 Flexor digitorum longus

족저방형근 Quadratus plantae

Plantaris 족척근

Soleus 가자미근

비복근 (단면) Gastrocnemius (section)

Soleus 가자미근

단지굴근 Flexor digitorum brevis

스탠딩 스트레이트-레그 카프 레이즈

159

운동의 장점

▶ 종아리 근육을 제대로 고립할 수 있다.

운동의 단점

▶ 이미 다른 하체 운동이나 유산소운동을 하고 있다면, 종아리 운동을 따로 하지 않아도 되는 경우가 많다.

 스탠딩 카프 레이즈를 할 때는 몸이 흔들리지 않게 하자. 특히 척추가 흔들리지 않게 주의해야 한다. 중량을 사용하여 운동할 때 몸이 흔들리면 등이 부상 위험에 노출될 수 있다. 몸이 계속 흔들린다면 손으로 벽을 짚거나 무릎을 살짝 굽히고 동작해보자.

TIP

● 카프 레이즈를 한쪽 다리로만 실시하는 유니래터럴 방식으로 운동하면 전신의 체중을 한쪽 종아리에만 실을 수 있다. 이렇게 양쪽 종아리를 따로 운동하면 근육을 더 잘 늘이고 수축할 수 있으며, 가동 범위도 넓어진다.

● 하체의 혈액 순환이 좋지 않다면 종아리 운동을 반복적으로 자주 실시해서 혈액 순환을 돕고 정체된 수분을 배출해야 한다. 집에서 잠들기 전에 맨몸으로 50~100회 1세트를 해 보자. 하체에 통증이 느껴질 때마다 해도 좋다.

● 비복근을 완벽히 자극하려면 다리를 다 뻗어야 한다고 가르치는 트레이너가 많지만, 사실 비복근은 무릎을 살짝 굽혔을 때 힘을 더 많이 낸다. 근육의 길이-장력 관계(각 근육이 최대의 힘을 발휘할 수 있는 최적의 길이가 존재한다는 것)가 운동에 더 유리하게 바뀌기 때문이다.

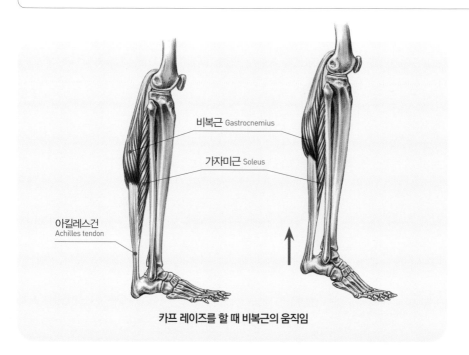

카프 레이즈를 할 때 비복근의 움직임

덤벨을 사용한 변형 운동

● 도구가 없으면 맨몸으로 카프 레이즈를 해도 된다. 하지만 이것이 너무 쉽다면 한쪽 다리로 실시하거나 손에 덤벨을 들어서 저항을 높이자(둘 다 해도 좋다). 한쪽 다리로만 운동하면 시간은 더 많이 소비된다.

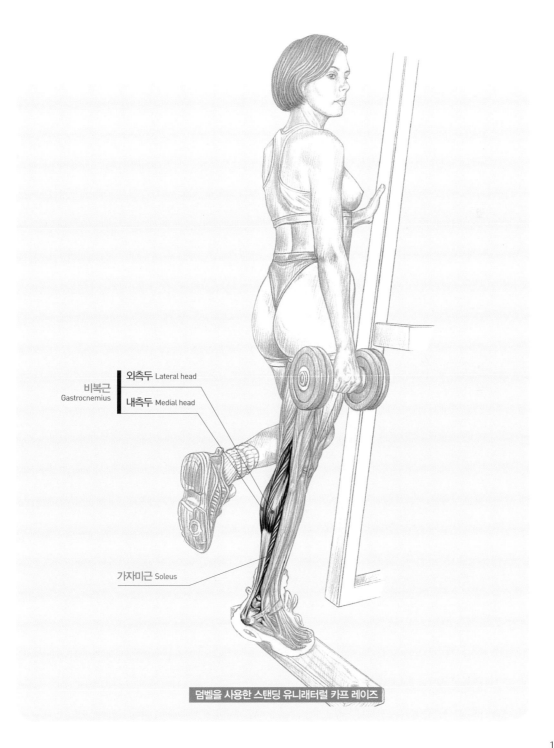

비복근
Gastrocnemius
외측두 Lateral head
내측두 Medial head

가자미근 Soleus

덤벨을 사용한 스탠딩 유니래터럴 카프 레이즈

바벨을 사용한 변형 운동

- 기다란 바벨을 어깨에 걸치고 실시할 수도 있다. 하지만 이렇게 운동하면 몸의 안정감이 떨어지고, 가동 범위도 그리 넓지 않다.
- 바벨은 후면삼각근보다 약간 위쪽에 있는 승모근에 걸치고, 허리에 살짝 아치를 만든 후 발뒤꿈치를 들어 다리를 쭉 늘여준다.

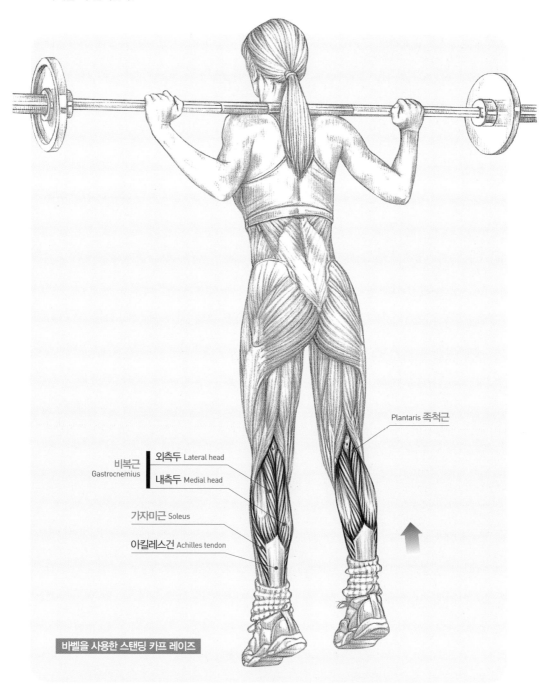

Plantaris 족척근

비복근 Gastrocnemius — 외측두 Lateral head / 내측두 Medial head

가자미근 Soleus

아킬레스건 Achilles tendon

바벨을 사용한 스탠딩 카프 레이즈

머신을 사용한 변형 운동 **1**

● 시간을 절약하고 중량을 더 잘 통제하고 싶다면 스탠딩 카프 레이즈 머신을 사용하자. 이런 머신이 없다면 스미스 머신을 활용해도 좋다. 둘 다 운동 범위를 제한해서 신체의 움직임을 안정시키지만 허리에는 부담을 줄 수 있다.

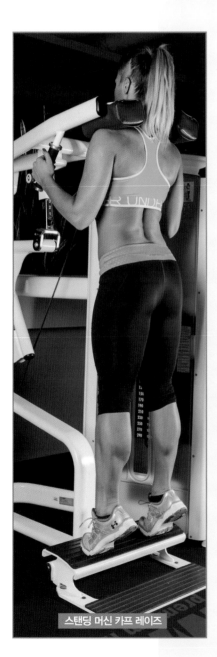

스탠딩 머신 카프 레이즈

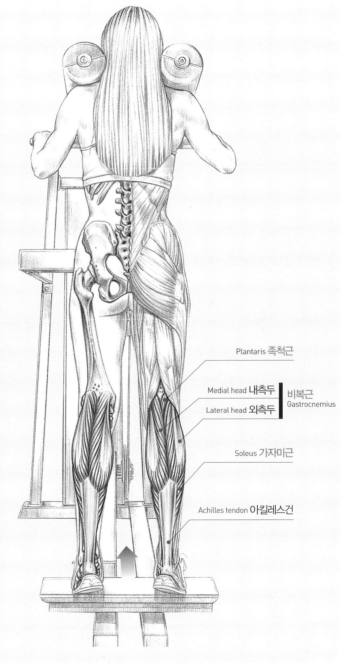

Plantaris 족척근

Medial head **내측두** ┐ 비복근
Lateral head **외측두** ┘ Gastrocnemius

Soleus 가자미근

Achilles tendon **아킬레스건**

머신을 사용한 변형 운동 ❷

- 카프 레이즈 머신 대신 시티드 또는 인클라인 레그 프레스 머신을 사용해도 된다. 이런 머신의 가장 큰 장점은 종아리를 더 늘여줄 수 있다는 점이다. 앉아서 운동하면 발목뿐만 아니라 무릎 근처의 종아리 근육까지 늘어난다.

- 이처럼 근육이 양쪽에서 동시에 늘어날 수 있는 이유는 비복근이 두 관절의 영향을 받는 다관절 근육이기 때문이다. 또한 레그 프레스 머신은 등의 부담도 많이 덜어 준다. 따라서 이는 스탠딩 카프 레이즈 머신의 훌륭한 대안이라고 할 수 있다.

- 상체를 숙이고 덩키 카프 레이즈를 실시하면 종아리를 최적의 자세로 자극할 수 있다. 비복근이 늘어나 근육이 더 많이 동원되기 때문이다. 또한 스탠딩 카프 레이즈를 할 때처럼 척추가 흔들리지 않기 때문에 허리의 부담도 적다. 하지만 아쉽게도 덩키 카프 레이즈 머신은 헬스클럽에서 찾아보기가 힘들다.

- 덩키 카프 레이즈를 할 때는 발끝을 발판에 걸치고 발뒤꿈치를 발 받침대 밑으로 편안히 내린다. 다리를 편 채 상체를 앞으로 숙이고, 앞쪽 받침대에 팔을 올려 손잡이를 잡아 몸을 지탱한다. 머신 플레이트에 엉덩이 뒤쪽 부분이 닿아야 한다. 그 상태에서 발뒤꿈치를 들어 올려 종아리 근육을 자극한다.

카프 레이즈를 할 때 발의 방향

카프 레이즈를 할 때 발끝을 바깥쪽이나 안쪽으로 돌리라는 말을 많이 들어봤을 것이다. 하지만 무릎이 불필요하게 비틀리는 것을 방지하려면 정면을 보게 두는 것이 좋다. 특히 중량을 사용할 때는 더욱 그렇다. 종아리는 발끝이 정면을 향할 때 힘을 가장 많이 내며, 발을 안이나 밖으로 돌리면 종아리의 근력과 운동 효과가 모두 떨어진다. 발의 방향은 종아리의 기본적인 형태에는 영향을 미치지 않는다.

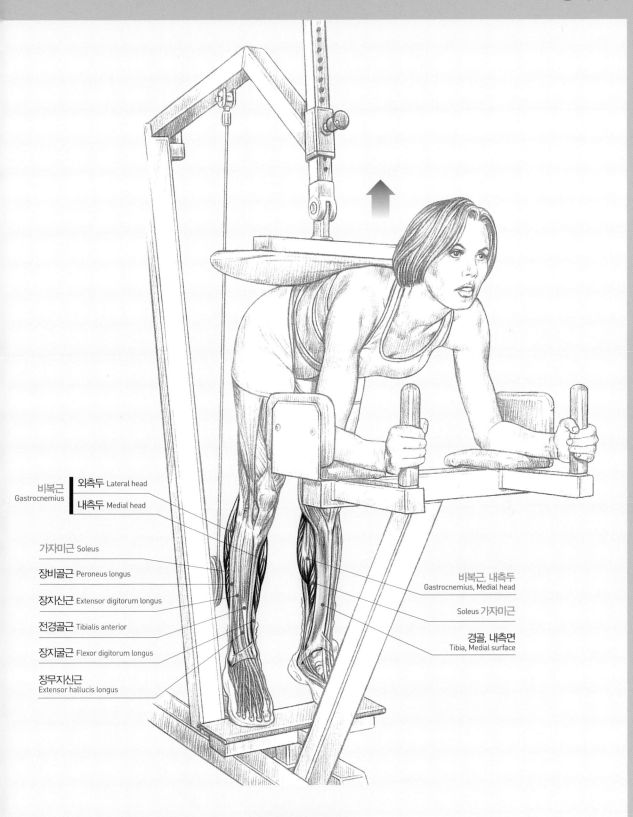

비복근
Gastrocnemius

외측두 Lateral head

내측두 Medial head

가자미근 Soleus

장비골근 Peroneus longus

장지신근 Extensor digitorum longus

전경골근 Tibialis anterior

장지굴근 Flexor digitorum longus

장무지신근
Extensor hallucis longus

비복근, 내측두
Gastrocnemius, Medial head

Soleus 가자미근

경골, 내측면
Tibia, Medial surface

머신 덩키 카프 레이즈

165

종아리 스트레칭은 매우 중요하다. 특히 여성들의 경우 하이힐을 신으면 종아리 힘줄이 짧아지기 때문에 더 중요하다. 반면에 평소에 발목을 쉽게 삔다거나 종아리 이완증이 있다면 종아리 스트레칭을 피하는 것이 좋다. 그 대신 카프 레이즈를 실시해서 힘줄을 짧게 만들자.

종아리 스트레칭은 양다리나 한쪽 다리로 실시할 수 있다. 양쪽 다리를 따로 스트레칭하면 스트레칭 범위가 훨씬 넓어지는데, 그 이유는 다음과 같다.

- 신체 한쪽으로만 스트레칭하면 몸을 더 유연하게 움직일 수 있다.
- 체중이 양다리로 분산되지 않고 한쪽 다리에만 실리므로 더 강하게 스트레칭할 수 있다.

또한 종아리 근육은 스트레칭할 수 있는 각도도 다양하다. 일반적으로 종아리 스트레칭 방법에 따른 효과는 다음과 같다.

- 다리를 곧게 펴면 주로 비복근이 스트레칭된다.
- 다리를 굽히면 가자미근이 스트레칭된다.
- 발목을 좌우로 비틀면 종아리 측면 근육이 스트레칭된다.

발목이 뻣뻣하면 세 각도 모두(똑바로, 굽히고, 비틀고)에서 종아리를 스트레칭하자. 그러면 종아리 근육 곳곳을 모두 늘여줄 수 있다. 세 가지 스트레칭은 상호 보완적이며, 효과가 중복되지 않는다.

현재 상태의 발목 유연성에 만족하는 사람은 다리를 곧게 펴고 하는 스트레칭과 비틀고 하는 스트레칭만 해도 유연성을 충분히 유지할 수 있다.

- 양발(혹은 한 발) 앞쪽으로 원판이나 발판, 두꺼운 책 등을 밟고 올라간다. 물건의 높이가 높을수록 스트레칭 효과가 강해진다. 다리를 곧게 편 상태에서 뒤꿈치를 아래로 내리고, 스트레칭 상태를 10~30초간 유지하자.

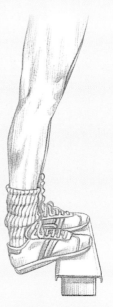

스탠딩 카프 스트레칭

런징 카프 스트레칭

● 포워드 런지를 해 보자. 앞발 앞쪽으로 원판이나 발판을 밟으면 스트레칭 효과가 증가한다. 무릎을 앞으로 더 내보내도 스트레칭 강도를 높일 수 있다. 스트레칭하는 발로 체중을 천천히 옮겨 가면서 자세를 10~30초간 유지하자. 뒤로 돌아와서 반대쪽 다리도 똑같이 실시한다.

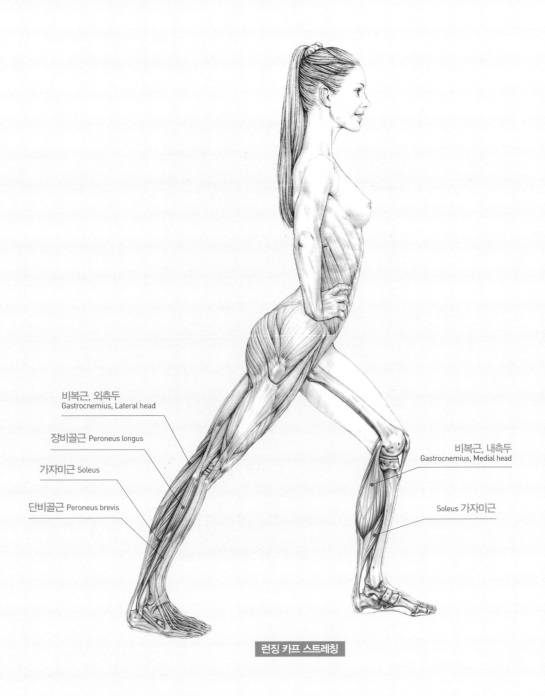

비복근, 외측두
Gastrocnemius, Lateral head

장비골근 Peroneus longus

가자미근 Soleus

단비골근 Peroneus brevis

비복근, 내측두
Gastrocnemius, Medial head

Soleus 가자미근

런징 카프 스트레칭

발목 측면으로 꺾기

● 이 운동은 종아리 바깥쪽 근육을 스트레칭한다. 발목을 심하게 삐었을 때 다치는 근육이 바로 이 근육이다. 이 근육이 조금만 과도하게 늘어나도 걷기가 힘들기 때문에 부상을 방지하려면 유연성 향상에 힘을 쏟아야 한다.

● 양발을 모으고 서서 왼발에 체중을 싣고, 오른발을 옆으로 최대한 꺾자. 그리고 천천히 체중을 오른발로 옮겨 간다. 근육이나 힘줄이 찢어지지 않도록 천천히, 점진적으로 강도를 높여 나가 자. 오른발 스트레칭을 마쳤으면 왼발로 실시한다.

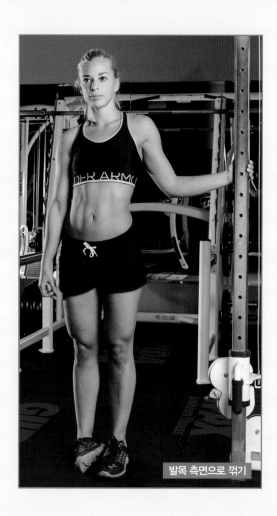

발목 측면으로 꺾기

05

매끈한 복근 만들기

복부의 해부학적 형태

복벽은 그물망처럼 복잡하게 얽힌 아래의 근육들로 이루어져 있는데, 이 근육들을 모두 코어 근육으로 분류하기도 한다.

1 일반적으로 '복근'이라고 부르는 복직근

2 복직근 양쪽 측면에 위치한 외복사근

3 외복사근 밑에 있는 내복사근

4 복사근 밑에 있는 복횡근

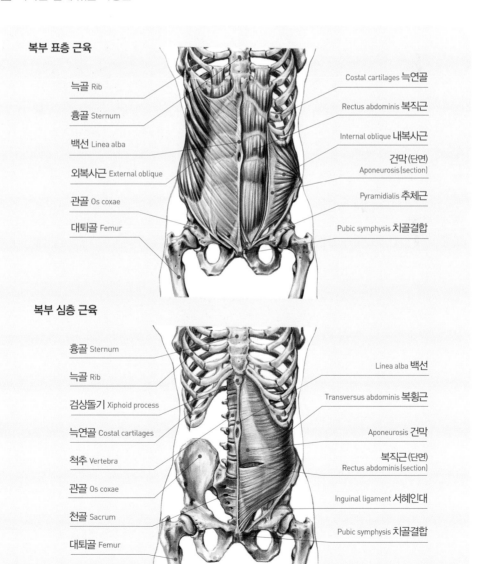

복부 표층 근육

늑골 Rib
흉골 Sternum
백선 Linea alba
외복사근 External oblique
관골 Os coxae
대퇴골 Femur

Costal cartilages 늑연골
Rectus abdominis 복직근
Internal oblique 내복사근
건막 (단면)
Aponeurosis (section)
Pyramidialis 추체근
Pubic symphysis 치골결합

복부 심층 근육

흉골 Sternum
늑골 Rib
검상돌기 Xiphoid process
늑연골 Costal cartilages
척추 Vertebra
관골 Os coxae
천골 Sacrum
대퇴골 Femur

Linea alba 백선
Transversus abdominis 복횡근
Aponeurosis 건막
복직근 (단면)
Rectus abdominis (section)
Inguinal ligament 서혜인대
Pubic symphysis 치골결합

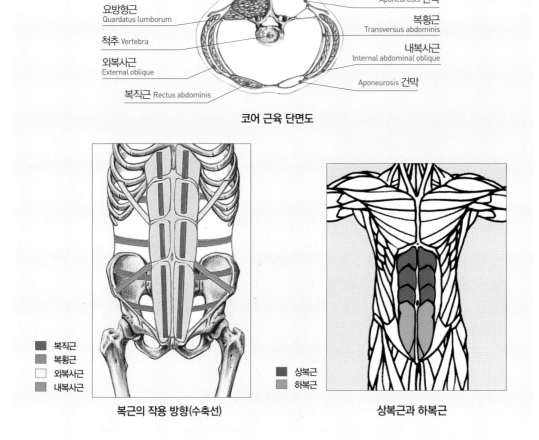

척주기립근 Erector spinae

요방형근 Quardatus lumborum

척추 Vertebra

외복사근 External oblique

복직근 Rectus abdominis

Aponeurosis 건막

복횡근 Transversus abdominis

내복사근 Internal abdominal oblique

Aponeurosis 건막

코어 근육 단면도

- ■ 복직근
- ■ 복횡근
- □ 외복사근
- ■ 내복사근

복근의 작용 방향(수축선)

- ■ 상복근
- ■ 하복근

상복근과 하복근

복근은 위아래, 양옆으로 수축한다. 상체를 위로 드는 운동을 하면 주로 상복근이 동원되고, 하체를 위로 드는 운동을 하면 하복근이 주로 동원된다.

복횡근은 허리를 감싸는 코르셋 역할을 한다. 복사근은 복부 양쪽에 위치하고 있어 척추를 지탱하고 골반을 회전할 때 중요한 역할을 한다. 또한 크고 작은 복사근은 복부를 날씬하게 만드는 데 도움을 준다.

하복근은 상복근보다 자극하기도 힘들고 발달시키기도 힘들다. 예를 들어 레그 레이즈는 하복근 운동이지만 하복근을 사용하지 않고, 상복근의 힘만으로도 운동을 실시할 수 있다. 그래서 레그 레이즈는 크런치보다 올바르게 실시하기가 어렵다.

하지만 하복근은 척추를 보호하고, 지방이 가장 쉽게 쌓이는 복부에 지방이 축적되는 것을 방지하는 중요한 역할을 수행한다. 그래서 복근 운동을 할 때는 상복근뿐만 아니라 하복근도 운동해야 한다.

여성만을 위한 어드바이스

몸에 체지방이 많지 않더라도 복근의 탄력이 부족하면 뱃살이 늘어질 수 있다. 이럴 때는 주당 몇 번씩 복근을 규칙적으로 트레이닝하면 복근을 꽉 조여서 납작하게 만들 수 있다. 또한 체지방이 많아서 복부가 늘어진 사람도 굳이 살을 빼지 않고 복근을 트레이닝하는 것만으로 복부를 납작하게 만들 수 있다.

희소식은 더 있다. 복부 트레이닝의 효과는 한 달도 안 돼서 나타나기 때문에 아주 빠르게 만족감을 느낄 수 있다. 하지만 이렇게 복근을 어느 정도 조인 후에는 추가적으로 체지방을 제거해야 복부를 더 납작하게 만들고, 외형도 예쁘게 다듬을 수 있다.

여성들이 복근 트레이닝을 할 때 세우는 목표는 크게 두 가지로 나뉜다.

● 체지방이 거의 없고, 납작하면서 매끈한 복부
● 약간의 복근을 아주 얇은 지방층이 덮고 있는 복부

복근의 형태가 또렷하게 드러나는 것을 선호하는 여성도 있고, 싫어하는 여성도 있다. 이 두 가지 목표는 상반돼 보이지만 공통점이 하나 있다. 근육의 탄력이 부족해서 뱃살이 축 늘어지지 않고, 복벽의 근육이 잘 발달해야 한다는 것이다. 즉, 목표가 무엇이든지 복근 운동을 열심히 해야 한다.

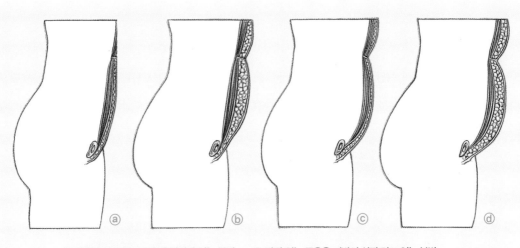

ⓐ 지방이 거의 없고 근육에 탄력이 있는 복벽　　ⓑ 탄력 있는 근육을 지방이 살짝 덮고 있는 복벽
ⓒ 지방은 없지만 근육에 탄력이 없는 복벽　　ⓓ 지방도 있고 근육에 탄력도 없는 복벽

코어 근육과 건강

사람들은 '복근'이라고 하면 대부분 겉으로 보이는 복근의 모습만 생각한다. 선명하게 잘 발달한 복근이나 체지방 없이 납작한 복부 말이다. 하지만 복근의 기능은 그저 멋져 보이기만 하는 것이 아니다.

코어 근육은 운동이나 건강과 관련된 중요한 역할을 수행한다. 다시 말해 식스팩을 만드는 것 말고도 복부를 단련해야 하는 이유가 많다는 뜻이다. 외관상의 이유 말고도 복부를 관리해야 하는 여섯 가지 이유는 다음과 같다.

1 근육의 긴장 해소: 잠자는 동안 허리 근육이 지나치게 수축하는 경우가 있다. 그러면 수면 중에 척추가 올바르게 회복하지 못한다. 잠에서 깼을 때 몸이 피곤하고 등이 쑤신다면 이런 이유 때문일지도 모른다. 이럴 때는 자기 전에 복근 운동을 몇 분 동안 실시하는 것만으로 허리를 이완하고 척추의 긴장을 풀 수 있다.

2 척추 보호: 복근은 등 근육과 함께 척추를 지탱한다. 복부의 탄력이 부족하면 추간판의 긴장이 증가해서 허리 건강이 악화될 수 있다.

3 질병 발병률 감소: 질병 중에서도 제2형 당뇨병은 나이가 들면서 발생하는 노화와 관련된 질병이며, 이는 주로 복부에 지방이 과도하게 축적되면 생긴다.

4 소화기 건강 개선: 복근 운동을 하면 소화가 촉진되어 배 속의 더부룩함이나 변비를 방지할 수 있다.

5 운동 능력 향상: 복근은 일상 속 모든 움직임에 관여하며, 빠르게 달리거나 코어를 비틀어야 하는 스포츠를 할 때도 중요한 역할을 수행한다. 복근이 약한 운동선수는 운동 중에 옆구리 통증이 더 자주 발생한다는 연구 결과도 있다. 복벽을 강화하면 이런 일을 방지할 수 있다.[1]

6 심혈관 건강 증진: 복근 서킷 트레이닝을 실시하면 무릎과 고관절을 보호하면서 심폐 기능을 향상시킬 수 있다.

현대 여성의 진화

남녀 체형의 가장 큰 차이점 중 하나는 여성의 몸에 지방이 더 많다는 것이다. 지방이 축적되는 부위는 남녀가 대부분 동일하지만, 여성은 특정 부위에 지방이 더 많이 쌓인다.

역사적으로 봤을 때 여성은 복부 지방이 많지 않았다. 하지만 프로게스테론이 다량 함유된 피임약이 등장하고, 여성들이 지방과 당분(탄산음료, 초콜릿, 빵, 파스타, 케이크 등)을 과도하게 섭취하기 시작하면서 유전자에 변화가 생기기 시작했다. 이 때문에 남자처럼 뱃살이 있는 여성이 늘어나고 있는 추세다.

여성은 폐경기에 접어들면 에스트로겐 생성이 중단되면서 호르몬의 균형이 깨진다. 이처럼 여성 호르몬 수치가 낮아지면 내분비계가 더 남성적으로 변하는데, 그렇게 되면 지방이 축적되는 부위도 달라지고 갑자기 복부에 살이 붙기 시작한다. 그래서 폐경을 맞은 여성은 이런 부정적인 변화를 최소화하기 위해서라도 복근 트레이닝에 더욱 더 매진해야 한다.

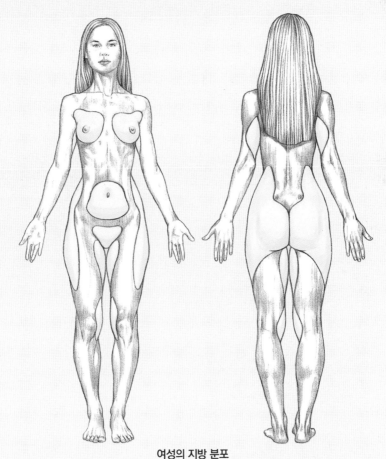

여성의 지방 분포
여성은 태생적으로 복부와 허리에 지방이 잘 쌓인다. 하지만 이를 남성처럼 당연하게 여겨선 안 된다.

비효율적이고 위험한 복근 운동을 걸러내자

널리 알려져 있는 피트니스 운동법 중에서도 척추까지 위험에 빠트리는 가짜 복근 운동이 많다. 다행히도 좋은 운동과 나쁜 운동을 가려낼 수 있는 쉬운 방법이 있다. 나쁜 복근 운동을 할 때는 근육의 수축 도중에 허리에 아치가 생긴다. 반면에 좋은 복근 운동을 할 때는 등이 둥글게 구부러 진다. 이처럼 요추에 아치를 만드는 운동은 복근을 효과적으로 자극하지 못 한다고 보면 된다.

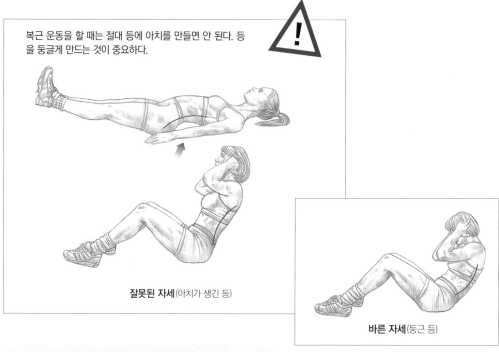

복근 운동을 할 때는 절대 등에 아치를 만들면 안 된다. 등을 둥글게 만드는 것이 중요하다.

잘못된 자세(아치가 생긴 등)

바른 자세(둥근 등)

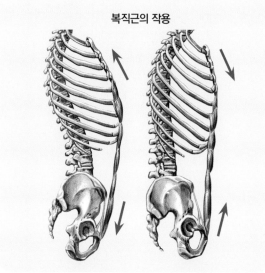

복직근의 작용

복부를 올바르게 수축하면(오른쪽) 흉곽과 골반이 가까워진다. 반면에 복부를 잘못 수축하면(왼쪽) 흉곽과 골반의 거리가 멀어져서 허리에 아치가 생긴다.

　복근 운동을 잘못 실시할 때 동원되는 근육은 대요근과 장골근, 대퇴직근이다. 등에 아치가 생기면 바로 이런 근육이 동원된다는 뜻이다. 예를 들어 다리를 공중에 들고 오래 버티는 운동이나 누워서 가위 차기를 하는 운동은 '등을 혹사하는 운동'이라고 봐야 한다. 복근은 넓적다리가 아니라 골반과 연결돼 있어서 하체의 움직임에 직접 관여하지는 않기 때문이다.

　이런 나쁜 운동은 위험할 뿐만 아니라 고통스럽기까지 하다. 등에 아치를 만들면 허리 디스크가 위험에 빠지므로 복근이 개입해 등척성(즉 움직임이 없는) 수축을 함으로써 척추를 펴려고 한다. 그런데 등척성 수축을 하면 주변의 혈액 순환이 차단되기 때문에 복근에 산소가 부족해진다. 또한 복근의 젖산이 제때 배출되지 못하고 대량으로 쌓인다. 사실상 복근 질식시키기에 가까운 이런 운동은 부상 위험이 있으며, 비효율적이다. 등척성 수축만으로는 복근을 발달시키거나 체지방을 연소할 수 없다는 사실을 명심하자.

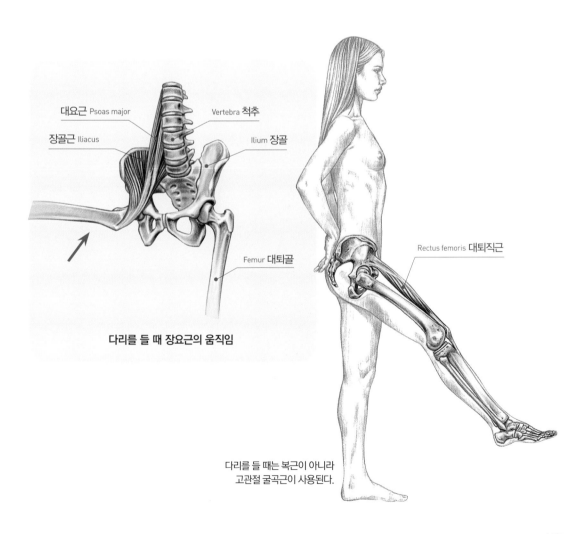

대요근 Psoas major　　Vertebra 척추

장골근 Iliacus　　Ilium 장골

Femur 대퇴골

Rectus femoris 대퇴직근

다리를 들 때 장요근의 움직임

다리를 들 때는 복근이 아니라
고관절 굴곡근이 사용된다.

허리의 자연스러운 곡선을 살리자

일반적으로 허리 곡선이 거의 없는 것보다 아치가 두드러진 것이 더 아름답다고 생각한다. 이런 자세는 엉덩이 모양을 더 예쁘게 살려 주며, 어깨를 뒤로 당겨 줘서 가슴이 더 두드러져 보이게 만든다. 이는 많은 여성의 운동 목표라고 해도 과언이 아니다.

이 책에서 소개하고 있는 탱탱한 엉덩이 만들기, 어깨 뒤로 펴기, 탄력 있는 복근 만들기 등의 운동 목표는 모두 건강하게 몸을 다듬을 수 있는 방법들이다. 하지만 허리 곡선을 살리는 것은 이와는 조금 다르다. 곡선을 살리는 것 자체는 어렵지 않지만 그로 인해 포기해야 할 것이 있다. 바로 추간판의 불필요한 긴장 증가다.

고관절 굴곡근(대요근)이 발달하면 허리의 아치가 선명해지며, 추간판이 앞으로 밀려난다. 그러면 요추 뒤쪽에 과도한 압박이 가해져서 요통이 생길 수 있고, 압박이나 마모 때문에 관절이 상할 수도 있다.

어떤 길을 갈지 선택하는 것은 자신의 몫이다. 그래도 허리 곡선을 살리고 싶다면 허리 근육을 강화하는 운동을 많이 실시할 것을 권장한다. 그래야 추간판이 받는 압박을 줄일 수 있다.

대부분 복근 운동을 통해 얻고자 하는 바는 크게 다음과 같이 두 가지로 나뉘는데, 본 섹션에서는 두 가지 운동법을 모두 소개한다.

- 허리의 자연스러운 정렬 유지하기
- 허리의 곡선을 더 두드러지게 만들기

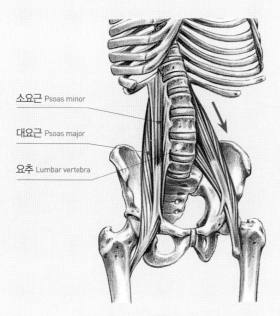

소요근 Psoas minor

대요근 Psoas major

요추 Lumbar vertebra

등에 곡선이 생길 때 대요근의 움직임

복근 웜업하기

복근 트레이닝은 운동 세션을 시작할 때 해도 좋고, 마칠 때 해도 좋다. 마칠 때 한다면 복근을 따로 웜업하지 않아도 된다. 하지만 복근 운동에 중량을 사용할 계획이라면 가벼운 중량으로 한 세트 이상 실시해서 복근을 풀어 주도록 하자. 만약 복근 트레이닝으로 세션을 개시할 생각이라면 적어도 크런치 한 세트는 가볍게 실시하고 어려운 운동으로 넘어가자.

복근 운동

여성에게 좋은 복근 운동의 종류는 크게 여섯 가지다.
1 크런치(Crunch)
2 레그 레이즈(Leg raise)
3 사이드 크런치(Side crunch)
4 트위스트(Twist)
5 스태틱 스태빌리티(Static stability)
6 플랭크(Plank)

위의 여섯 가지 운동에는 몇 가지 변형 운동이 있다. 이런 변형 운동을 활용하면 운동에 다양성을 부여할 수 있고, 자신의 해부학적 구조나 목표에 맞는 운동을 골라서 실시할 수 있다.

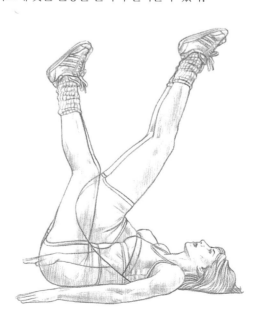

1 | 크런치 CRUNCH

크런치는 단일 관절 고립 운동이다. 주로 상복근을 자극하며, 주변 근육은 거의 동원하지 않는다.

운동법

바닥이나 벤치, 보수(BOSU) 볼 위에 누워서 다리를 굽히고, 발은 바닥이나 벤치 위에 올리자(발을 올리면 허리에 아치가 생기는 것을 방지할 수 있다). 양손은 머리 뒤나 옆에 댄다.

몸을 비틀지 않도록 주의하면서 천천히 어깨를 바닥에서 들고, 이어서 척추 상단도 들자. 정점에서 복근을 강하게 수축하며 2초간 정지한다. 천천히 출발점으로 돌아왔다가 부드럽게 다음 동작을 이어나가자.

폐의 공기를 비우면 수축이 강해지므로 복근을 수축할 때 숨을 내쉰다. 그리고 상체를 바닥으로 내리며 숨을 들이쉬자. 머리와 척추는 항상 같은 선에 놓여야 한다.

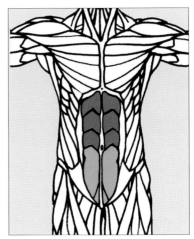

기초적인 크런치를 할 때

■ 일차적으로 자극되는 부위
■ 부차적으로 자극되는 부위

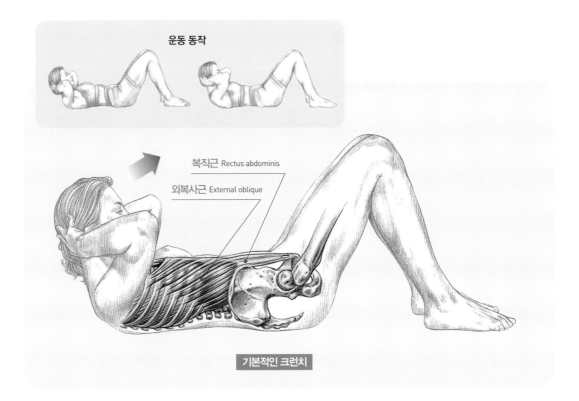

운동 동작

복직근 Rectus abdominis
외복사근 External oblique

기본적인 크런치

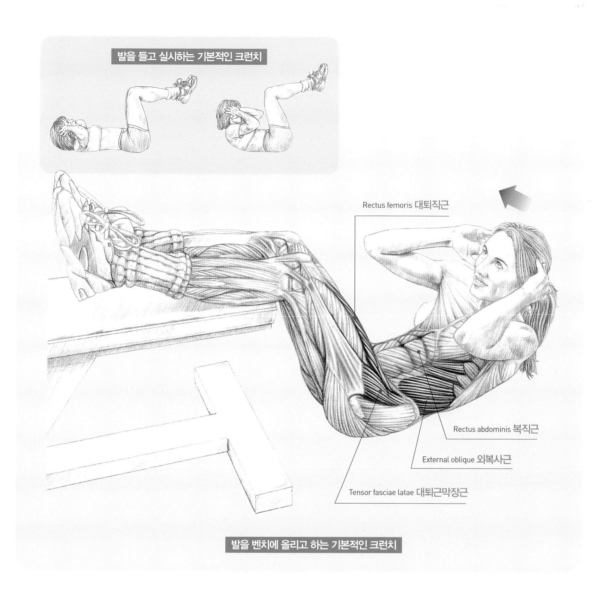

발을 들고 실시하는 기본적인 크런치

Rectus femoris 대퇴직근

Rectus abdominis 복직근

External oblique 외복사근

Tensor fasciae latae 대퇴근막장근

발을 벤치에 올리고 하는 기본적인 크런치

운동의 장점

▶ 크런치는 복근을 간단하게 자극할 수 있는 운동이며, 척추의 부담도 적다.

운동의 단점

▶ 크런치는 넓은 가동 범위로 근육을 자극할 수 있는 운동이 아니다. 가동 범위가 약 15센티미터 정도로 좁은 편이므로 제한된 가동 범위를 보완하기 위해서라도 매회 복근을 최대한 강하게 쥐어짜야 한다.

 더 쉽게 일어나려고 양손으로 뒤통수를 세게 당기면 경추를 다칠 수 있으니 주의하자.

TIP 1

● 상체 전체를 바닥에서 들어 가동 범위를 넓히고 싶은 마음이 들 수도 있다. 그러면 크런치가 아니라 싯업이 되는데, 싯업을 하면 복근의 자극이 줄어들고 허리의 긴장이 증가한다.

● 크런치의 가동 범위를 넓히고 싶으면 보수(BOSU) 볼이나 곡선으로 휜 벤치를 활용해 보자. 그러면 운동 난이도가 높아지고, 허리가 잘 지탱된다.

● 복근의 자극을 제대로 느끼려면 운동하는 내내 등을 살짝 둥글게 구부려야 한다.

● 호흡은 근육을 수축할 때 내쉬고, 이완할 때 들이쉰다.

● 변형 운동으로 크런치를 변형한 싯업 몇 가지를 소개한다. 하지만 싯업을 하면 척추의 위험 부담이 커진다는 사실을 명심하고, 싯업 대신 크런치를 해도 된다는 사실을 기억해 두자.

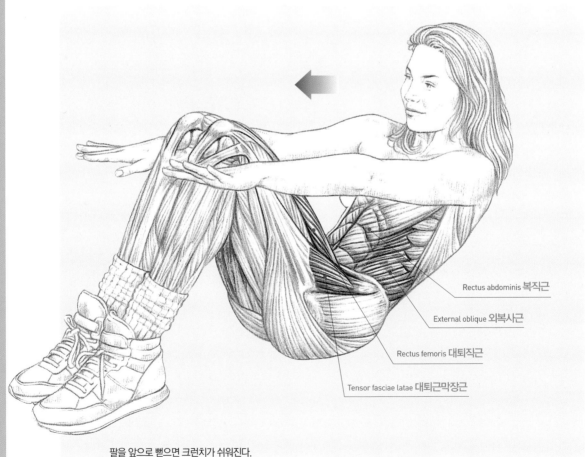

Rectus abdominis 복직근

External oblique 외복사근

Rectus femoris 대퇴직근

Tensor fasciae latae 대퇴근막장근

팔을 앞으로 뻗으면 크런치가 쉬워진다.

TIP 2

● 손을 놓는 위치에 따라 크런치의 난이도가 결정된다. 손을 머리 뒤에 대면 난이도가 높아지고, 가슴 앞에서 교차하면 난이도가 낮아지며, 몸 앞으로 팔을 뻗으면 난이도가 한층 더 낮아진다. 동작을 다음과 같이 조합 해서 운동해도 된다. 우선 양손을 머리 뒤에 대고 크런치를 하다가, 더 이상 반복하기 힘들면 팔을 앞으로 뻗 고 몇 회 더 반복한다.

● 목이 지나치게 당겨지는 것을 방지하려면 뒤통수에서 손을 깍지 끼지 말고, 머리 양쪽 귀 뒤에 손을 놓는다. 팔꿈치를 벌릴수록 난이도가 높아지며, 팔꿈치를 좁혀서 앞으로 당길수록 운동이 쉬워진다.

바른 자세

잘못된 자세

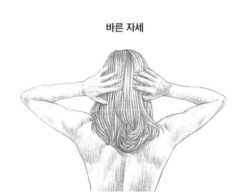 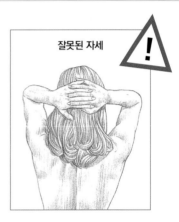

손을 올바른 위치에 대면 목이 보호되지만, 잘못된 위치에 놓으면 목이 위험에 노출된다.

TIP 3

● 원판을 사용해서 저항을 늘려보자. 머리 뒤로 들어도 되고, 가슴 앞으로 들어도 된다. 이 경우 너무 무거운 중 량은 사용하지 말고, 가슴 앞으로 들 때보다 머리 뒤로 들 때 저항이 훨씬 커진다는 사실만 기억해 두자.

● 크런치를 할 때는 고개를 젖혀서 천장을 보면 안 된다. 고개를 들면 허리에 아치가 생기기 때문이다. 복근 운 동을 할 때는 항상 고개를 앞으로 숙여서 복부에 시선을 고정하자. 하지만 목이 아플 정도로 지나치게 숙여선 안 된다.

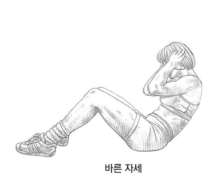 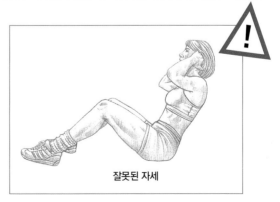

바른 자세   잘못된 자세

발을 고정한 변형 운동

● 벽을 활용하거나 파트너의 도움을 받아 발을 고정한 채로 크런치를 실시하면 허리 곡선을 더 두드러지게 만들 수 있지만, 척추 디스크의 압박이 증가한다. 또한 연구에 따르면 발을 고정하고 크런치나 싯업을 실시하면 발을 고정하지 않았을 때보다 대퇴직근과 고관절 굴곡근이 더 강하게 동원된다고 한다.[2]

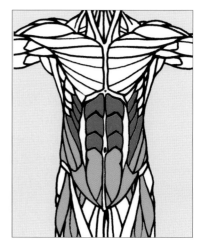

발을 고정하고 크런치를 할 때

■ 일차적으로 자극되는 부위
■ 부차적으로 자극되는 부위

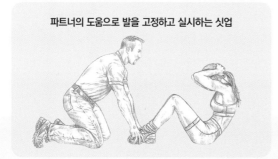

파트너의 도움으로 발을 고정하고 실시하는 싯업

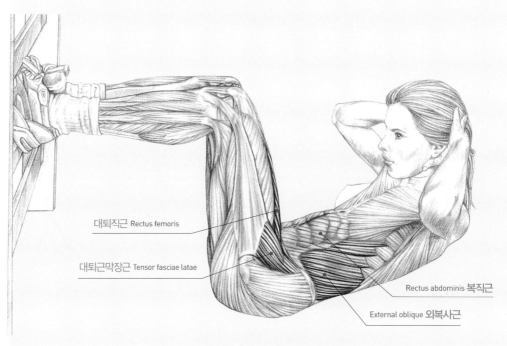

대퇴직근 Rectus femoris

대퇴근막장근 Tensor fasciae latae

Rectus abdominis 복직근

External oblique 외복사근

벽에 발을 고정하고 실시하는 크런치

● 운동의 난이도를 높이려고 바닥이 아닌 인클라인 벤치에서 운동할 때는 발을 고정해야 몸이 안정된다. 또한 벤치의 경사가 가파를수록 상체를 들 때 복부가 받는 저항이 커진다.

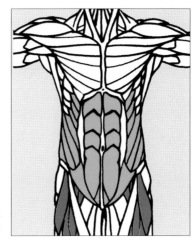

인클라인 벤치에서 크런치나 싯업을 할 때

■ 일차적으로 자극되는 부위
■ 부차적으로 자극되는 부위

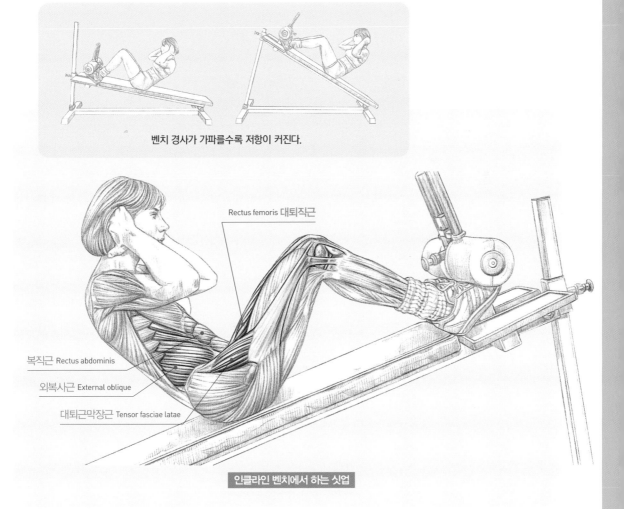

벤치 경사가 가파를수록 저항이 커진다.

Rectus femoris 대퇴직근

복직근 Rectus abdominis

외복사근 External oblique

대퇴근막장근 Tensor fasciae latae

인클라인 벤치에서 하는 싯업

복사근을 자극하는 변형 운동

● 크런치로 복사근을 더 잘 자극하려면 상체를 좌우로 살짝 비틀면서 일어나보자. 이처럼 트위스트 크런치를 할 때도 팔을 앞으로 뻗으면 운동이 쉬워지고, 양손을 머리 뒤에 대면 어려워진다. 또한 발을 바닥에 붙이면 운동이 쉬워지고, 공중에 들면 어려워진다.

● 왼쪽 복사근을 자극하려면 복근의 힘을 사용해서 오른손이나 오른쪽 팔꿈치를 왼쪽 무릎을 향해 뻗자. 팔꿈치를 무릎에 닿게 할 필요는 없다. 대부분 중간쯤에서 동작이 멈춘다. 수축을 2초간 유지한 후에 아래로 내려오자. 복근의 긴장이 풀리는 것을 방지하려면 바닥으로 완전히 내려와 머리가 땅에 닿게 하면 안 된다. 어깨는 항상 바닥에서 살짝 들자. 왼쪽으로 운동을 마쳤으면 오른쪽으로 실시한다.

● 동작할 때 어깨를 돌리면서 한쪽 다리를 상체를 향해 당겨도 좋다. 이 운동은 다리 동작이 자전거 페달을 밟는 동작과 비슷하다고 해서 '바이시클 크런치'라고도 한다. 이렇게 운동하면 복사근이 더 강하게 수축하기 때문에 운동 난이도가 높아진다.

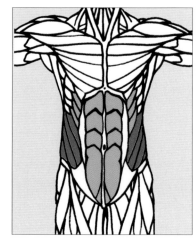

트위스트 크런치를 할 때

■ 일차적으로 자극되는 부위
■ 부차적으로 자극되는 부위

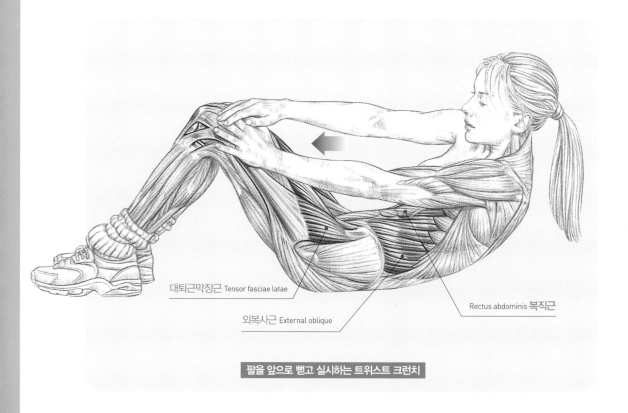

대퇴근막장근 Tensor fasciae latae

외복사근 External oblique

Rectus abdominis 복직근

팔을 앞으로 뻗고 실시하는 트위스트 크런치

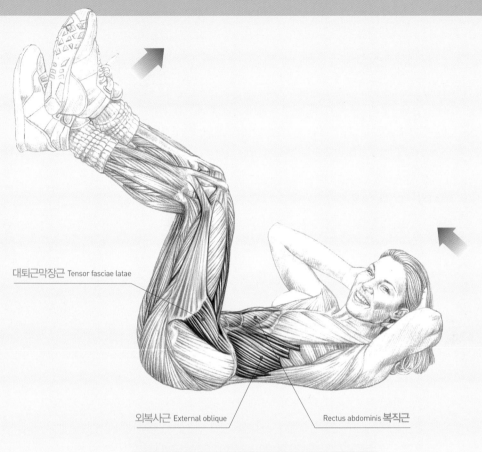

대퇴근막장근 Tensor fasciae latae

외복사근 External oblique

Rectus abdominis 복직근

발을 들고 양손을 뒤통수에 대고 실시하는 트위스트 크런치

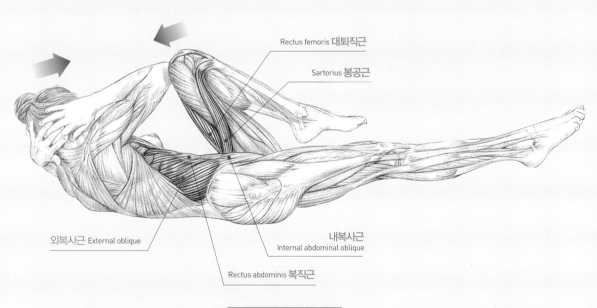

Rectus femoris 대퇴직근

Sartorius 봉공근

외복사근 External oblique

내복사근
Internal abdominal oblique

Rectus abdominis 복직근

트위스트 바이시클 크런치

머신을 사용한 변형 운동

● 복근 운동을 위한 머신의 종류는 다양하지만 안타깝게도 설계가 잘못된 머신이 많다. 좋은 머신을 사용하면 복근에 가할 저항을 정밀하게 선택할 수 있으므로, 복근을 잘 수축할 수 있는 머신을 찾았다면 사용해도 좋다. 하지만 운동할 때 느낌이 이상하다면, 특히 허리에 불편함이 느껴진다면 차라리 그냥 크런치를 하는 것이 낫다.

● 복근 머신이 없다면 케이블 머신의 하이-풀리를 사용해서 저항을 조절해 보자. 맨몸으로 하는 크런치가 질렸을 때 복근 머신이나 풀리를 활용하면 운동에 신선함을 불어넣을 수 있다.

● 앱 롤러(ab-roller)처럼 잘 만들어진 복근 운동 기구로 머신을 대체해도 좋다.

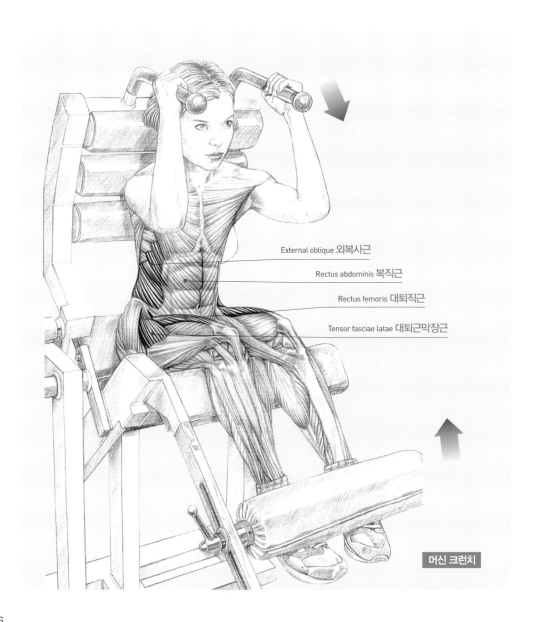

External oblique 외복사근

Rectus abdominis 복직근

Rectus femoris 대퇴직근

Tensor fasciae latae 대퇴근막장근

머신 크런치

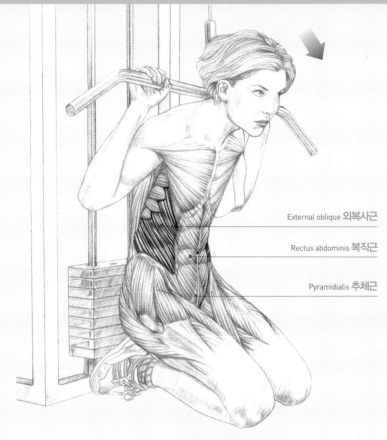

External oblique 외복사근

Rectus abdominis 복직근

Pyramidialis 추체근

하이-풀리 크런치

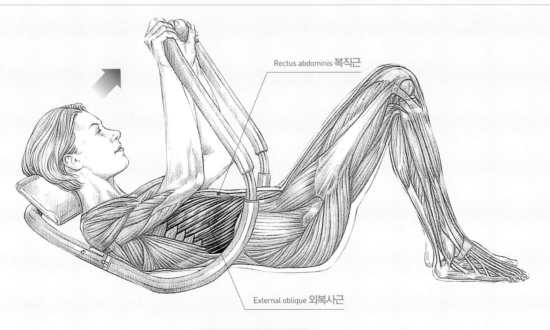

Rectus abdominis 복직근

External oblique 외복사근

앱 롤러를 사용한 크런치

2 | 레그 레이즈 LEG RAISE

레그 레이즈는 종류가 다양해서 모두 같은 유형의 운동으로 분류할 수 없다. 다리를 곧게 펴고 하는 레그 레이즈는 단일 관절 고립 운동으로 분류하고, 다리를 굽히고 하는 레그 레이즈는 복합 관절 운동으로 분류한다. 레그 레이즈는 복근뿐만 아니라 고관절 굴곡근을 동원하고, 올바르게 실시하면 복벽 전체가 자극되며, 특히 하복부가 중점 자극된다.

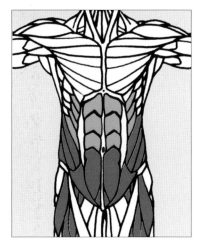

레그 레이즈를 할 때
■ 일차적으로 자극되는 부위
■ 부차적으로 자극되는 부위

운동법

레그 레이즈는 바닥에 누워서(가장 쉬운 난이도), 앉아서(중간 난이도), 혹은 풀업 바에 매달려서(최고 난이도) 실시할 수 있다.

- **라잉 레그 레이즈(리버스 크런치)**: 바닥에 누워서 팔을 몸 옆에 내려놓고 다리를 90도로 굽힌다(다리를 쭉 편 상태에서 위로 들어 올린다). 그다음 엉덩이와 허리를 차례대로 바닥에서 들어 올린다. 몸을 위로 천천히 말다가 등 상단이 바닥에서 들릴 것 같으면 정지한다. 동작할 때 하복근을 흉근에 닿게 한다고 생각하자. 실제로 닿지는 않겠지만 이런 상상을 하면 동작을 올바르게 수행할 수 있다.

  정점에서 복근을 강하게 수축하며 적어도 2초간 멈춰 있자. 천천히 출발점으로 돌아오되 근육의 긴장이 풀리지 않도록 엉덩이가 땅에 닿기 전에 멈춘다. 운동하는 도중에는 목이 움직이지 않도록 주의하고, 시선은 정면에 고정하자.

  다리를 아주 살짝만 드는 레그 레이즈도 있지만 그런 변형 운동은 복근을 탄탄하게 만드는 데 큰 도움이 안 된다.

- **시티드 레그 레이즈(시티드 니업)**: 벤치 가장자리에 앉아서 벤치를 손으로 잡아 몸을 완벽히 안정시키고, 무릎을 90도로 굽힌 상태에서 하복근을 위로 말자. 다리를 위로 드는 대신 등을 둥글게 굽혀서 하복근이 상복근을 위로 밀어 올리게 한다. 이때 가동 범위는 몇 센티미터에 불과하다. 정점에서 복근을 강하게 수축하며 적어도 2초간 멈춰 있다가 출발점으로 천천히 돌아온 다음 동작을 반복한다.

  이 변형 운동의 가장 큰 문제점은 복근을 아래에서 위로 말기 힘들다는 것이다. 또한 허리에 가해지는 하중이 척추의 가동성을 떨어뜨린다. 몸을 잘 말지 못하는 사람은 복근이 아닌 다른 근육이 운동을 대신 해 버릴 수도 있다.

- **행잉 레그 레이즈:** 레그 레이즈의 난이도를 높이려면 풀업 바에 매달려서 실시해 보자. 우선 바를 어깨너비 정도의 오버 그립(양손 엄지손가락이 마주 보는)으로 잡고, 다리를 들어서 넓적 다리가 바닥과 평행이 되게 한다. 다리는 곧게 뻗어도 좋고(고난도), 종아리를 넓적다리 밑으로 접어도 좋다(저난도). 또는 두 동작을 연이어 실시해도 된다. 우선 다리를 곧게 뻗고 하다가 실패 지점에 도달하면 다리를 굽혀서 몇 회 더 반복하는 것이다.

  하복근의 힘으로 골반을 위로 말고, 가슴을 향해 무릎을 당기자. 골반을 최대한 위로 들면서 몸을 최대한 말아준다. 1초간 버텼다가 골반을 아래로 내리되, 넓적다리가 바닥과 평행이 되는 지점 밑으로 내려오지 않도록 주의하자.

  이 변형 운동을 처음 실시할 때 가장 힘든 점은 몸의 흔들림을 방지하는 것이다. 트레이닝 경험이 쌓이면 몸을 안정시키는 방법을 자연스럽게 터득할 수 있을 것이다. 경우에 따라 특수 제작된 복근 벤치나 의자를 사용해도 된다. 이런 기구에는 등받이가 있어서 위에 매달려도 몸을 잘 안정시킬 수 있다.

장점

▶ 하복근은 자극하기 가장 힘든 근육 중 하나다. 레그 레이즈는 그런 하복근을 자극하는 방법을 터득하기 가장 좋은 운동이다.

단점

▶ 이 운동은 올바르게 실시하는 사람보다 잘못 실시하는 사람이 더 많다. 척추 하단에 당기는 느낌이 든다면 자세가 잘못되었다는 뜻이다. 하복근을 제대로 수축할 수 있을 정도로 운동에 숙달하려면 시간이 필요하다.

 고관절 굴곡근을 지나치게 사용하면 척추 디스크가 스트레스를 받는데, 이미 디스크가 손상된 사람은 이때 통증을 느낄 수도 있다.

TIP

- 허리에 아치를 만들면 엉뚱한 근육이 자극되고, 허리 디스크도 눌린다. 이 운동의 목적은 다리를 위로 드는 것이 아니라 엉덩이를 위로 드는 것이다. 그러면 넓적다리는 알아서 들린다.

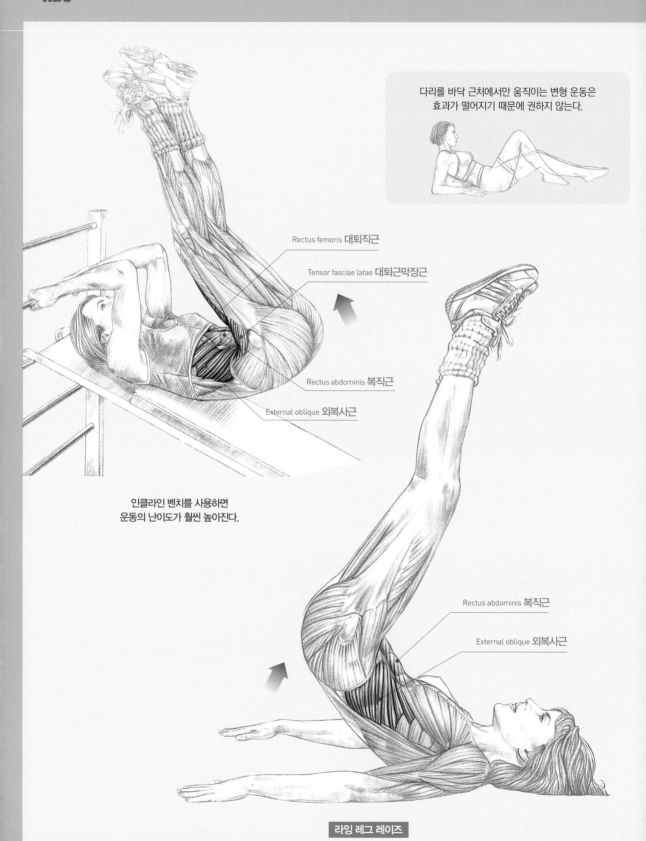

다리를 바닥 근처에서만 움직이는 변형 운동은
효과가 떨어지기 때문에 권하지 않는다.

Rectus femoris 대퇴직근

Tensor fasciae latae 대퇴근막장근

Rectus abdominis 복직근

External oblique 외복사근

인클라인 벤치를 사용하면
운동의 난이도가 훨씬 높아진다.

Rectus abdominis 복직근

External oblique 외복사근

라잉 레그 레이즈

운동 동작

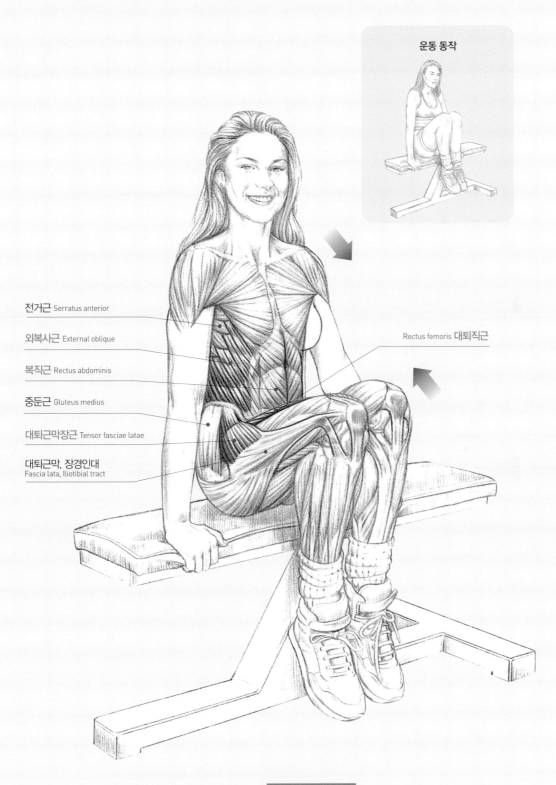

전거근 Serratus anterior

외복사근 External oblique

복직근 Rectus abdominis

중둔근 Gluteus medius

대퇴근막장근 Tensor fasciae latae

대퇴근막, 장경인대
Fascia lata, Iliotibial tract

Rectus femoris 대퇴직근

시티드 레그 레이즈

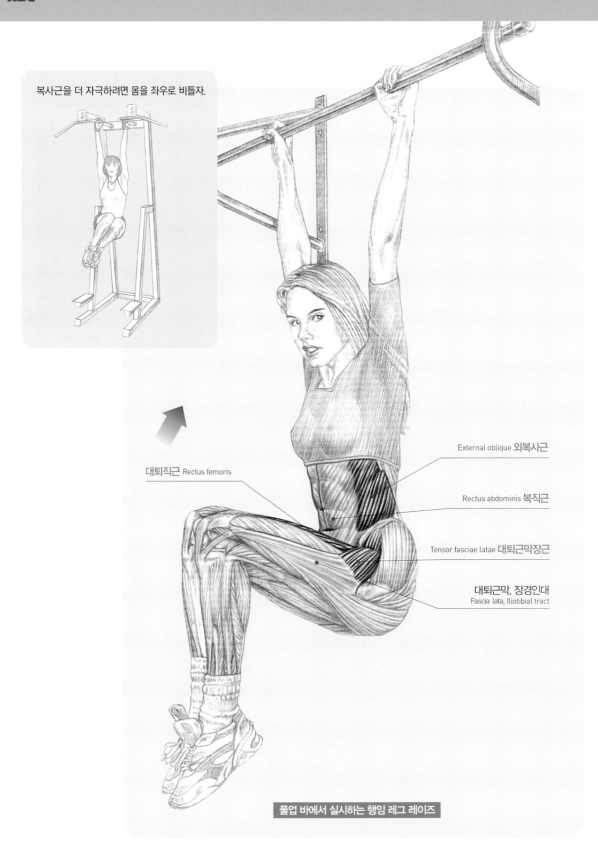

복사근을 더 자극하려면 몸을 좌우로 비틀자.

대퇴직근 Rectus femoris

External oblique 외복사근

Rectus abdominis 복직근

Tensor fasciae latae 대퇴근막장근

대퇴근막, 장경인대
Fascia lata, Iliotibial tract

풀업 바에서 실시하는 행잉 레그 레이즈

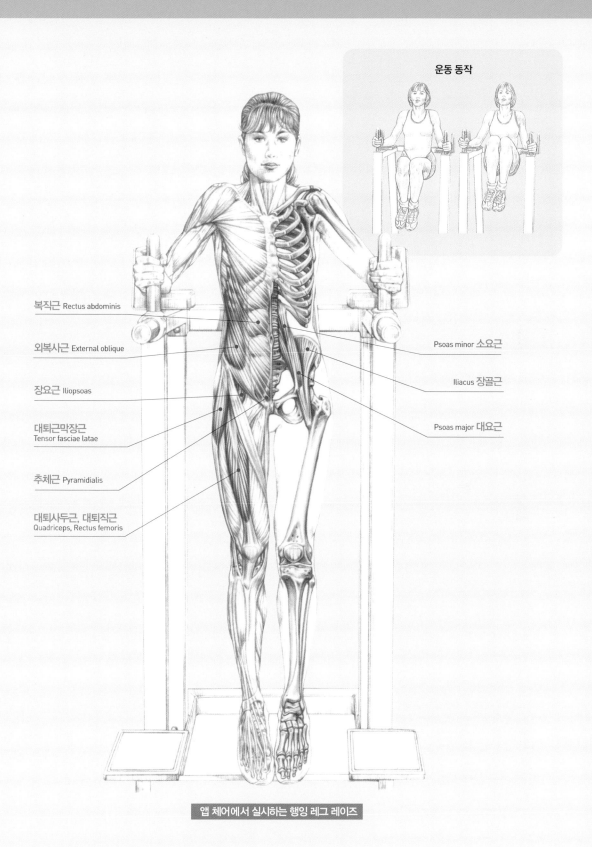

운동 동작

복직근 Rectus abdominis

외복사근 External oblique

장요근 Iliopsoas

대퇴근막장근
Tensor fasciae latae

추체근 Pyramidialis

대퇴사두근, 대퇴직근
Quadriceps, Rectus femoris

Psoas minor 소요근

Iliacus 장골근

Psoas major 대요근

앱 체어에서 실시하는 행잉 레그 레이즈

3 사이드 크런치 SIDE CRUNCH

사이드 크런치는 단일 관절 고립 운동으로 분류한다. 복사근 외에 복사근 주변 근육이나 복직근은 거의 동원되지 않는다.

사이드 크런치와 앞에서 설명한 트위스트 크런치의 차이점은 뒤가 아니라 옆으로 눕는다는 점이다. 사이드 크런치는 복직근과 복사근을 모두 동원하는 트위스트 크런치보다 복사근을 더 잘 고립한다.

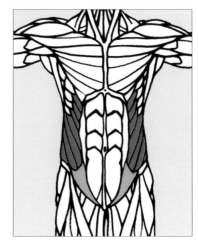

사이드 크런치를 할 때
■ 일차적으로 자극되는 부위
■ 부차적으로 자극되는 부위

운동법

바닥에 왼쪽으로 누워 오른손으로 뒤통수를 받치자. 그다음 복사근을 사용해 오른쪽 팔꿈치를 오른쪽 엉덩이를 향해 당긴다. 그러면 왼쪽 어깨가 바닥에서 약 2.5센티미터 정도 들릴 것이다. 그 자세를 1~2초간 유지했다가 상체를 바닥으로 내리자. 복사근의 긴장이 풀리지 않게 하려면 왼쪽 어깨는 바닥으로 내리되 머리는 내리지 않는다. 왼쪽으로 한 세트를 마쳤으면 곧이어 오른쪽으로 실시한다.

운동의 장점

▶ 복사근을 자극하는 최고의 운동이다.

▶ 올바르게 실시하면 근육을 운동하는 느낌이 곧장 느껴진다.

운동의 단점

▶ 무거운 중량으로 사이드 크런치를 실시하면 근육의 크기가 커지는데, 거대한 복사근과 굵은 허리를 원하는 여성은 거의 없다. 근력을 요하는 스포츠를 하고 있지 않다면 복사근 운동에 지나치게 무거운 중량을 사용하지 말자. 가벼운 중량으로 많은 횟수를 반복하면 복사근 주변의 지방을 제거할 수 있다.

 허리에 아치를 만들면 엉뚱한 근육이 자극되고 허리 디스크도 눌리게 된다. 또한 몇 회 더 반복하겠다고 고개를 확 비틀지 말자. 그렇게 하다가는 경추를 다칠 수도 있으므로 주의한다.

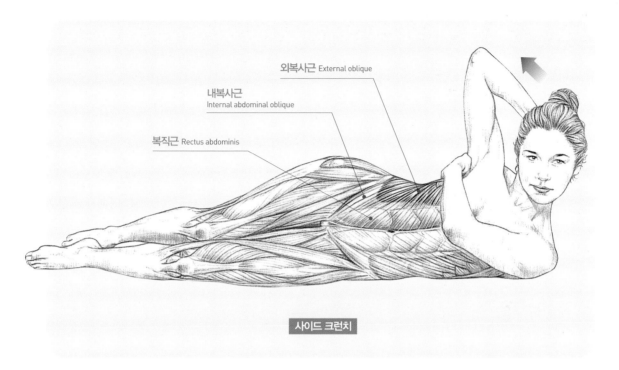

외복사근 External oblique

내복사근
Internal abdominal oblique

복직근 Rectus abdominis

사이드 크런치

TIP

● 복사근을 수축하면서 상체를 뒤에서 앞으로 살짝 비틀자. 이 운동은 애초에 일직선으로 움직이는 운동이 아니다.

● 왼손을 복사근에 올려서 근육을 더 잘 느껴 보자.

● 사이드 크런치를 루틴 제일 처음에 배치하지 말자. 복사근 운동은 루틴 초반보다 마지막에 실시하는 것이 좋다. 복직근 발달에 우선순위를 둬야 하기 때문이다.

변형 운동

● 손을 놓는 위치에 따라 운동의 저항이 결정된다. 여기서 소개한 자세(손을 뒤통수에 댄)는 저항이 중간 정도다. 저항을 더 높이려면 팔을 머리 옆으로 쭉 뻗자. 반대로 저항을 낮추려면 넓적다리 옆으로 뻗어서 몸과 평행이 되게 하자.

● 디센딩 세트를 활용해도 좋다. 우선 머리 옆으로 팔을 뻗고 운동하다가 더 반복하기 힘들어지면 손을 머리 뒤에 대고 몇 회 더 반복하자. 다시 실패 지점에 도달하면 팔을 다리 옆으로 뻗어서 운동을 지속하자. 이런 디센딩 세트를 활용하면 근육을 아주 피로하게 만들 수 있다. 양쪽으로 한 세트만 해도 충분하기 때문에 시간도 절약된다.

머신을 이용한 변형 운동

- 앱 롤러를 사용해서 사이드 크런치를 해도 된다. 그러면 올바른 가동 범위와 운동 경로를 익힐 수 있다.
- 난이도를 높이려면 로만 체어 머신에서 사이드 크런치를 해 보자.

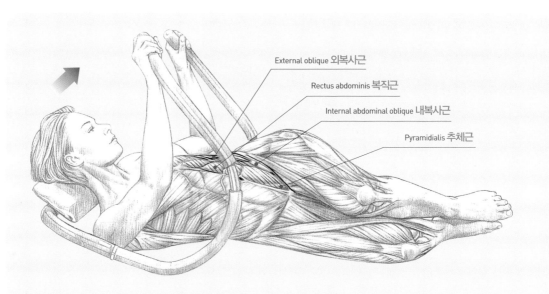

External oblique 외복사근
Rectus abdominis 복직근
Internal abdominal oblique 내복사근
Pyramidialis 추체근

복근 운동 기구인 앱 롤러를 활용하면 올바른 수축 경로를 익힐 수 있다.

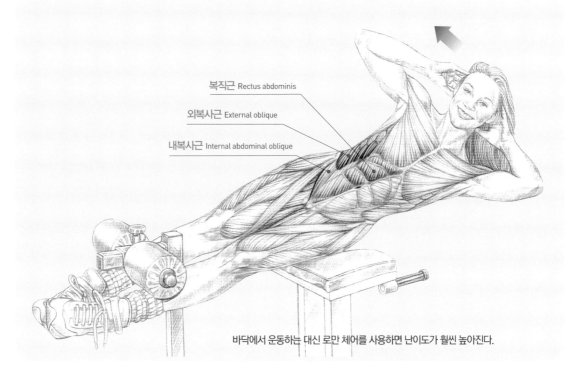

복직근 Rectus abdominis
외복사근 External oblique
내복사근 Internal abdominal oblique

바닥에서 운동하는 대신 로만 체어를 사용하면 난이도가 훨씬 높아진다.

● 덤벨이나 케이블 로우-풀리를 사용해서 복사근을 자극하는 스탠딩 사이드 벤드는 절대로 하지 말자. 척추에 불필요한 부담을 주며 등의 자세도 어색해지기 때문이다. 스탠딩 사이드 벤드는 척추로 엄청난 긴장을 견디며 근력을 사용해야 하는 스포츠를 하는 사람에게 유용한 운동이다. 굳이 해야 한다면 로우-풀리 대신 하이-풀리를 이용해 허리의 압박을 줄이자. 또한 신체 양쪽을 따로 운동하는 것도 정말 중요하다. 덤벨을 사용할 때도 두 개를 동시에 사용하면 안 된다.

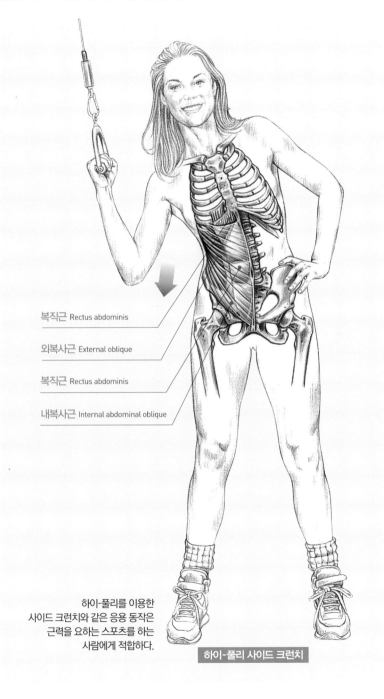

복직근 Rectus abdominis

외복사근 External oblique

복직근 Rectus abdominis

내복사근 Internal abdominal oblique

하이-풀리를 이용한
사이드 크런치와 같은 응용 동작은
근력을 요하는 스포츠를 하는
사람에게 적합하다.

하이-풀리 사이드 크런치

4 | 트위스트 TWIST

상체를 비트는 트위스트는 단일 관절 고립 운동으로 분류한다. 복사근 외의 다른 근육은 거의 동원되지 않는다. 이 운동의 가장 큰 장점은 축 늘어진 뱃살을 그 어떤 운동보다 잘 공략한다는 것이다.

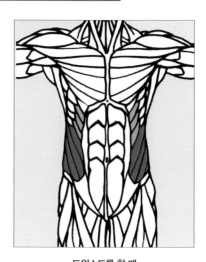

트위스트를 할 때
■ 일차적으로 자극되는 부위
■ 부차적으로 자극되는 부위

운동법

● **막대를 사용한 트위스트**: 벤치에 앉거나 선 자세에서 어깨에 막대를 걸치고, 좁은 가동 범위를 사용하여 몸을 좌우로 천천히 돌리자. 몸을 갑자기 홱 비틀지는 말아야 한다. 무거운 중량을 사용하는 것보다 적당한 중량의 바를 어깨에 걸치고 비틀면서 측면에 자극을 잘 주는 것이 중요하다.

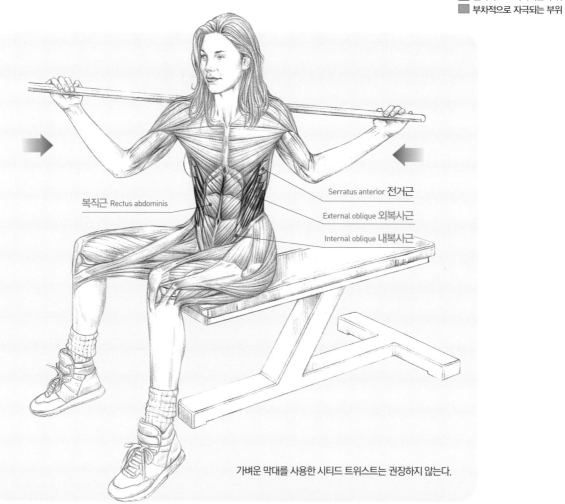

복직근 Rectus abdominis
Serratus anterior 전거근
External oblique 외복사근
Internal oblique 내복사근

가벼운 막대를 사용한 시티드 트위스트는 권장하지 않는다.

- **탄력밴드를 사용한 트위스트**: 어깨높이 정도의 고정된 물체에 밴드를 묶고, 서서 양손으로 밴드를 잡고 앞으로 나가자. 밴드가 고정된 지점에서 멀어질수록 저항이 커진다. 다리를 벌려서 안정감을 높이고, 몸을 오른쪽에서 왼쪽으로 회전한다. 45도 이상으로 회전하지는 말자. 오른쪽으로 운동을 마쳤으면 즉각 왼쪽으로 실시한다.

- **머신을 사용한 트위스트**: 머신의 종류에 맞게 앉거나, 서거나, 무릎을 꿇어서 자세를 잡고 왼쪽에서 오른쪽으로 몸을 천천히 비틀자. 지나치게 넓은 가동 범위를 사용하지 않도록 주의하고 반대쪽으로도 실시한다.

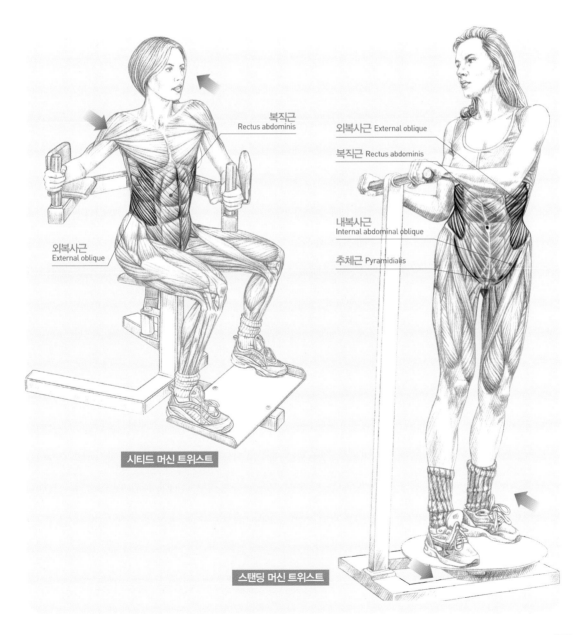

복직근
Rectus abdominis

외복사근
External oblique

외복사근 External oblique

복직근 Rectus abdominis

내복사근
Internal abdominal oblique

추체근 Pyramidialis

시티드 머신 트위스트

스탠딩 머신 트위스트

운동의 장점

▶ 뱃살을 직접 공략할 수 있는 몇 안 되는 운동이다. 그래도 뱃살은 웬만해선 잘 빠지지 않는다. 올바른 식이 요법과 복근에 특화된 운동을 같이 실시해야 한다.

운동의 단점

▶ 등의 문제 증상을 악화시킬 수 있는 운동이다. 요추나 허리 추간판에 조금이라도 문제가 있다면 몸통을 회전하는 동작은 절대 실시하지 말자.

 최대 가동 범위를 사용해서 폭발적으로 동작하면 척추가 급격히 손상될 수 있으므로 주의한다.

TIP

● 저항이 측면에서 가해지는 방식으로만 운동하자. 어깨에 바를 걸치고 몸을 좌우로 거칠게 비틀면 척추만 손상된다. 바에 중량을 끼우면 더 그렇다.

● 가동 범위를 최대한 넓히려고 노력할 필요가 없다. 제한된 가동 범위를 사용하자(양쪽으로 각각 25센티미터 이하). 가동 범위가 좁은 대신 운동 속도를 늦춰서 운동 효과를 높이자.

● 천천히, 세트당 많은 횟수(예를 들어 25회)를 반복하자. 매일 2~4세트만 실시해도 뱃살을 효과적으로 뺄 수 있다.

프리웨이트 vs 머신

막대 대신 머신을 사용하면 트위스트를 더 쉽게 할 수 있다. 또한 저항이 측면에서 가해지기 때문에 복사근도 강하게 수축된다. 머신을 구하기 힘들다면 탄력밴드만 잘 사용해도 저항을 가할 수 있다.

변형 운동

● 바닥에 누워서 트위스트를 해 보자. 이때는 상체가 아닌 하체를 비틀자. 다리는 굽혀도 되고(저난도), 쭉 펴도 된다(고난도). 복근을 제대로 자극하려면 무릎을 내릴 때 머리와 어깨가 바닥에서 떨어지지 않아야 한다.

● 풀업 바에 매달려서 다리를 굽히거나(저난도) 편 채로(고난도) 트위스트를 해 보자. 다리를 왼쪽과 오른쪽으로 번갈아 들면 복사근이 강하게 자극된다. 이 변형 운동을 루틴 말미에 실시하면 척추의 압박이 줄어드는 효과도 볼 수 있다.

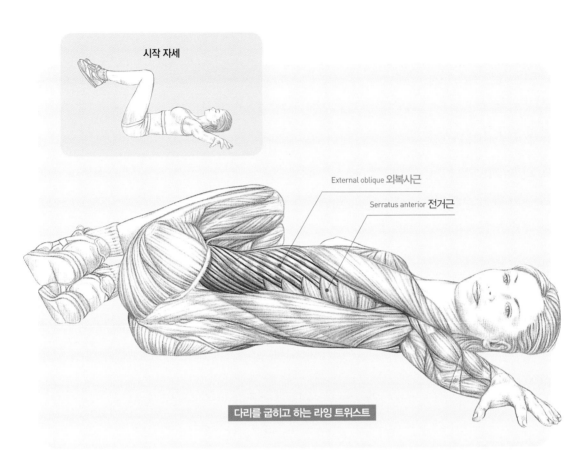

시작 자세

External oblique 외복사근

Serratus anterior 전거근

다리를 굽히고 하는 라잉 트위스트

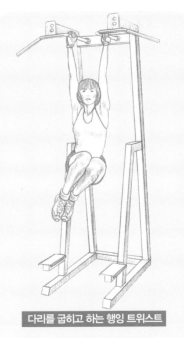

다리를 굽히고 하는 행잉 트위스트

5 스태틱 스태빌리티 STATIC STABILITY

이 정적 운동은 복횡근과 복사근, 척추를 지탱하는 수많은 코어 심부 근육을 자극한다.

운동법

벽에 허리를 최대한 강하게 밀착하고 양발은 벽에서 약 50센티미터 정도 떨어진 곳에 놓자. 자세를 잡았으면 좁은 보폭으로 벽을 향해 발을 옮긴다. 움직일 때도 항상 허리는 벽에 붙어 있어야 한다. 더 이상 허리를 붙이고 있기 힘든 시점에 도달하면 발을 멈추고 그 상태를 최소 20초간 유지하자.

운동의 장점

▶ 이 운동을 꾸준히 하면 척추를 지탱하는 코어 근육이 단련돼서 요통이 방지된다.

운동의 단점

▶ 이 운동은 너무 쉬워 보여서 시도하지 않는 경우가 많다.

> **TIP**
> ● 동작이 쉬워 보이겠지만 복근에 아주 강한 수축을 느낄 수 있다. 코어 근육은 이처럼 강한 수축에 익숙하지 않기 때문에 코어가 너무 빨리 지쳐서 놀랄 수도 있을 것이다.

변형 운동

● 선 자세로 15초를 버티기 힘들면 바닥에 누워서 다리를 90도로 굽히고 실시해 보자. 발을 바닥에 붙이고 누운 상태에서 허리에 아치가 생기지 않도록 주의하며, 천천히 좁은 보폭으로 다리를 뻗는다. 동작 시 요추를 최대한 강하게 바닥에 밀착하는 것을 목표로 삼자. 허리가 바닥에서 들릴 것 같으면 다리 뻗기를 중단하고 다시 돌아온다. 동작할 때 허리를 바닥에 붙이려고 뒤꿈치로 바닥을 밀면 안 된다. 이 운동이 너무 쉬워지면 일어나서 벽에 기대고 동작을 실시하자.

● 벽에서 하는 운동도 쉬워지면 저항 밴드를 허리에 두르고 앞에 고정한 다음 실시해 보자.

프리웨이트 vs 머신

복횡근을 직접 수축할 수 있는 머신은 없다. 이 운동은 도구가 필요 없기 때문에 집에서도 언제든 쉽게 실시할 수 있다.

6 | 플랭크 PLANK

플랭크는 코어 근육을 대부분 동원하며, 장소에 구애 없이 언제든 원할 때마다 실시할 수 있다. 플랭크를 할 수 있는 머신은 따로 없다.

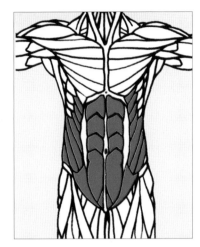

플랭크를 할 때 자극되는 부위

운동법

바닥에 엎드리자. 팔꿈치와 팔뚝, 발바닥 앞쪽과 발끝으로 몸을 지탱한다. 이렇게 멈춘 자세를 적어도 15초간 유지하면서 몸을 최대한 곧게 펴자.

운동의 장점

▶ 별다른 도구가 필요 없는 등척성 운동이라서 운동에 많은 시간이 들지 않는다.

▶ 선의의 경쟁을 하기 좋은 운동이다. 친구들과 플랭크를 누가 제일 오래 하는지 시합해 보자.

운동의 단점

▶ 등척성 운동은 복근의 외관을 예쁘게 만들어 주는 운동은 아니다. 하지만 격투기나 신체 접촉이 잦은 팀 스포츠를 한다면 이 운동을 실시해 코어를 튼튼하게 만드는 것이 좋다.

 숨을 참으면 운동이 쉽게 느껴지겠지만 절대로 숨을 참으면 안 된다. 숨 쉬는 것이 힘들면 숨을 짧게 끊어서 내쉬자.

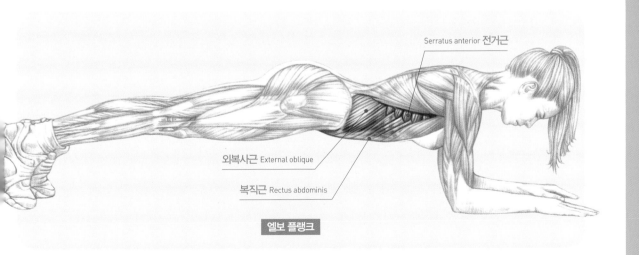

Serratus anterior 전거근

외복사근 External oblique

복직근 Rectus abdominis

엘보 플랭크

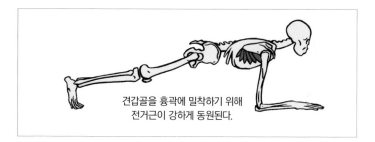

견갑골을 흉곽에 밀착하기 위해
전거근이 강하게 동원된다.

TIP

- 바닥에 손바닥을 댔을 때 통증이 조금이라도 느껴지면 주먹을 쥐고, 손을 중립 위치(새끼손가락만 바닥과 닿게)에 놓자.
- 머리의 무게가 불편하게 느껴지면 고개를 숙여서 손 위에 머리를 내려놓자.
- 매트나 수건 등을 사용하면 팔뚝에 통증이 거의 느껴지지 않는다.
- 운동을 쉽게 하려고 허리에 아치를 만들지 말자. 허리를 활처럼 심하게 굽히면 추간판이 눌릴지도 모른다.
- 최근 발표된 연구 결과에 따르면 플랭크 시 복부를 움푹 들어가게 하면 운동 효과가 3배나 증가한다고 한다.[3]

변형 운동

- 난이도를 높이려면 파트너에게 부탁해서 등에 원판을 올리자. 파트너가 직접 등에 앉아도 된다.
- 복사근을 더 강하게 자극하려면 옆으로 실시해도 된다. 아래쪽 손으로 앞쪽 바닥을 짚어 몸을 지탱해 보자.

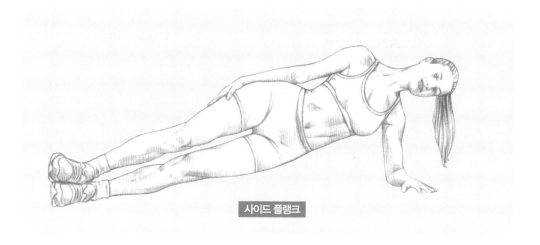

사이드 플랭크

복부를 납작하게 유지하려면 복근을 너무 자주 스트레칭하지 말자. 약간 통통한 배를 원한다면 때때로 스트레칭해도 된다. 아래의 스트레칭은 너무 많이 반복하거나 너무 넓은 가동 범위로 실시하면 안 된다.

바닥에 엎드려서 배를 바닥에 깔고, 손으로 바닥을 짚어서 상체 윗부분을 들어 올리자. 그 상태로 최소 15초간 멈춰서 자세를 유지한다.

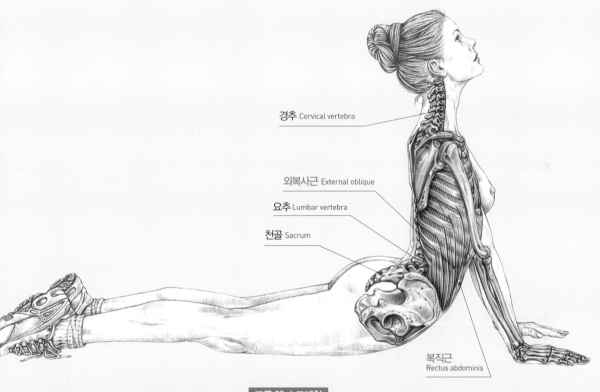

경추 Cervical vertebra

외복사근 External oblique

요추 Lumbar vertebra

천골 Sacrum

복직근 Rectus abdominis

프론 앱 스트레칭

TIP

- 동작할 때 고개를 너무 뒤로 젖히거나 허리를 지나치게 아치형으로 만들지 않는다.
- 복부 스트레칭은 요추 관련 질환이 있는 사람은 실시하면 안 된다.
- 응용 동작으로 두 다리는 바닥에 둔 채로 두 손을 벤치 위에 두고 스트레칭하거나 짐볼에 누운 채로 스트레칭할 수 있다.

어깨의 해부학적 형태

삼각근은 팔을 사방으로 움직일 때 사용되는 근육이다. 또한 외관상으로 보면 어깨는 사람의 체구를 좌우한다.

삼각근은 일반적으로 다음과 같이 세 부위로 나눈다.

1 팔을 앞이나 머리 위로 드는 어깨 전면 근육

2 팔을 옆으로 드는 어깨 측면 근육

3 팔을 뒤로 당기는 어깨 후면 근육

삼각근은 어깨 관절만 지나는 단관절 근육이다. 하지만 머리가 여러 개라서 다양한 각도에서 자극할 수 있다. 팔을 앞으로, 머리 위로, 옆으로, 뒤로 드는 식으로 변화를 주면 된다.

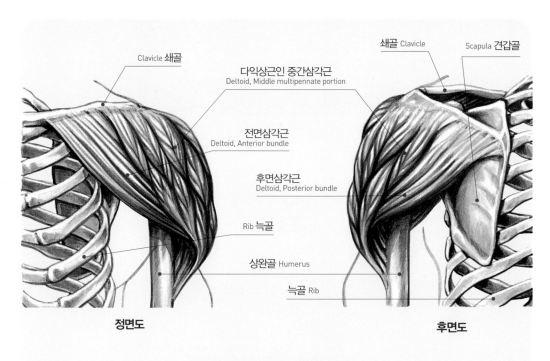

정면도

후면도

삼각근을 앞에서 본 모습과 뒤에서 본 모습

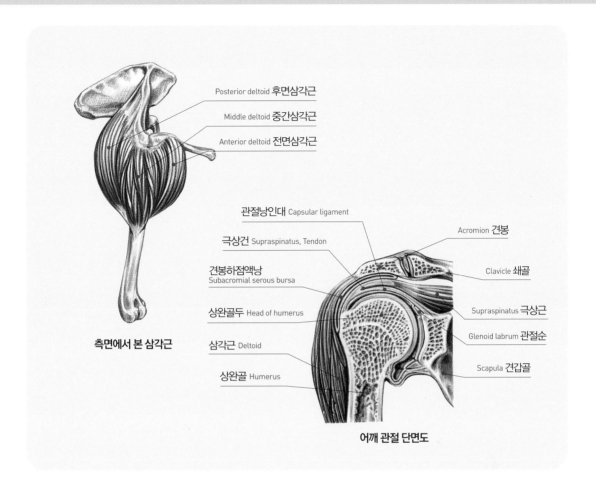

측면에서 본 삼각근

어깨 관절 단면도

여성만을 위한 어드바이스

앉아서 보내는 시간이 많은 여성들의 경우 대부분 삼각근이 앞쪽으로 굽어 있어 요통이 발생할 수 있다. 어깨를 단련하면 자세가 교정되어 요통을 방지할 수 있고, 어깨의 곡선이 드러나면서 가슴이 위로 올라가고 키도 커 보인다.

오랜 시간 앉아서 생활하는 현대인들은 대부분 어깨 앞쪽과 뒤쪽의 균형이 구조적으로 맞지 않는다. 근육의 균형이 깨진 상태에서 잘못 설계된 웨이트 트레이닝 프로그램을 실시하면 증상이 더 악화될 수 있다.

이런 불균형을 직접 측정해 수치화한 과학자들도 있다.[3] 앉아서 보내는 시간이 많은 사람과 달리 체력이 뛰어난 운동선수는 다음과 같은 특징을 지니고 있었다.

● 어깨 앞쪽의 근육 매스가 평균 250퍼센트 더 많다.

● 어깨 측면의 근육 매스가 평균 150퍼센트 더 많다.

● 어깨 후면의 근육 매스는 10~15퍼센트 더 많다.

가장 대표적인 어깨 운동은 프레스로, 이는 전면삼각근을 중점적으로 자극한다. 그런데 전면삼각근은 흉근 운동을 할 때도 강하게 자극되기 때문에 지나친 자극을 받아 과도하게 발달되는 경향이 있다. 게다가 전면삼각근은 어깨 근육 중에서 웨이트 트레이닝에 가장 잘 반응하는 부위이기도 하다.

반면에 중간(측면)삼각근과 특히 후면삼각근은 성장을 끈질기게 거부한다. 물론 근력은 차차 성장하겠지만 근육의 탄력을 살리는 것은 쉽지 않다. 전면삼각근을 운동하느라 두 근육을 방치한다면 성장은 더 요원해진다.

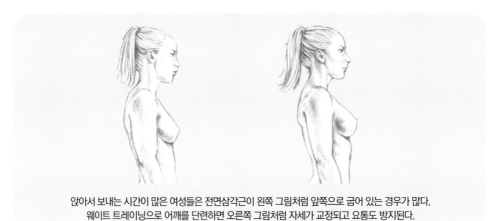

앉아서 보내는 시간이 많은 여성들은 전면삼각근이 왼쪽 그림처럼 앞쪽으로 굽어 있는 경우가 많다.
웨이트 트레이닝으로 어깨를 단련하면 오른쪽 그림처럼 자세가 교정되고 요통도 방지된다.

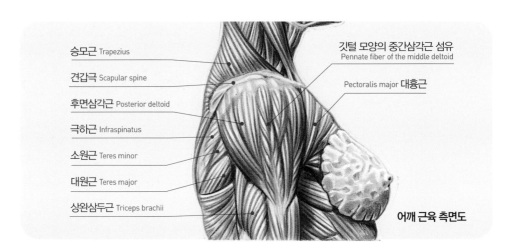

승모근 Trapezius

견갑극 Scapular spine

후면삼각근 Posterior deltoid

극하근 Infraspinatus

소원근 Teres minor

대원근 Teres major

상완삼두근 Triceps brachii

깃털 모양의 중간삼각근 섬유
Pennate fiber of the middle deltoid

Pectoralis major 대흉근

어깨 근육 측면도

어깨 운동

여성에게 좋은 어깨 운동의 종류는 크게 세 가지다.

1 래터럴 레이즈(Lateral raise)

2 업라이트 로우(Upright row)

3 벤트오버 래터럴 레이즈(Bent-over lateral raise)

세 종류의 운동에는 몇 가지 변형 운동이 있다. 이런 변형 운동을 활용하면 운동에 다양성을 부여할 수 있고, 자신의 해부학적 구조나 목표에 맞는 운동을 골라서 실시할 수 있다.

트레이닝을 하다 보면 숄더 프레스도 자주 접하게 될 것이다. 원한다면 숄더 프레스를 네 번째 운동으로 추가할 수도 있지만, 다음과 같은 이유 때문에 여성은 숄더 프레스를 피하는 것이 좋다.

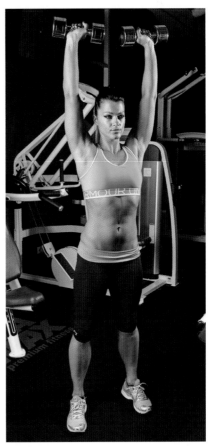

- 체스트 프레스만으로도 어깨 앞쪽을 충분히 자극할 수 있다. 흉근 트레이닝을 열심히 하고 있다면 굳이 어깨 앞쪽 운동을 따로 할 필요가 없다. 특히 전면삼각근은 발달 속도가 빠르기 때문에 더 그렇다.

- 체스트 프레스와 숄더 프레스를 병행하면 어깨, 팔꿈치, 손목 관절에 불필요한 부담을 주어 통증과 부상이 발생할 수 있다. 숄더 프레스를 하지 않으면 시간도 절약되고, 관절의 부담도 덜 수 있다.

- 전면삼각근이 지나치게 발달하면 자세가 오히려 나빠진다.

- 대부분의 사람들은 삼각근 뒤쪽이 덜 발달되어 있기 때문에 여기에 더 초점을 맞춰야 한다.

덤벨 숄더 프레스는 결코 나쁜 운동이 아니며, 이 운동을 실시하는 사람도 많다. 하지만 여성의 어깨에서 가장 덜 발달된 부위를 발달시키는 데에는 크게 도움이 되지 않는다.

웜업의 목적은 아래와 같은 근육과 관절을 트레이닝에 대비시켜 부상 위험을 줄이는 것이다.

➡ 어깨 관절

➡ 전면삼각근 정중앙에 있는 이두근 장두건

➡ 허리

이어서 소개할 운동을 가벼운 중량을 사용해 20~30회 반복하자. 한 운동을 마치면 곧장 다음 운동으로 넘어가자. 한 세트만으로는 몸을 풀기에 부족하다고 느껴지면 두 번째 세트를 실시해도 좋다.

이렇게 전체적인 웜업을 마쳤으면 첫 번째 어깨 운동을 시작하자. 처음에는 가벼운 중량으로 적어도 한 세트 이상 실시해서 어깨를 풀어준 후에 무거운 중량을 다루자. 등이나 흉근 트레이닝을 마친 상태라서 어깨가 이미 풀렸다면 이어서 소개할 웜업 루틴을 다 실시할 필요는 없다. 하지만 적어도 어깨 운동 두 세트 정도는 웜업으로 실시해야 한다.

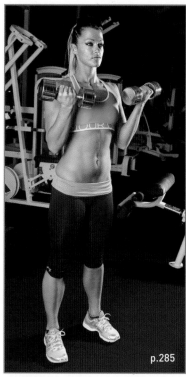

p.285

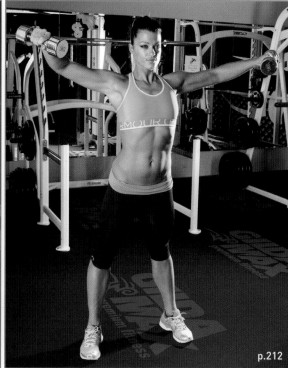

p.212

1 바이셉스 컬 　　　**2** 래터럴 레이즈

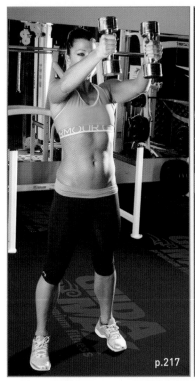

p.217

3 프런트 레이즈

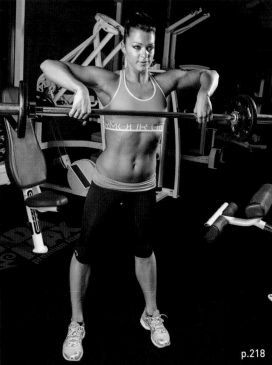

p.218

4 업라이트 로우

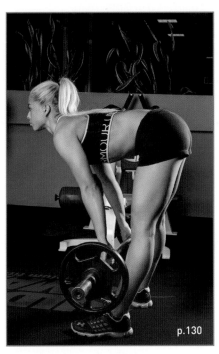

p.130

5 스티프-레그드 데드리프트

1 | 래터럴 레이즈 LATERAL RAISE

래터럴 레이즈는 어깨 관절만 동원하므로 고립 운동으로 분류한다. 그래서 중간삼각근을 제외한 다른 근육은 거의 사용되지 않는다. 사실 일상생활을 하거나 스포츠를 할 때 이처럼 팔을 옆으로 들 일이 많지는 않다. 그래서 중간삼각근은 주로 어깨의 외관을 예쁘게 보이게 만드는 역할만 수행한다. 래터럴 레이즈를 하면 어깨에 멋진 곡선이 생기므로 어깨 트레이닝을 할 때라면 언제든 첫 번째 운동으로 실시하는 것이 좋다.

운동법

덤벨 두 개를 양손에 쥐거나, 케이블이나 머신의 손잡이를 잡자. 팔을 최대한 곧게 편 상태에서 옆으로 들자. 이때 팔은 항상 몸과 동일 선상에 놓여야 한다. 팔이 바닥과 평행이 되는 지점에 도달하면 1초간 정지했다가 팔을 내리자. 그리고 다시 동작을 천천히 반복한다.

래터럴 레이즈는 덤벨, 머신, 케이블로 실시할 수 있다. 이후에 소개할 각 변형 운동의 장·단점을 파악해서 자신에게 가장 잘 맞는 운동을 선택하자.

운동의 장점

▶ 삼각근은 고립하기 쉬운 근육이라서 드롭 세트를 실시하면 깊숙한 곳까지 자극할 수 있다. 삼각근보다 다른 근육이 먼저 지치진 않을까 걱정할 필요도 없다. 1장에서 설명한 것처럼 디센딩 세트를 활용하면 실패 지점에 도달하더라도 치팅하지 않고 세트를 이어나갈 수 있다. 세트를 진행하다가 실패 지점에 도달하면 사용하던 중량의 약 ⅓을 덜어낸 후에 세트를 즉각 재개하자. 그러면 운동을 지속해서 근육을 불타게 만들 수 있다. 근육을 얼마나 강하게 자극하고 싶은지에 따라 중량을 한 번이나 두 번에 걸쳐 줄이자(세트당 중량을 줄이는 횟수가 많을수록 운동 강도가 높아진다).

운동의 단점

▶ 이 운동을 할 때 치팅으로 무거운 중량을 들고 싶은 유혹이 들곤 하지만, 그다지 효과적이지 않다.

● 모든 유형의 래터럴 레이즈는 허리에 압박을 가한다. 따라서 압박을 최소화하기 위해 리프팅 벨트를 착용하는 것이 좋다.
● 팔을 더 쉽게 들려고 상체를 흔드는 식으로 치팅하면 허리에 아치가 생기는데, 그렇게 되면 허리가 불필요한 압박을 받는다.

TIP

● 덤벨이나 케이블로 실시할 때는 엄지손가락이 항상 새끼손가락보다 아래에 있어야 한다. 그래야 삼각근 측면에 자극을 집중할 수 있다.

● 덤벨이나 케이블로 실시할 때 팔을 굽히면 전면삼각근이 개입돼 운동이 쉬워진다. 따라서 추천하지 않는 방법이다.

● 처음 몇 회를 반복할 때는 팔을 바닥과 평행으로 든 상태에서 완전히 멈출 수 있어야 한다. 이것이 힘들면 지나친 신체 반동을 사용하고 있다는 뜻이며, 중량도 너무 무겁다는 뜻이다.

● 덤벨로 운동할 때 어깨를 정말 강하게 자극하고 싶다면 우선 래터럴 레이즈를 정상적으로 실시하다가 실패 지점에 도달하면 즉각 덤벨 업라이트 로우(220p 참고)를 실시해 보자. 상급자를 위한 슈퍼세트 테크닉이다.

덤벨 래터럴 레이즈

▶ 운동 도구를 쉽게 구할 수 있다. 덤벨을 사용해도 되고, 무거운 물건(예를 들어 물병)이라면 다 괜찮다.

▶ 상체를 앞이나 옆으로 숙이는 등 상체 자세에 변화를 주면 중간삼각근과 후면삼각근의 연결부를 더 정밀하게 자극할 수 있다. 이렇게 운동할 때는 척추를 곧게 펴고, 허리 보호를 위해 리프팅 벨트를 착용하자.

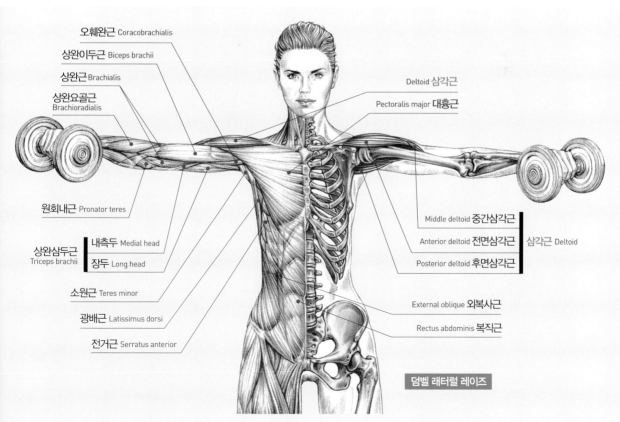

오훼완근 Coracobrachialis
상완이두근 Biceps brachii
상완근 Brachialis
상완요골근 Brachioradialis
원회내근 Pronator teres
상완삼두근 Triceps brachii — 내측두 Medial head / 장두 Long head
소원근 Teres minor
광배근 Latissimus dorsi
전거근 Serratus anterior

Deltoid 삼각근
Pectoralis major 대흉근
Middle deltoid 중간삼각근
Anterior deltoid 전면삼각근 — 삼각근 Deltoid
Posterior deltoid 후면삼각근
External oblique 외복사근
Rectus abdominis 복직근

덤벨 래터럴 레이즈

덤벨 래터럴 레이즈는 비교적 운동 도구를 구하기 쉽기 때문에 래터럴 레이즈 변형 운동 중에서 가장 인기가 많지만, 덤벨을 사용하면 장점보다 단점이 많다. 덤벨 래터럴 레이즈가 최고의 래터럴 레이즈가 아닌 세 가지 이유는 다음과 같다.

▶ 팔을 위로 들기 시작할 때는 대부분의 운동을 삼각근이 아니라 극상근이 처리한다. 삼각근은 운동의 마지막 ⅔지점에서만 동원된다. 또한 극상근은 충격에 취약한 근육이라서 지나치게 자극하면 어깨에 만성 통증이 발생할 수 있다.

▶ 근육에 저항이 가해지는 패턴이 매우 불균형하다. 팔을 높이 들수록 어깨 근육의 힘은 약해지지만 덤벨의 저항은 증가한다. 즉, 근육의 힘은 점점 약해지는데 운동 난이도는 점점 높아진다는 뜻이다. 이처럼 운동의 저항 패턴과 근육의 근력 변화가 맞지 않기 때문에 삼각근을 단련하는 최고의 운동이라고 보기는 힘들다.

▶ 삼각근을 수축하기 전에 제대로 늘여줄 수 없다. 팔을 아래로 내릴수록 덤벨의 저항이 약해지기 때문에 삼각근을 쭉 늘이기가 힘들다.

이처럼 덤벨 래터럴 레이즈는 래터럴 레이즈 변형 운동 중에서 가장 생산성이 떨어지고, 몸에 큰 충격을 준다.

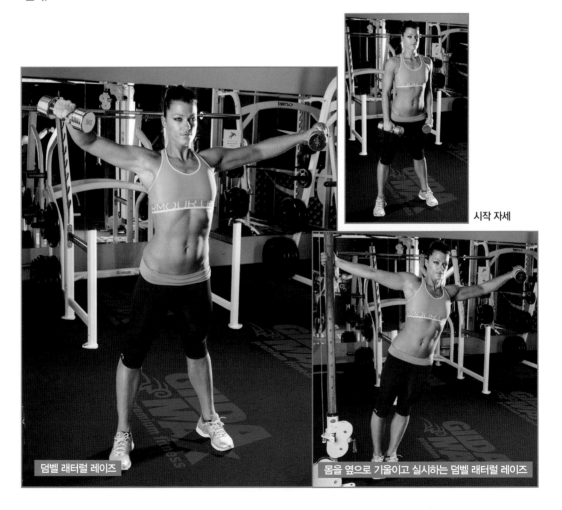

시작 자세

덤벨 래터럴 레이즈

몸을 옆으로 기울이고 실시하는 덤벨 래터럴 레이즈

머신 래터럴 레이즈

▶ 좋은 래터럴 레이즈 머신은 운동 효과가 아주 뛰어나다. 저항이 정확히 측면에서 가해지기 때문이다. 중간 삼각근을 동원하려면 바로 이 방향에서 저항이 가해져야 한다. 반면에 프리웨이트로 실시하면 저항이 바닥에서부터 올라오기 때문에 극상근이 과도하게 사용된다.

▶ 덤벨을 사용할 때와 마찬가지로 근육을 수축하기 전에 늘여주는 것이 사실상 불가능하다. 그래서 가동 범위가 넓지 않다.

▶ 양쪽 패드의 간격을 조절할 수 없는 머신이 많다. 패드의 간격은 대략 쇄골 너비와 일치해야 하므로 머신이 모든 사람에게 맞는 것은 아니다. 패드 간격이 너무 좁거나 넓은 머신으로 최고의 운동 효과를 보려면 양팔을 따로 운동해 보자. 그러면 운동할 어깨의 위치를 머신의 회전축과 정확히 일치시킬 수 있다.

▶ 상체 자세에 변화를 줘서 중간삼각근과 후면삼각근의 연결부를 정밀하게 자극하는 것이 불가능하다.

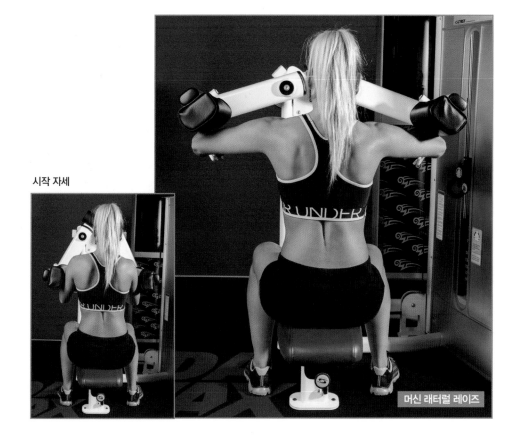

시작 자세

머신 래터럴 레이즈

케이블 래터럴 레이즈

▶ 케이블 풀리 머신은 래터럴 레이즈 머신보다 주변에서 쉽게 찾아볼 수 있다. 또한 케이블을 사용하면 래터럴 레이즈를 가장 안전하고도 효과적으로 실시할 수 있다.

▶ 저항이 가해지는 방향이 덤벨로 운동할 때보다 삼각근을 자극하기에 적합하다. 풀리의 높이는 무릎 바로 밑에 오도록 조절하는 것이 이상적이다. 그러면 저항이 바닥에서 오지 않고 어깨의 회전 방향과 정확히 일치한다.

▶ 가동 범위가 더 넓다. 풀리를 사용하면 동작의 하위 지점에서 팔을 상체 반대편으로 보낼 수 있다. 즉, 덤벨이나 머신으로 운동할 때보다 양팔이 반대쪽으로 더 멀리 이동할 수 있다.

▶ 상체를 앞이나 옆으로 숙이는 식으로 자세에 변화를 주면 중간삼각근과 후면삼각근의 연결부를 더 정확하게 자극할 수 있다. 이렇게 운동할 때는 척추를 곧게 펴고, 허리 보호를 위해 리프팅 벨트를 착용하자.

▶ 케이블로는 양팔을 동시에 운동하기 힘들다. 양팔을 따로 운동해야 하기 때문에 시간이 많이 필요하다.

▶ 풀리가 바닥 근처에 고정된 머신을 사용하면 측면에서 가해지는 저항이 강하지 않아서 삼각근 대신 극상근이 동원된다. 덤벨로 운동할 때보다 크게 나아진 점이 없다는 뜻이다.

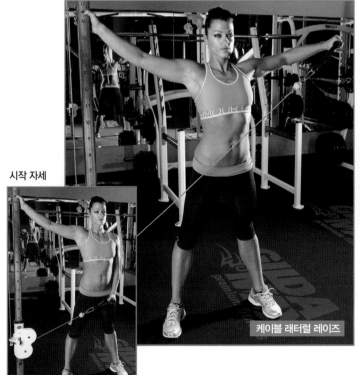

시작 자세

케이블 래터럴 레이즈

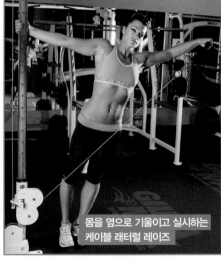

몸을 옆으로 기울이고 실시하는 케이블 래터럴 레이즈

────── **변형 운동**

- 덤벨로 운동할 때 양손을 어깨높이에서 멈추는 대신 최대한 높이 들면 가동 범위를 넓힐 수 있다. 이렇게 운동할 때는 정점에서 중량이 맞닿을 때 손바닥이 마주 보도록 천천히 손을 회전해야 한다. 그리고 중량을 내릴 때는 하위 지점에서 중량이 다리에 닿을 때 엄지손가락이 앞을 향하도록 다시 손을 천천히 돌리자. 이렇게 운동하면 평범하게 운동할 때보다 전면삼각근과 상부 승모근이 더 잘 자극된다.

- 덤벨이나 머신을 사용할 때는 양쪽 어깨를 동시에 운동하자. 삼각근보다 승모근이 더 자극되는 느낌이 들 때만 양쪽 어깨를 따로 운동한다. 쇄골이 큰 여성에겐 이런 일이 일어나기도 한다.

- 덤벨을 사용할 때는 앉아서 운동해도 좋고, 서서 해도 좋다. 일반적으로 섰을 때보다 앉았을 때 운동 자세가 더 좋다. 우선 앉아서 운동하다가 실패 지점에 도달하면 일어나서 몇 회 더 반복해 보자.

- 덤벨이나 케이블로 운동할 때는 팔을 옆이 아니라 앞으로 들 수도 있다. 이 변형 운동은 전면삼각근을 집중 집중 자극하지만, 앞에서 설명한 것처럼 대부분 여성에게 불필요하다. 따라서 이 운동은 관절이나 힘줄을 풀어 줄 때만 하면 된다. 덤벨을 앞으로 들 때는 해머 컬을 할 때처럼 뉴트럴 그립을 사용해도 되고, 손바닥이 아래쪽을 향하는 오버 그립을 사용해도 된다.

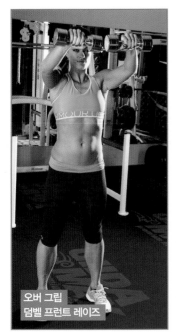

오버 그립
덤벨 프런트 레이즈

뉴트럴 해머 그립
덤벨 프런트 레이즈

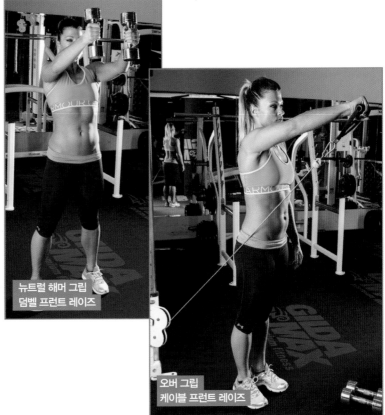

오버 그립
케이블 프런트 레이즈

2 | 업라이트 로우 UPRIGHT ROW

업라이트 로우는 어깨, 팔꿈치, 손목 관절을 동원하기 때문에 복합 관절 운동으로 분류한다. 따라서 어깨 말고도 많은 근육이 자극된다. 상부 승모근, 이두근, 전완근이 대표적이다.

운동법

선 자세에서 바벨이나 덤벨, 풀리 손잡이를 손바닥이 아래를 향한 오버 그립으로 잡는다. 그다음 팔을 굽히면서 위로 들자. 이때 손은 최대한 몸 가까이 붙인다. 중량을 턱까지 들어도 되지만 대부분 가슴 높이를 선호한다.

운동의 장점

▶ 어깨를 자극하는 복합 관절 운동 중에서 전면삼각근을 지나치게 자극하지 않는 유일한 운동이다.[1]

운동의 단점

▶ 모두가 이 운동을 부상 없이 실시할 수 있는 것은 아니다. 어깨나 손목 관절이 업라이트 로우의 회전을 견디지 못하는 여성도 있다. 여기에 해당된다면 업라이트 로우 대신 래터럴 레이즈를 실시하자.

 팔을 너무 높이 들지 말자. 가동 범위를 좁히고, 상완이 평행 지점 위로 올라가기 전에 동작을 멈추자. 그 이유는 다음과 같다.

- 팔을 높이 들수록 중간삼각근의 동원은 감소하고 상부 승모근의 동원이 증가한다.
- 팔을 너무 높이 들면 어깨 관절이 비정상적으로 회전한다. 손이 흉근 하단 높이에 도달하는 순간부터 어깨는 회전하기 시작하며, 그 지점을 지나면 회전 강도가 점점 강해진다. 그러다가 상완이 평행 지점을 통과하면 회전이 극도로 심해진다.[2]
- 팔을 높이 들수록 바벨을 들고 버텨야 하는 손목이 받는 부담도 증가한다.

바벨 업라이트 로우

▶ 덤벨로 운동할 때보다 중량의 균형을 잡기가 쉽다.

▶ 스트레이트-바를 사용해서 실시하면 손목이 비정상적으로 비틀려서 관절이 손상되는 사람이 많다. 특히 바벨을 높이 들수록 손목이 더 강하게 비틀린다. 이럴 때는 EZ-바를 사용하면 문제를 해결할 수 있다.

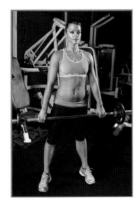

시작 자세

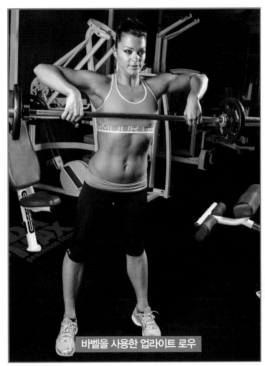

바벨을 사용한 업라이트 로우

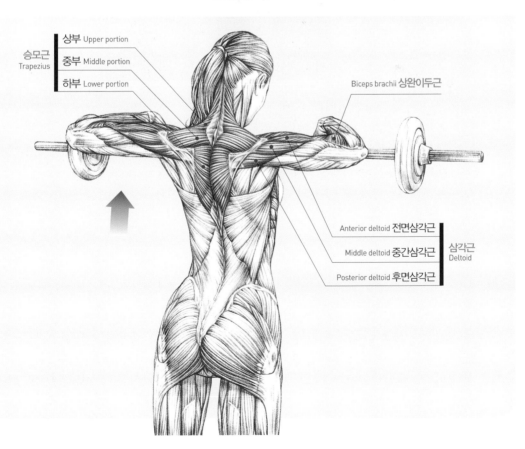

승모근
Trapezius

상부 Upper portion

중부 Middle portion

하부 Lower portion

Biceps brachii 상완이두근

Anterior deltoid 전면삼각근

Middle deltoid 중간삼각근

Posterior deltoid 후면삼각근

삼각근
Deltoid

머신 업라이트 로우

▶ 중량의 균형을 잡을 필요가 없어서 초보자에게 적합하다.

▶ 바벨을 사용할 때보다도 손을 자유롭게 움직이기 힘들다. 그래서 운동 중에 손목을 다칠 위험이 높다.

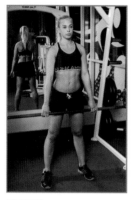

시작 자세

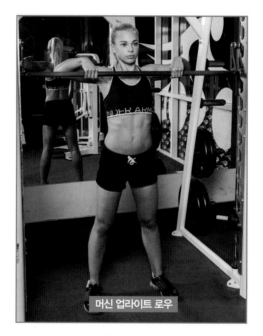

머신 업라이트 로우

프리웨이트 vs 머신

업라이트 로우 머신은 주변에서 찾아보기 힘들기 때문에 여기서는 자세히 다루지 않겠다. 일반적으로 업라이트 로우는 바벨이나 덤벨, 스미스 머신, 케이블 풀리를 사용해 실시한다. 이들 운동이 근육에 미치는 영향은 거의 비슷하다. 관절에 미치는 영향만 차이가 있을 뿐이다.

덤벨 업라이트 로우

▶ 손을 자유롭게 움직일 수 있어서 손목이 부자연스럽게 꺾일 위험이 적고, 손을 회전하면 중간삼각근의 동원을 극대화할 수 있다.

▶ 양팔을 자유롭게 움직일 수 있기 때문에 중량의 균형을 잡기가 힘들다. 따라서 초보자는 힘들 수도 있다. 하지만 조금만 연습하면 덤벨을 통제해서 양팔을 동시에 들 수 있다.

케이블 업라이트 로우

▶ 케이블 로우–풀리 머신을 사용하면 프리웨이트를 할 때보다 어깨 관절의 부담이 적다.

▶ 바닥에 누워서 실시하면 척추의 부담이 크게 감소한다. 경미한 요통을 안고 어깨 트레이닝을 하는 사람은 이 방식으로 운동하자. 동작 시 허리에 아치를 만들면 안 된다. 허리는 항상 바닥에 붙이자.

▶ 스트레이트-바를 사용하면 바벨을 사용할 때와 똑같은 문제가 생긴다. 가능하다면 EZ-바를 사용하자.

> ### TIP
>
> ● 승모근이 지나치게 개입되는 것 같으면 덤벨이나 케이블을 사용해서 양쪽 어깨를 따로 운동해 보자. 이처럼 양쪽 어깨를 따로 운동하면 운동 자체는 쉬워지지만 시간은 두 배로 든다.
>
> ● 승모근이 아니라 삼각근을 동원하려면 양손 간격을 올바르게 잡아야 한다. 일반적인 원칙은 다음과 같다.
>
> – 그립이 넓을수록 승모근 동원은 감소한다.
> – 바나 덤벨, 풀리 손잡이를 높이 들수록 승모근의 개입은 증가한다.
>
> ● 허리에 아치를 만들면 더 무거운 중량을 들 수 있지만 척추가 부상의 위험에 노출된다.

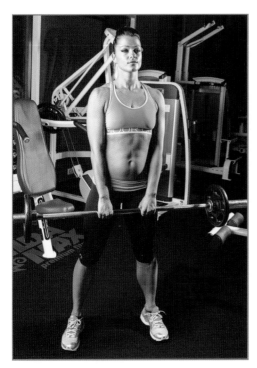

좁은 그립은 승모근 개입을 증가시킨다.

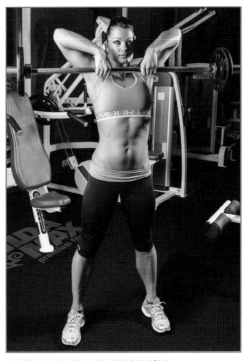

중량을 높이 들수록 승모근 개입이 증가한다.

3 벤트오버 래터럴 레이즈 BENT-OVER LATERAL RAISE

벤트오버 래터럴 레이즈는 어깨 관절만 동원하므로 고립 운동으로 분류하지만 삼각근 주변 근육도 많이 자극된다. 등 상부 근육(승모근, 능형근, 광배근 일부)과 삼두근 장두가 대표적이다.

벤트오버 래터럴 레이즈는 덤벨, 케이블, 머신으로 실시할 수 있다. 각 변형 운동의 장·단점을 참고해서 자신에게 가장 잘 맞는 운동을 고르자.

운동법

● **덤벨과 케이블을 이용한 벤트오버 래터럴 레이즈:** 덤벨이나 케이블을 사용할 때는 상체를 바닥과 90~120도가 되게 숙이자. 그리고 손바닥이 아래를 향한 오버 그립(양손 엄지손가락이 마주 보는)이나 뉴트럴 그립(엄지손가락이 앞을 향한 해머 그립)으로 덤벨이나 케이블 손잡이를 잡는다. 그다음 팔을 최대한 곧게 편 상태에서 옆으로 높이 든다. 수축을 1~2초간 유지한 후에 중량을 내린다.

● **리어 델토이드 머신을 이용한 밴트오버 래터럴 레이즈:** 패드가 가슴을 지나치게 압박하지 않는지 확인한 후 머신에 앉자. 압박이 심하면 운동이 진행될수록 통증이 느껴진다. 머신의 종류에 따라 뉴트럴(해머) 그립이나 오버 그립(손바닥이 아래를 향한)으로 손잡이를 잡자. 그다음 팔을 뒤로 최대한 당긴다. 1~2초간 수축한 후에 팔을 앞으로 돌려놓는다.

운동의 장점

▶ 후면삼각근은 사람들이 가장 많이 방치하는 근육이라 어깨 근육 중에 가장 덜 발달되는 경향이 있다. 앞에서 설명한 것처럼 여성들은 대개 어깨 뒤쪽에 관심을 보이지 않는다. 벤트오버 래터럴 레이즈는 이처럼 취약한 어깨 뒤쪽, 즉 후면삼각근 발달의 핵심 운동이다.

운동의 단점

▶ 상체를 숙인 자세는 불편하다. 배에 음식이나 물이 가득 찬 상태로 운동하지 말자.

 덤벨을 사용하면 허리가 위험에 노출된다. 머신을 사용하면 덤벨에 버금가는 혹은 그보다 더 뛰어난 운동 효과를 볼 수 있고, 부상으로부터 몸도 보호할 수 있다.

덤벨 벤트오버 래터럴 레이즈

▶ 운동 도구를 쉽게 구할 수 있다. 굳이 덤벨이 아니더라도 물병 등 무게가 어느 정도 있는 물건이면 된다.

▶ 허리가 심한 부담을 받는다.

▶ 상체를 숙인 자세가 불편할 수도 있다.

▶ 근육을 신전할 때는 저항이 가해지지 않기 때문에 가동 범위가 넓지 않다.

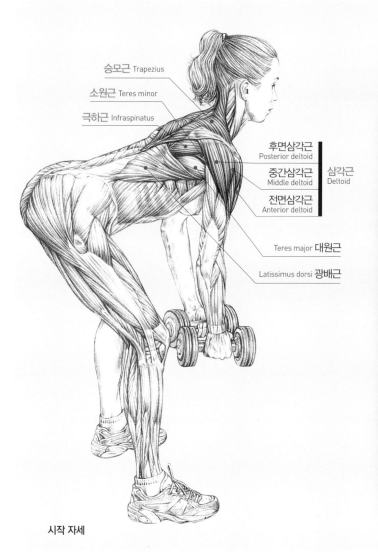

승모근 Trapezius
소원근 Teres minor
극하근 Infraspinatus

후면삼각근
Posterior deltoid
중간삼각근
Middle deltoid   삼각근
전면삼각근   Deltoid
Anterior deltoid

Teres major 대원근
Latissimus dorsi 광배근

시작 자세

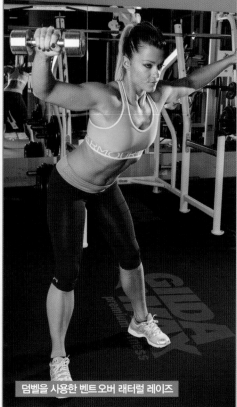

덤벨을 사용한 벤트 오버 래터럴 레이즈

케이블 벤트오버 래터럴 레이즈

▶ 동작의 하위 지점에서 근육을 더 깊이 신전할 수 있어 덤벨이나 머신을 사용할 때보다 가동 범위가 훨씬 넓다. 등 상부는 발달하기 힘든 부위이기 때문에 이처럼 근육을 더 깊이 신전해서 가동 범위를 극대화하면 운동 효과가 증폭된다.

▶ 케이블을 사용하면 양팔을 동시에 운동하기 힘들다. 양팔을 따로 운동해야 하므로 트레이닝 시간이 늘어난다.

▶ 허리에 불필요한 부담이 주어진다.

▶ 상체를 숙인 자세가 불편할 수도 있다.

머신 래터럴 레이즈

▶ 대부분 머신은 앉아서 운동할 수 있기 때문에 허리에 부담을 덜 수 있다. 선 자세에서 상체를 숙이고 운동할 때보다 척추가 받는 압박이 적다.

▶ 앉아서 운동하면 동작이 더 편하기도 하다. 또한 상체를 숙이고 중량을 들 때보다 호흡하기도 쉽다.

▶ 누워서 운동하는 머신도 있는데, 이런 머신에는 등받이가 있어서 허리의 압박을 덜어 준다. 하지만 흉곽이 패드나 벤치에 눌리기 때문에 아주 편하지는 않다.

▶ 리어 델토이드 머신은 구하기 쉽지 않다. 머신이 없다면 케이블 로우-풀리를 사용해서 양팔을 따로 운동하자. 머신이나 케이블이 없을 때만 덤벨 벤트오버 래터럴 레이즈를 실시하자.

TIP

● 근육을 한계까지 밀어붙이고 싶으면 디센딩 세트를 실시하자.

● 고개를 똑바로 들고, 시선은 전방에서 살짝 위로 올라간 지점에 고정해서 등을 완벽하게 정렬하자.

● 팔을 상체와 직각으로 들지 않고 동작하면 운동이 쉬워진다. 이처럼 팔을 아래로 내리면 무거운 중량을 들 수 있지만, 후면삼각근은 제대로 고립되지 않는다. 따라서 중량을 줄이는 한이 있더라도 팔은 상체와 직각이 될 때까지 들자.

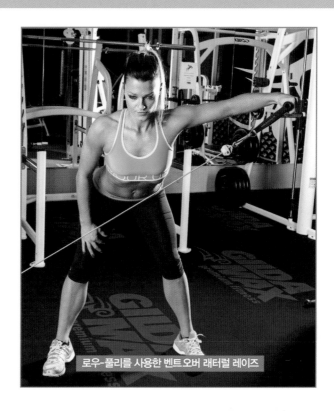

로우-풀리를 사용한 벤트 오버 래터럴 레이즈

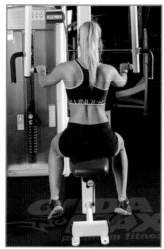

시작 자세

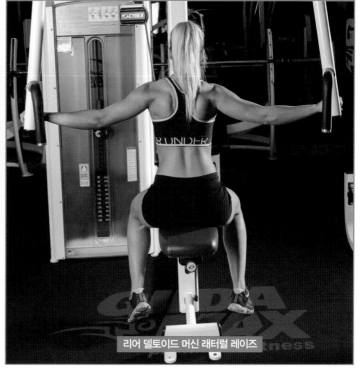

리어 델토이드 머신 래터럴 레이즈

어깨, 특히 유연성이 떨어지는 어깨 앞쪽을 스트레칭하는 것은 매우 중요하다. 물론 어깨 뒤쪽을 스트레칭하는 것도 중요하지만, 어깨 앞쪽보다 중요성은 떨어진다. 앉아서 보내는 시간이 많은 대부분 여성은 전면삼각근이 앞으로 굽어 있기 때문에 어깨 뒤쪽은 항상 지나치게 늘어나 있고, 어깨 앞쪽은 항상 짧아져 있다. 스트레칭은 이런 불균형한 자세를 개선하는 최고의 방법인데, 특히 전면삼각근을 스트레칭하면 효과가 배가된다. 중간삼각근은 몸이 팔 동작을 방해하기 때문에 스트레칭이 사실상 불가능하다.

● 어깨 앞쪽을 스트레칭하려면 등 뒤에서 한쪽 손으로 반대쪽 손목을 잡고, 팔을 뒤로 최대한 당기자. 근육이 늘어난 상태를 10~30초간 유지한 후 반대쪽 팔로 반복한다.

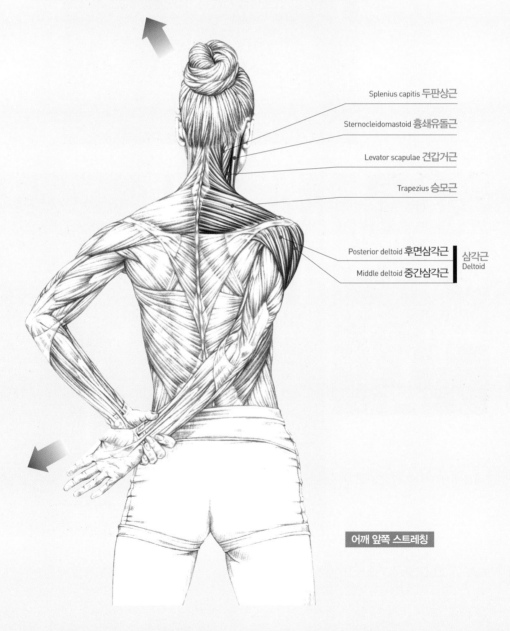

Splenius capitis 두판상근

Sternocleidomastoid 흉쇄유돌근

Levator scapulae 견갑거근

Trapezius 승모근

Posterior deltoid 후면삼각근

Middle deltoid 중간삼각근

삼각근
Deltoid

어깨 앞쪽 스트레칭

● 어깨 뒤쪽을 스트레칭하려면 선 자세에서 왼팔을 앞으로 쭉 뻗는다. 그리고 오른손으로 왼쪽 팔꿈치를 잡고, 가슴을 향해 왼팔을 최대한 당기자. 그 자세를 10~30초간 유지한 후 반대쪽 팔로 실시한다.

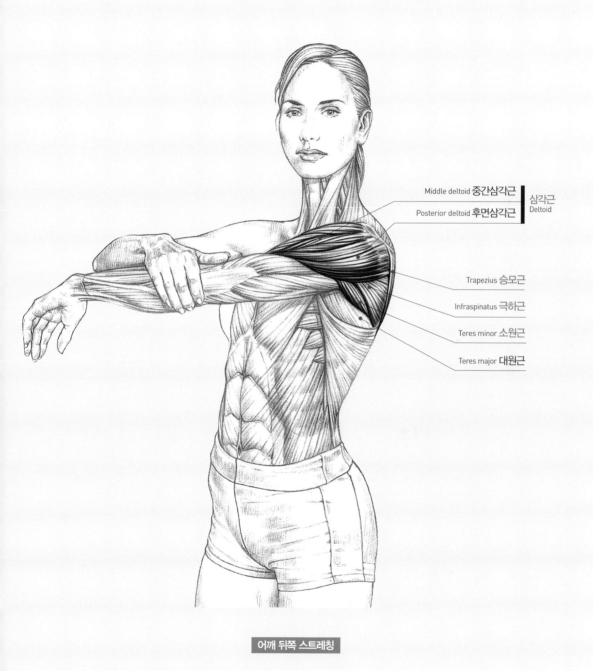

Middle deltoid 중간삼각근   삼각근
Posterior deltoid 후면삼각근   Deltoid

Trapezius 승모근
Infraspinatus 극하근
Teres minor 소원근
Teres major 대원근

어깨 뒤쪽 스트레칭

등의 해부학적 형태

거의 등 전체를 뒤덮은 광배근은 상체를 V자 형태로 만드는 역할을 한다. 또한 해부학적으로 보면 광배근은 팔을 몸 뒤로 당길 때 사용된다. 이 작업을 수행할 때는 후면삼각근, 승모근 중앙과 하단, 능형근의 도움을 받는다. 능형근은 견갑골을 안정시키는 역할을 하지만 승모근에 가려져서 눈에 보이지는 않는다.

승모근은 크게 두 부위로 나눈다.

1 어깨를 위로 들 때 사용되는 상부 승모근

2 팔을 아래로 내리고, 견갑골 익상 증후군을 방지하는 역할을 하는 승모근 중앙과 하단

활동량이 부족한 일반인과 체중이 비슷한 운동선수를 비교해 보니 운동선수의 상부 승모근이 훨씬 튼튼하다는 사실이 과학적으로 밝혀졌다.[1] 하지만 운동선수의 하부 승모근은 일반인과 차이가 없었다. 이처럼 흔하게 볼 수 있는 근육의 불균형은 자세에 부정적 영향을 미친다. 등을 발달시키는 로우나 래터럴 레이즈를 많이 하면 이런 문제를 해결할 수 있다.

등 상부 근육이 약한 여성들이 많은데, 이 경우 견갑골이 겉으로 선명하게 드러난다. 이것을 '견갑골 익상 증후군'이라고 한다. 이렇게 되면 보기에도 안 좋고 척추의 부상 위험도 커진다.

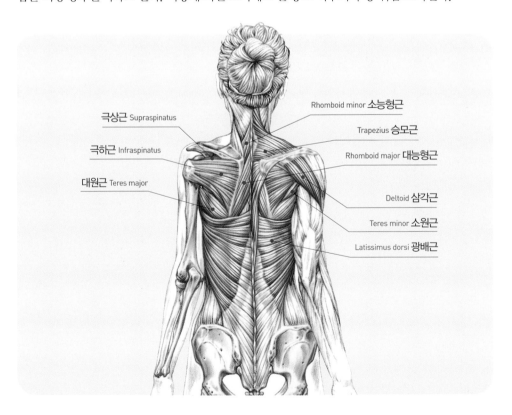

극상근 Supraspinatus
극하근 Infraspinatus
대원근 Teres major

Rhomboid minor 소능형근
Trapezius 승모근
Rhomboid major 대능형근
Deltoid 삼각근
Teres minor 소원근
Latissimus dorsi 광배근

여성만을 위한 어드바이스

몸을 예쁘게 만들기 위해 등 근육을 단련한다는 말이 처음에는 이상하게 들릴 수도 있다. 하지만 등에 V라인이 생기면 허리는 가늘어 보이고 엉덩이는 작아 보인다. 등 근육을 어마어마하게 키우라는 얘기가 아니라 조금만 더 선명하게 만들라는 뜻이다.

여성은 상부 승모근이 지나치게 발달하면 미관상 좋지 않다. 그래서 여성은 상부 승모근을 직접 자극하는 쉬러그 같은 운동을 피하는 것이 좋다.

래터럴 레이즈나 업라이트 로우 같은 어깨 운동을 하면서 받는 간접적인 자극만으로도 상부 승모근의 탄력을 충분히 살릴 수 있다. 하지만 하부 승모근 운동은 꾸준히 하려고 의식적으로 노력해야 한다. 그래야 견갑골을 안정시킬 수 있고(익상 증후군 방지), 웨이트 트레이닝이나 스포츠, 일상생활을 하면서 어깨와 척추의 부상을 방지할 수 있다.

극하근은 중앙 승모근과 함께 어깨를 뒤로 펴고 자세를 개선하는 역할을 한다. 운동 세션을 시작하기 전에 케이블 풀리를 사용해서 극하근을 트레이닝해 보자. 한두 세트 실시하면 상체 근육도 함께 웜업된다.

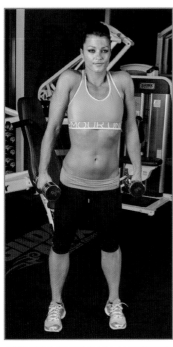

예쁜 몸을 만들고 싶으면 상부 승모근을 직접 자극하는 쉬러그는 하지 말자.

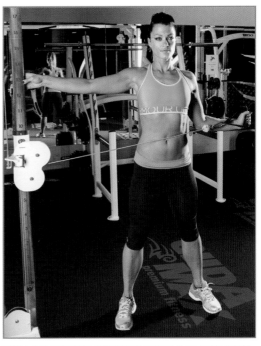

케이블 숄더 로테이션을 실시하면 극하근을 자극하고 상체를 웜업할 수 있다.

웜업의 목적은 아래와 같은 근육을 트레이닝에 대비시켜 부상 위험을 줄이는 것이다.

➡ 상체의 모든 관절

➡ 이두근과 이두근 장두건

➡ 삼두근

➡ 허리

이어서 소개할 운동을 가벼운 중량을 사용해 20~30회 반복하자. 한 운동을 마치면 곧장 다음 운동으로 넘어가자. 한 세트만으로는 몸을 풀기에 부족하다고 느껴지면 두 번째 세트를 실시해도 좋다.

이렇게 전체적인 웜업을 마쳤으면 첫 번째 등 운동을 시작하자. 처음에는 가벼운 중량으로 적어도 한 세트 이상 실시해서 등을 풀어준 후에 무거운 중량을 다루자. 흉근이나 어깨 트레이닝을 마친 상태라서 등 근육이 이미 풀렸다면 아래에 소개한 웜업 루틴을 다 실시할 필요는 없다. 하지만 적어도 등 운동 두 세트 정도는 가볍게 웜업으로 실시해야 한다.

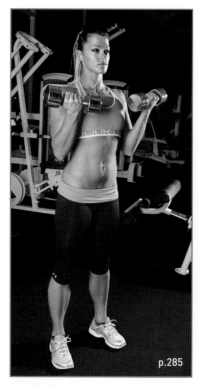

p.285

1 바이셉스 컬

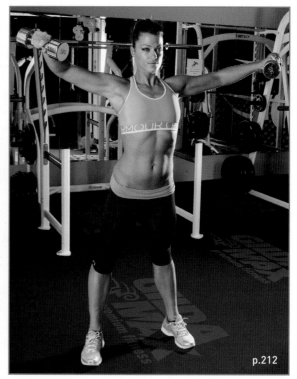

p.212

2 래터럴 레이즈

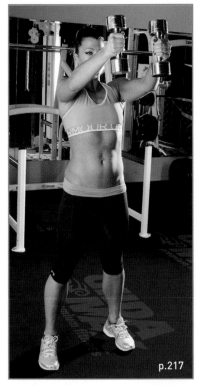

p.217

3 프런트 레이즈

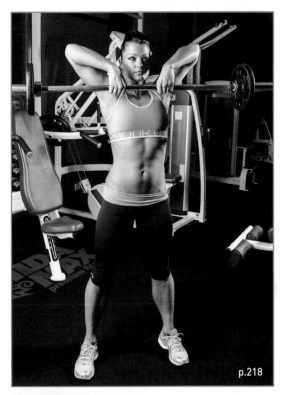

p.218

4 업라이트 로우

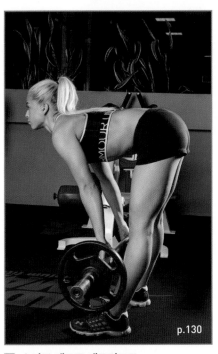

p.130

5 스티프-레그드 데드리프트

등 상부 운동

여성에게 좋은 등 상부 운동의 종류는 크게 세 가지다.

1 **로우**(Row)

2 **풀 다운**(Pull-down)

3 **풀오버**(Pullover)

　세 종류의 운동에는 몇 가지 변형 운동이 있다. 이런 변형 운동을 활용하면 운동에 다양성을 부여할 수 있고, 자신의 해부학적 구조나 목표에 맞는 운동을 골라서 실시할 수 있다.

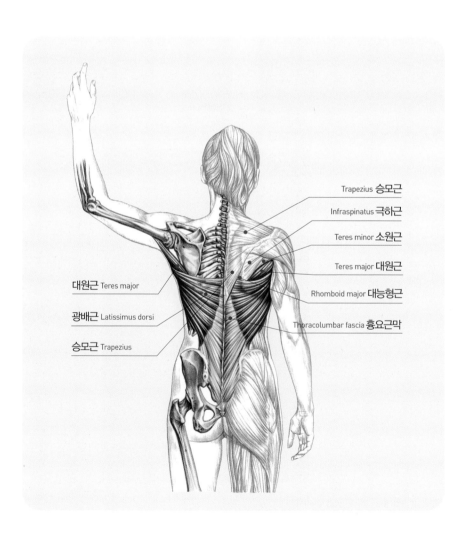

1 | 로우 ROW

로우는 어깨와 팔꿈치 관절을 모두 동원하기 때문에 복합 관절 운동으로 분류한다. 그래서 등 전체를 자극하는 동시에 후면삼각근과 이두근, 삼두근 장두, 전완근도 자극한다. 이처럼 로우는 상체의 다양한 근육을 자극하므로 트레이닝을 개시하기에 좋은 운동이다.

운동법

● **덤벨 로우:** 상체를 바닥과 90~120도가 되게 숙이자. 양손에 덤벨 두 개를 뉴트럴 그립(엄지 손가락이 앞을 향한)으로 들자. 엄지를 살짝 안쪽으로 돌리길 좋아하는 사람도 있고, 바깥쪽으로 돌리는 걸 좋아하는 사람도 있다. 둘 중 근육을 가장 강하게 수축할 수 있는 자세를 취하자.

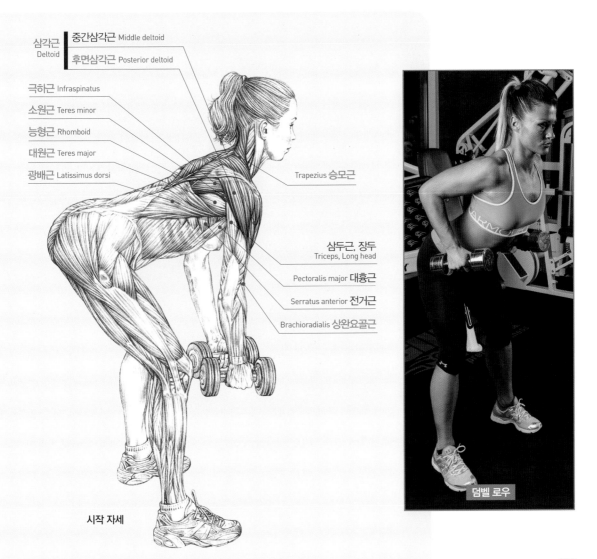

삼각근 Deltoid
중간삼각근 Middle deltoid
후면삼각근 Posterior deltoid
극하근 Infraspinatus
소원근 Teres minor
능형근 Rhomboid
대원근 Teres major
광배근 Latissimus dorsi
Trapezius 승모근
삼두근, 장두 Triceps, Long head
Pectoralis major 대흉근
Serratus anterior 전거근
Brachioradialis 상완요골근

시작 자세

덤벨 로우

● **바벨 로우:** 상체를 바닥과 90~120도가 되게 숙이고 언더 그립이나 오버 그립으로 바벨을 잡는다. 뒤쪽의 변형 운동을 참고해서 자신에게 맞는 그립을 선택하자.

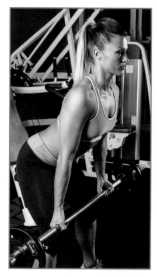

시작 자세

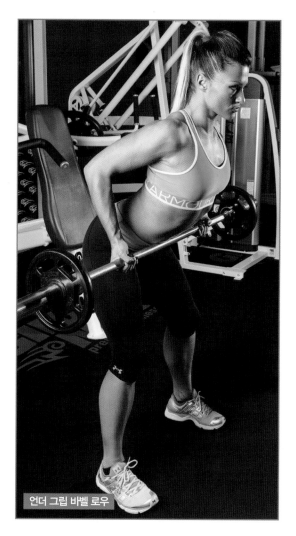

언더 그립 바벨 로우

● **케이블 머신 로우:** 머신의 좌석을 자신에게 맞게 조정하고 뉴트럴 그립이나 오버 그립, 언더 그립으로 머신 손잡이를 잡자.

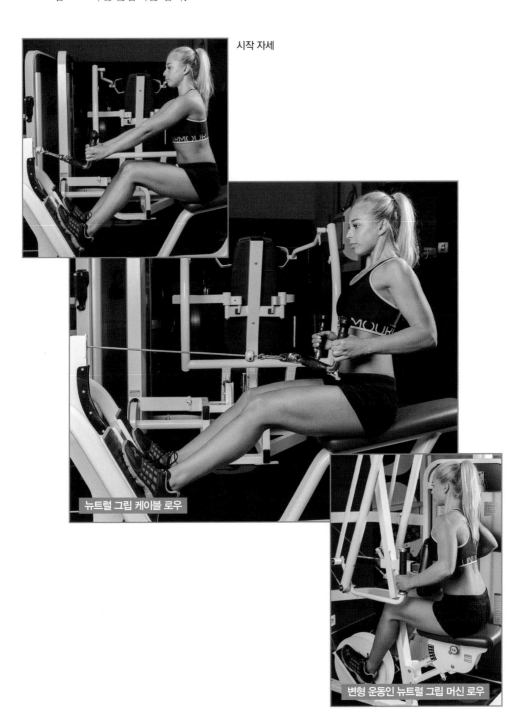

시작 자세

뉴트럴 그립 케이블 로우

변형 운동인 뉴트럴 그립 머신 로우

모든 로우 변형 운동을 실시할 때는 팔을 굽히며 몸 옆으로 당긴 후 몸 뒤쪽으로 팔꿈치를 최대한 당기자. 양쪽 견갑골을 동시에 쥐어짜며 1~2초간 수축한 후에 출발점으로 돌아왔다가 다시 동작을 반복한다.

일반적으로 손이 배꼽과 동일한 선에 오도록 당겨야 한다. 물론 가슴이나 그보다 아래쪽인 넓적다리를 향해 당기는 사람도 있다.

운동의 장점

▶ 로우를 실시하면 등 전체 근육이 자극되며, 특히 승모근 중앙과 하부가 자극된다.

▶ 로우는 풀 다운보다 자세 개선에 도움이 되는 근육을 잘 자극한다.

▶ 로우는 풀 다운보다 허리가 잘 보호된다.

운동의 단점

▶ 상체를 앞으로 숙인 상태에서 격렬하게 운동하면 호흡이 힘들 수도 있다.

▶ 상체를 앞으로 숙이고 운동하면 척추가 위험에 노출된다.

● 양손으로 무거운 중량을 들고 로우를 하면 허리가 위험에 노출된다. 전문가들은 일반적으로 상체를 90도로 숙이라고 권장하지만, 부상 위험을 줄이려면 상체를 바닥과 120도 정도가 되도록 비스듬히 숙이자. 이 자세로 운동하면 등 상부 근육이 더 잘 느껴지므로 힘도 더 강하게 낼 수 있다.

● 허리에 아치를 만들면 로우가 쉬워지지만 척추의 위험 부담이 커진다.

TIP

● 등의 긴장이 풀리지 않게 하려면 팔을 지나치게 뻗지 말자. 팔을 과도하게 뻗는 동작을 반복하다 보면 이두근과 어깨를 다칠 수도 있다.

● 고개는 똑바로 세우자. 특히 수축할 때는 더더욱 그래야 한다. 고개를 좌우로 돌리면 안 된다.

변형 운동

● 덤벨이나 머신을 사용하여 양쪽으로 따로 로우를 하는 사람이 많다. 양팔로 동시에 운동하는 것보다 가동 범위가 훨씬 넓어지기 때문이다. 양팔로 동시에 로우를 할 때 등 상부 근육이 잘 느껴지지 않는다면 이처럼 양팔을 따로 운동하자. 운동 시간은 좀 더 길어지겠지만, 등 근육을 제대로 자극할 수 있을 것이다.

● 덤벨이나 바벨, 몇몇 머신을 사용할 때는 그립에 변화를 줄 수 있다. 뉴트럴 그립(엄지손가락이 위를 향한)을 사용하면 가장 많은 힘을 낼 수 있고, 팔의 위치도 바뀌어서 이두근을 다칠 위험이 줄어든다. 이것이 마음에 들지 않는다면 언더 그립(손바닥이 위를 향한)을 사용해 보자. 이때는 동작의 하위 지점에서 팔을 다 펴지 않는 것이 중요하다. 팔을 다 펴면 이두근이 부상 위험에 노출되기 때문이다. 오버 그립(손바닥이 아래를 향한)을 사용해도 되지만 힘을 내기 가장 힘들기 때문에 추천하지 않는다.

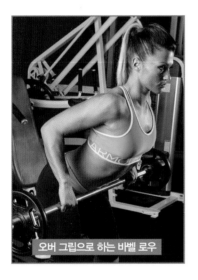

오버 그립으로 하는 바벨 로우

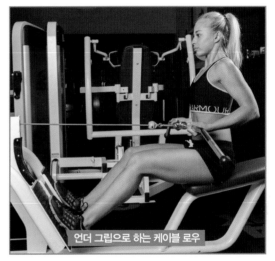

언더 그립으로 하는 케이블 로우

프리웨이트 vs 머신

몇몇 머신은 로우의 동작을 꽤나 비슷하게 재연한다. 프리웨이트 로우와 머신 로우의 가장 큰 차이점은 대부분 머신은 상체를 앞으로 숙인 자세에서 허리와 척추에 과도한 압박이 가해지지 않도록 보호해 준다는 점이다. 물론 머신은 팔을 움직이는 경로가 정해져 있기 때문에 덤벨을 사용할 때처럼 운동 경로가 다양하지는 않다. 하지만 허리가 튼튼하지 않은 초보자나 허리 근육을 강하게 동원할 수 없는 사람이라면 머신으로 로우 운동을 하는 것이 좋다.

2 | 풀 다운 PULL-DOWN

풀 다운은 어깨와 팔꿈치 관절을 모두 동원하므로 복합 관절 운동으로 분류한다. 그래서 등 근육 말고도 다양한 근육이 자극된다. 후면삼각근, 이두근, 삼두근 장두, 전완근이 대표적이다.

운동법

하이-풀리 머신에 앉아서 언더 그립(손바닥이 뒤를 향하고, 양손 새끼손가락이 마주 보는)으로 바를 잡고, 양손은 어깨너비로 벌리자. 아래 그림처럼 오버 그립(손바닥이 앞을 향하고, 양손 엄지손가락이 마주 보는)을 사용해서 운동 각도에 변화를 줘도 된다. 이때는 양손 간격을 더 넓게 벌리자. 자신에게 가장 잘 맞는 그립을 찾을 때까지 다양한 변화를 줘 보자.

　좁은 언더 그립을 사용해 운동하는 것이 넓은 오버 그립을 사용하는 것보다 쉽다. 하지만 이렇게 운동하면 이두근의 자극이 증가하고, 등 근육의 자극은 감소한다. 초보자라면 근력이 어느 정도 성장할 때까지는 좁은 언더 그립으로 운동하다가 넓은 오버 그립으로 넘어가도록 하자.

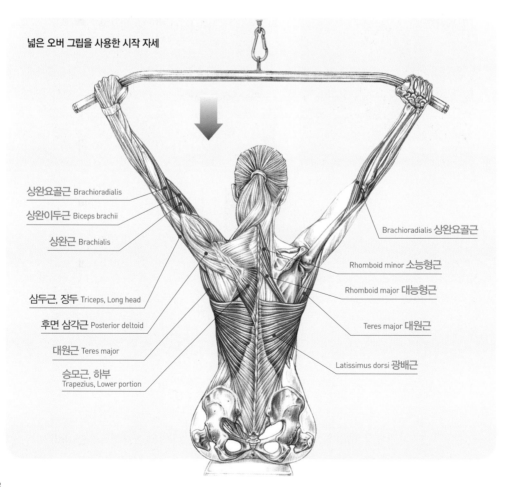

넓은 오버 그립을 사용한 시작 자세

상완요골근 Brachioradialis
상완이두근 Biceps brachii
상완근 Brachialis
삼두근, 장두 Triceps, Long head
후면 삼각근 Posterior deltoid
대원근 Teres major
승모근, 하부 Trapezius, Lower portion

Brachioradialis 상완요골근
Rhomboid minor 소능형근
Rhomboid major 대능형근
Teres major 대원근
Latissimus dorsi 광배근

    뉴트럴 그립을 사용해도 된다. 그러면 오버 그립을 사용할 때보다 힘을 많이 낼 수 있고, 등 근육을 더 잘 늘여줄 수 있다. 하지만 이렇게 하면 수축할 때의 가동 범위가 제한적이다.

    우선 바를 적어도 이마까지는 당기자. 이것이 편안하다면 가슴 상단까지 당긴다. 그다음 수축 상태를 1초간 유지한 후에 천천히 바를 출발점으로 올리고, 팔이 다 펴지기 전에 다음 동작을 개시하자. 바를 머리 앞으로 내릴지, 뒤로 내릴지는 선택할 수 있지만, 바를 뒤로 내리는 것은 난이도가 높고, 어깨 관절의 부담도 크기 때문에 권장하지 않는다.

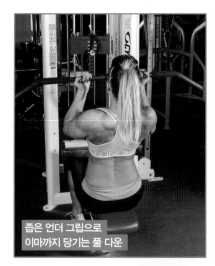

좁은 언더 그립으로
이마까지 당기는 풀 다운

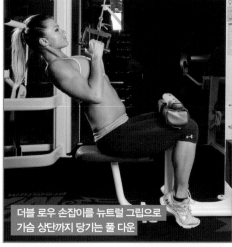

더블 로우 손잡이를 뉴트럴 그립으로
가슴 상단까지 당기는 풀 다운

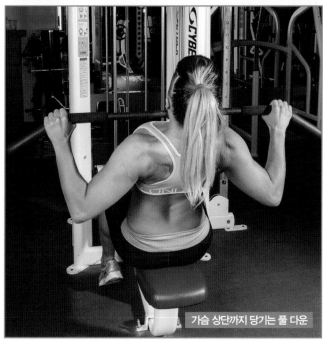

가슴 상단까지 당기는 풀 다운

● 풀 다운이나 뒤에서 설명할 변형 운동인 친업을 실시할 때는 절대로 팔을 다 펴지 말자. 그러면 근육이 지나치게 늘어나서 이두근과 어깨가 찢어질 수도 있다. 근육을 신전하는 와중에도 긴장이 풀리지 않도록 주의하자.

● 운동 중에 쉬려고 팔을 다 뻗는 사람도 있는데, 이렇게 매달리면 어깨 인대가 부상 위험에 노출된다는 사실을 명심하자. 매달려 있다가 풀 다운이나 친업을 재개할 때는 몸을 확 비틀지 말고 부드럽게 동작을 개시하자.

변형 운동: 친업

● 머신 풀 다운을 해서 힘을 키웠다면 이제 바에 매달려 친업을 할 준비가 됐을 것이다. 우선 바를 어깨너비의 언더 그립(손바닥이 뒤를 향한)으로 잡자. 발은 뒤로 들어서 종아리와 넓적다리가 90도가 되게 하고, 오른발로 왼쪽 발목을 누를 수 있도록 발목을 교차시킨다. 엄지손가락을 검지에 올려서 바를 꽉 잡자(엄지가 길면 중지에 올리자).

● 등 근육을 사용하여 이마가 바에 닿을 때까지 몸을 위로 당기자. 가능한 사람은 고개를 뒤로 젖혀서 턱(혹은 목)을 바까지 올려도 된다. 1초간 수축한 후에 천천히 내려오자. 이때 팔을 다 펴면 안 된다. 근육의 긴장이 풀리지 않도록 주의하여 부상을 방지하자.

● 친업을 할 때는 몸이 흔들리기 쉽다. 이 문제를 해결하려면 엉덩이를 쥐어짜고, 오른발로 왼쪽 발목을 눌러준다. 이렇게 몸에 힘을 주면 흔들림이 방지된다.

● 맨몸으로 친업 12~15회를 손쉽게 할 수 있다면 난이도를 높여 보자. 덤벨이나 메디신 볼을 종아리나 넓적다리 사이에 끼워서 저항을 높여도 좋다.

운동의 장점

▶ 풀 다운은 짧은 시간에 상체의 넓은 근육을 효과적으로 자극할 수 있다.

▶ 풀 다운은 근육에 가하고 싶은 저항을 직접 고를 수 있고, 세트마다 저항을 조금씩 늘리기도 좋다. 반면에 친업은 중량 조절이 힘들다.

운동의 단점

▶ 바를 잡고 몸을 위로 끌어올리지 못하는 여성들이 많은데, 그러다 보면 좌절감을 느끼기 쉽다. 이럴 때는 친업 머신을 사용하면 편하다. 자신의 근력에 맞는 저항을 골라서 세트를 실시해 보자.

3 | 풀오버 PULLOVER

풀오버는 어깨 관절만 동원하므로 단일 관절 고립 운동으로 분류한다. 이처럼 풀오버를 할 때는 하나의 관절만 동원되지만 광배근이나 하부 승모근 같은 주요 근육이 모두 자극되고, 그보다 강도는 약하지만 흉근과 삼두근 장두, 전거근도 자극된다. 이처럼 많은 근육이 동원되지만 사실 풀오버는 근육을 키우는 운동이라기보다 스트레칭에 가깝다. 또한 흉곽 유연성 향상에 좋다.

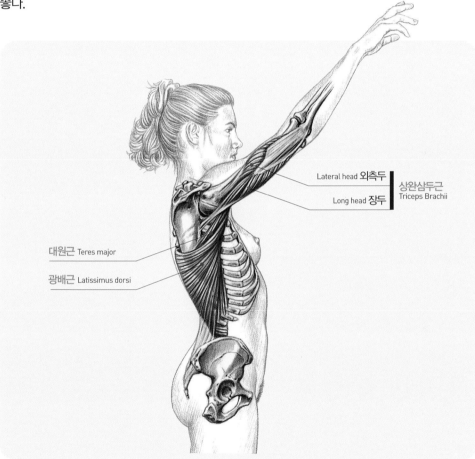

Lateral head 외측두
Long head 장두
상완삼두근
Triceps Brachii

대원근 Teres major
광배근 Latissimus dorsi

프리웨이트 vs 머신

머신 풀오버와 프리웨이트 풀오버는 많이 다르다. 머신을 사용하면 근육을 많이 늘여주기 힘들지만 몸이 안정되기 때문에 더 넓은 가동 범위에서 무거운 중량을 다룰 수 있다. 그래서 프리웨이트보다 근육 성장 효과가 크다.

프리웨이트를 사용하면 가동 범위 절반에서만 저항을 느낄 수 있으므로 스트레칭에 초점을 맞춰야 한다. 팔을 몸통 위로 들수록 목표 근육에 가해지는 저항은 감소한다.

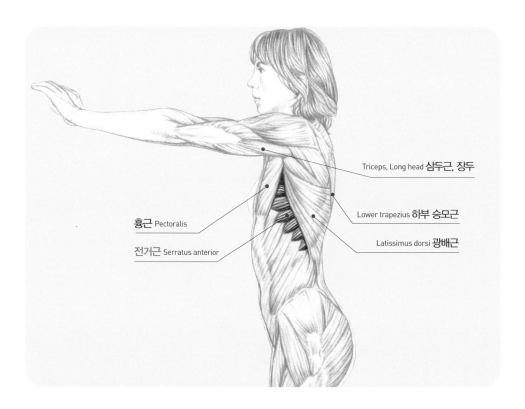

Triceps, Long head 삼두근, 장두

흉근 Pectoralis

Lower trapezius 하부 승모근

전거근 Serratus anterior

Latissimus dorsi 광배근

덤벨 풀오버

운동법

벤치 가장자리에 머리 쪽을 대고 눕자. 양손 뉴트럴 그립(엄지손가락이 바닥을 향하는)이나 오버 그립(엄지가 맞닿는)으로 덤벨을 잡고, 팔을 구부려서 머리 뒤로 덤벨을 내린다. 최대한 아래로 내렸다가 덤벨을 잡은 양팔을 위로 들어 올린다. 이때 덤벨을 끝까지 들지 말고 긴장이 풀리기 전에 멈춘다. 덤벨을 너무 멀리 이동시키면 저항이 사라져서 긴장이 풀릴 수 있으므로 주의하자.

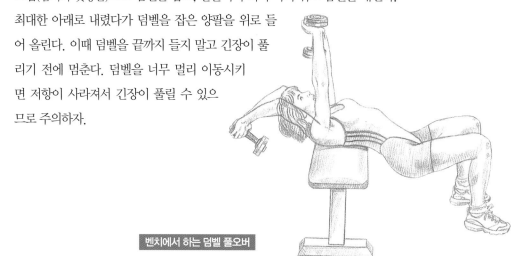

벤치에서 하는 덤벨 풀오버

머신 풀오버

운동법

● **머신 풀오버:** 머신의 좌석을 자신에게 맞게 조정하고 오버 그립이나 언더 그립, 뉴트럴 그립(머신의 종류에 따라 달라진다)으로 머신 손잡이나 바를 잡는다. 광배근의 힘으로 손잡이를 몸 아래쪽으로 당기자. 이때 팔꿈치가 복사근 뒤쪽과 최대한 가까워져야 한다. 1~2초간 수축하며 견갑골을 쥐어짠 후에 팔을 들어 올린다. 다시 동작을 반복한다.

　　머신이 없으면 케이블 하이-풀리를 사용해도 된다. 양손을 가깝게 모으고 팔을 곧게 편 상태에서 바를 아래로 당기자.

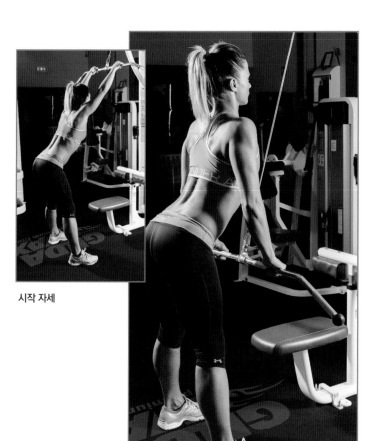

시작 자세

하이-풀리를 사용한 풀오버

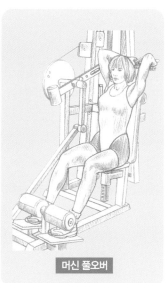

머신 풀오버

243

운동의 장점

▶ 친업이나 풀 다운, 로우를 할 때 등 근육이 아니라 이두근만 자극되는 것 같다면 풀오버가 큰 도움이 된다. 풀오버를 할 때는 이두근이 개입되지 않기 때문이다. 또한 풀오버로 등 근육을 사전고갈(35p 참고)한 후에 풀 다운이나 로우를 실시하면 이두근보다 광배근이 더 잘 자극된다.

운동의 단점

▶ 풀오버를 할 때는 어깨 관절이 불안정해지므로 지나치게 무거운 중량을 사용해선 안 된다. 난이도를 높이고 싶으면 중량보다 반복 횟수를 늘리자.

 관절에 불편함이 느껴질 때까지 어깨를 신전하지 않는다. 스트레칭 강도를 조절할 수 있도록 중량을 아주 천천히 움직이자. 중량을 갑자기 확 들면 안 된다.

TIP

● 풀오버를 하기 전에 삼두근 운동을 하면 안 된다. 삼두근이 너무 지쳐버리면 광배근을 최대한 강하게 자극하기 힘들기 때문이다. 삼두근 동원을 최소화하고 싶으면 팔을 굽히거나 펴는 식으로 자세를 조정해 보자.

● 중량 조절이 가능한 덤벨을 사용할 때는 중량이 단단히 고정됐는지 확인하자. 머리 위로 들었을 때 떨어진다면 큰 부상을 당할 수 있다.

● 덤벨로 운동할 때 세트 후반부에 근육이 지치면 한쪽 팔을 반대쪽 팔보다 더 사용하게 된다. 그러면 어깨 관절이 손상될 수 있으므로 최대한 일직선을 그리며 중량을 당기려고 노력하자.

변형 운동

● 풀오버는 근육을 쭉 늘여주는 식으로 광배근 발달을 돕기 때문에 어깨가 불편하지 않은 범위 안에선 최대한 밑으로 내려가야 한다. 머신에서는 이처럼 극단적인 자세를 취하는 것이 좋지 않지만 가벼운 덤벨을 사용할 때는 가능하다. 이때는 벤치에 똑바로 눕는 대신 어깨와 엉덩이가 덤벨과 함께 하강할 수 있도록 벤치에 가로질러 누워 보자(242p 하단 그림 참고). 난이도가 높은 운동이므로 일반적인 풀오버를 몇 주 동안 실시한 후에 도전하자.

아래와 같은 자세로 10~20초간 스트레칭하면서 정상적으로 호흡하다가 반대쪽으로 반복하자.

● 서거나 앉은 자세에서 팔을 위로 곧게 뻗어 손을 깍지 낀다. 몸을 한쪽으로 숙이면서 팔을 위로 최대한 당기자. 스트레칭을 최소 15초간 유지했다가 반대쪽으로 반복한다.

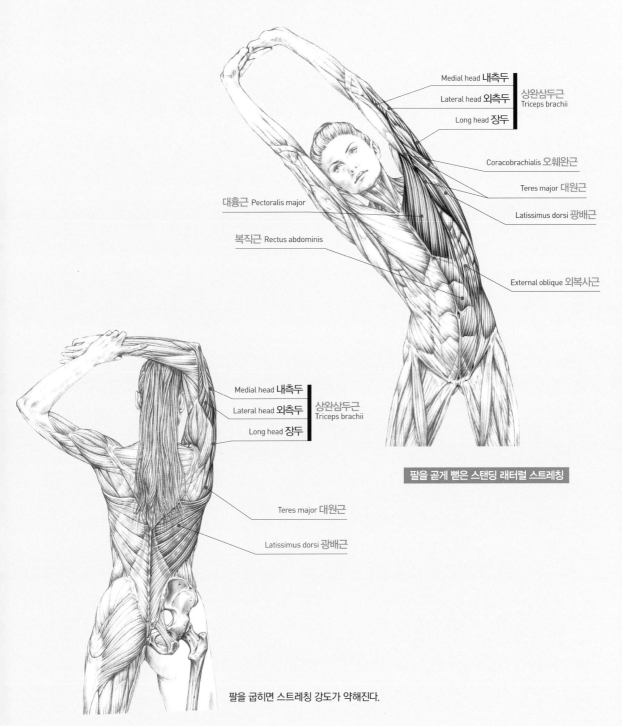

Medial head 내측두
Lateral head 외측두
Long head 장두
상완삼두근 Triceps brachii

Coracobrachialis 오훼완근

Teres major 대원근

Latissimus dorsi 광배근

대흉근 Pectoralis major

복직근 Rectus abdominis

External oblique 외복사근

Medial head 내측두
Lateral head 외측두
Long head 장두
상완삼두근 Triceps brachii

팔을 곧게 뻗은 스탠딩 래터럴 스트레칭

Teres major 대원근

Latissimus dorsi 광배근

팔을 굽히면 스트레칭 강도가 약해진다.

245

● 상부 승모근의 긴장을 해소하고 싶을 때는 목을 가볍게 스트레칭하는 것도 좋다. 머리 위에 손을 얹고 머리를 옆으로 기울이며 가볍게 당겨 준다. 한 번에 힘을 주어 당기지 말고 조심스럽게 천천히 당기자.

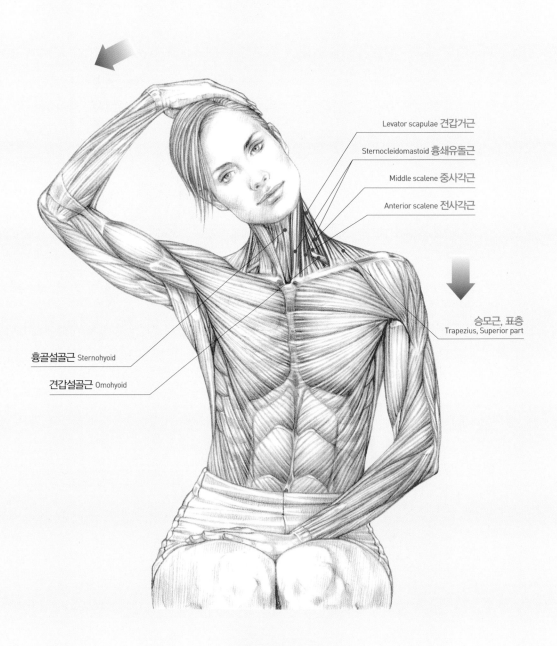

Levator scapulae 견갑거근
Sternocleidomastoid 흉쇄유돌근
Middle scalene 중사각근
Anterior scalene 전사각근

승모근, 표층
Trapezius, Superior part

흉골설골근 Sternohyoid
견갑설골근 Omohyoid

시티드 넥 스트레칭

08

탄탄한 허리 만들기

허리의 해부학적 형태

허리 근육은 척추를 지탱한다. 따라서 허리 근육을 충분히 발달시키면 척추가 받는 압박이 줄어든다. 또한 허리 근육은 둔근, 슬굴곡근과 함께 상체를 앞으로 숙였다가 세울 때도 사용된다.

약한 허리 근육과 요통 사이에 직접적 상관관계가 있다는 사실이 연구를 통해 밝혀졌다.[1] 요통을 줄이거나 예방하는 최고의 방법은 허리 근육을 강화하는 것이다. 즉, 요통 때문에 불행해진 후에 운동을 시작하는 것보다는 예방책으로 미리 운동해 두는 것이 훨씬 현명하다는 뜻이다.

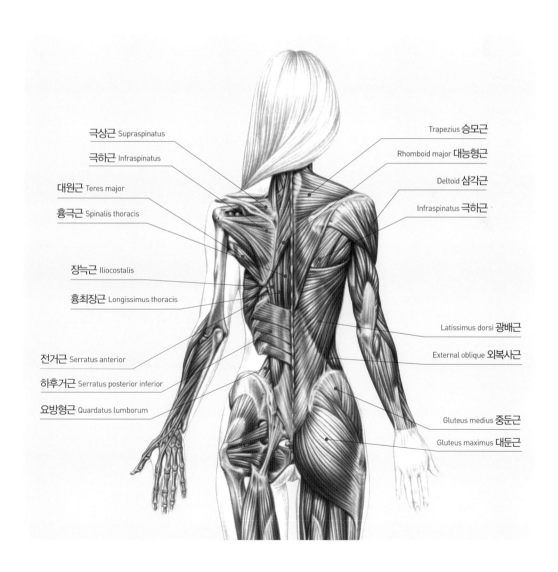

극상근 Supraspinatus

극하근 Infraspinatus

대원근 Teres major

흉극근 Spinalis thoracis

장늑근 Iliocostalis

흉최장근 Longissimus thoracis

전거근 Serratus anterior

하후거근 Serratus posterior inferior

요방형근 Quardatus lumborum

Trapezius 승모근

Rhomboid major 대능형근

Deltoid 삼각근

Infraspinatus 극하근

Latissimus dorsi 광배근

External oblique 외복사근

Gluteus medius 중둔근

Gluteus maximus 대둔근

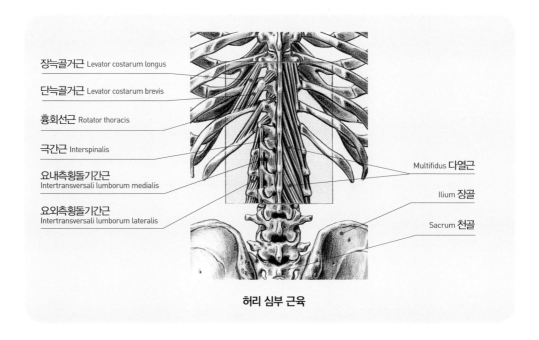

장늑골거근 Levator costarum longus
단늑골거근 Levator costarum brevis
흉회선근 Rotator thoracis
극간근 Interspinalis
요내측횡돌기간근
Intertransversali lumborum medialis
요외측횡돌기간근
Intertransversali lumborum lateralis

Multifidus 다열근
Ilium 장골
Sacrum 천골

허리 심부 근육

여성만을 위한 어드바이스

척추라는 구조물은 힘이 약하고, 나이가 들수록 더 약해진다. 웨이트 트레이닝을 하면 근육이 강해지고 골밀도도 높아지지만 척추가 부상 위험에 노출될 수 있다. 따라서 척추에 부담을 주는 운동을 할 때는 항상 주의하자.

허리 웜업하기

허리 운동으로 세션을 개시하는 것은 일반적으로 권장하지 않는다. 척추를 지탱하는 근육이 빨리지치는 것을 방지하려면 허리 운동은 트레이닝 마지막에 실시하는 것이 좋다. 즉, 허리 운동을 할때는 몸이 이미 풀려 있어야 한다는 뜻이다.

허리 운동

여성에게 좋은 허리 운동의 종류는 크게 두 가지다.

1 데드리프트(Deadlift)
1 하이퍼 백 익스텐션(Hyper back extension)

두 종류의 운동에는 몇 가지 변형 운동이 있다. 이런 변형 운동을 활용하면 운동에 다양성을 부여할 수 있고, 자신의 해부학적 구조나 목표에 맞는 운동을 골라서 실시할 수 있다.

1 | 데드리프트 DEADLIFT

데드리프트는 고관절, 무릎 관절, 발목 관절을 모두 동원하므로 복합 관절 운동으로 분류한다. 그래서 허리 근육 말고도 다양한 근육이 사용된다. 광배근, 둔근, 슬굴곡근, 대퇴사두근이 여기에 속한다. 데드리프트는 몸 곳곳의 다양한 근육을 자극하는 훌륭한 전신 운동이다. 트레이닝할 시간이 부족하다면 데드리프트를 해 보자. 짧은 시간 동안 여러 근육을 동시에 강화할 수 있을 것이다.

운동법

● **덤벨 데드리프트:** 양발을 어깨너비로 벌리고 발 옆에 덤벨을 놓는다. 무릎을 굽혀서 넓적다리가 바닥과 거의 평행이 되게 하자. 등의 수평을 유지하면서 바닥에 놓인 덤벨을 손에 쥔다. 이때 뉴트럴 그립(엄지손가락이 앞을 향한)과 오버 그립(엄지손가락이 마주 보는)의 중간쯤에 위치한 세미-오버 그립을 권장하지만, 자신에게 가장 자연스럽게 느껴지는 그립을 사용하면 된다.

허리에 살짝 아치를 만들어서 척추의 자연스런 곡선을 살리고, 발뒤꿈치로 바닥을 밀면서 등의 힘으로 중량을 당기며 일어나자. 이때 하체와 등의 동작을 최대한 부드럽게 한다. 일어섰으면 다시 무릎을 굽히고 상체를 숙여서 출발점으로 돌아간다.

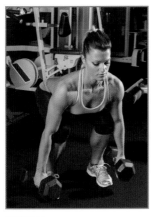

시작 자세

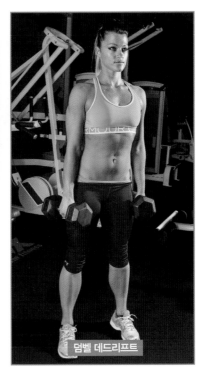

덤벨 데드리프트

● **바벨 데드리프트:** 양발을 어깨너비로 벌리고 무릎을 굽혀서 넓적다리가 바닥과 거의 평행이 되게 한다 등을 곧게 펴고 바닥에 놓인 바벨을 오버 그립(엄지손가락이 마주 보는)으로 쥐자. 무거운 중량을 다룰 때는 한쪽 손의 손바닥을 위로 돌려서 언더 그립으로 바를 잡는다(얼터네이트 그립).

허리에 살짝 아치를 만들어서 척추의 자연스런 곡선을 살리고, 발뒤꿈치로 바닥을 밀면서 등의 힘으로 중량을 당기며 일어난다. 이때 하체와 등의 동작을 최대한 부드럽게 한다. 일어섰으면 다시 무릎을 굽히고 상체를 숙여서 출발점으로 돌아간다.

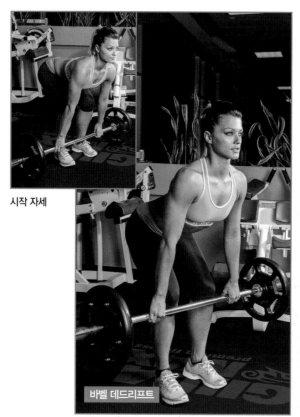

시작 자세

바벨 데드리프트

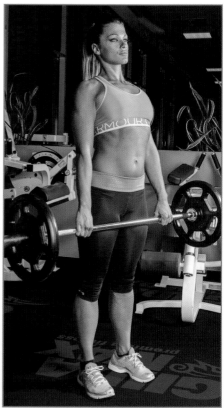

운동의 장점

▶ 짧은 시간에 아주 많은 근육을 자극하는, 가장 완벽하고 경제적인 웨이트 트레이닝 운동이다.

운동의 단점

▶ 동원되는 근육이 많아서 몸이 많이 지친다. 또한 테크닉이 엉성하거나 운동 중에 피곤해서 균형을 잃으면 사고를 당할 위험이 크다.

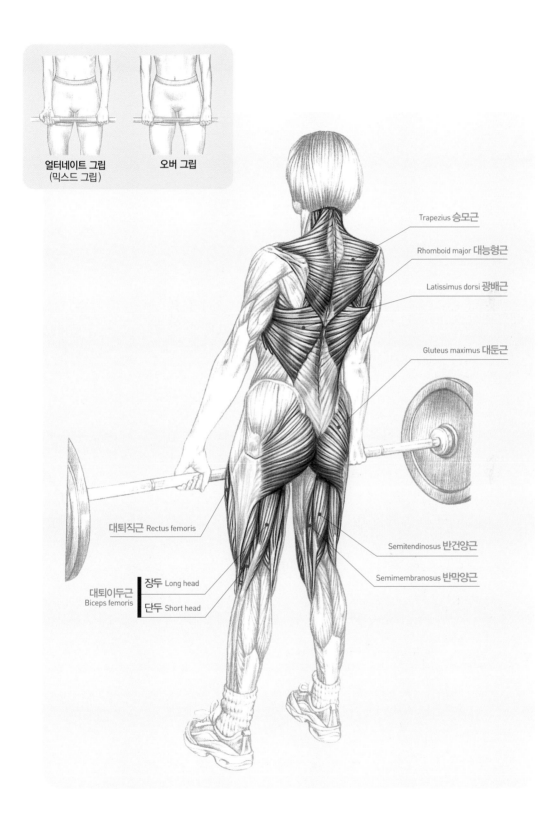

얼터네이트 그립
(믹스드 그립)

오버 그립

Trapezius 승모근

Rhomboid major 대능형근

Latissimus dorsi 광배근

Gluteus maximus 대둔근

대퇴직근 Rectus femoris

대퇴이두근
Biceps femoris

장두 Long head

단두 Short head

Semitendinosus 반건양근

Semimembranosus 반막양근

▶ 데드리프트는 간단해 보이지만 사실 엄청난 기술이 필요한 운동이다. 그래서 웨이트 트레이닝 초보자는 자제하는 것이 좋다.

▶ 데드리프트는 허리만 고립해서 강화하는 운동이라고 보기는 힘들다. 벤치에서 하는 고립 운동인 하이퍼 백 익스텐션보다 척추의 부상 위험도 크다.

 데드리프트는 척추에 엄청난 압박을 가하는 운동이므로 동작하는 내내 척추의 정렬을 유지하려고 노력해야 한다. 운동을 마친 후에는 풀업 바에 적어도 20~30초간 매달려서 척추가 받은 압박을 해소하자.

TIP

● 덤벨이나 바벨을 들 때 우선 다리의 힘으로 당기고, 이어서 등의 힘으로 당기면 안 된다. 둘을 동시에 사용해야 한다.

● 중량을 손에 쥐려고 등을 둥글게 구부리면(예를 들어 다리가 길고 팔이 짧은 경우) 허리가 위험에 노출된다. 허리를 둥글게 만들지 않고는 중량을 쥐기 힘들다면 무릎보다 살짝 낮은 벤치에 중량을 올려서 가동 범위를 좁혀 보자.

● 허리 근육이 지칠수록 자연스런 아치를 유지하기가 힘들어진다. 이때부터 척추도 둥글게 구부러지기 시작한다. 이처럼 척추를 둥글게 구부리면 더 무거운 중량을 들 수 있고, 몇 회 더 반복할 수 있다. 하지만 몇 회 더 반복하겠다고 이렇게 등을 굽히면 부상 위험이 크게 증가하므로 권장하지 않는다. 반복 횟수를 몇 회 줄이는 한이 있더라도 등의 정렬을 올바르게 유지하자.

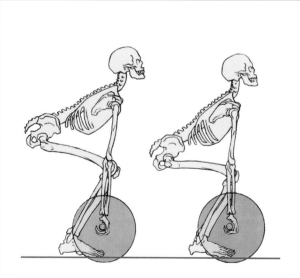

팔다리가 긴 사람(왼쪽)은 짧은 사람(오른쪽)보다 상체를 더 숙여야 한다.

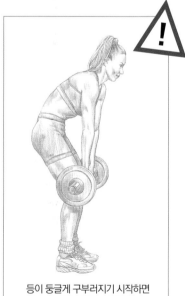

등이 둥글게 구부러지기 시작하면
데드리프트를 중단하자.

변형 운동

- 중량을 아래로 내릴 때 다리를 굽혀도 좋고, 운동하는 내내 곧게 펴도 좋다. 다리를 곧게 펼수록 슬굴곡근이 더 많이 동원된다.

- 발의 위치에 변화를 주자. 양발을 가깝게 모으면 가동 범위가 넓어진다. 하지만 동작할 때 상체를 앞으로 더 숙여야 하므로 허리 근육과 디스크의 부담이 증가한다. 반면에 양발을 넓게 벌리면(스모 자세) 가동 범위가 좁아져서 운동하는 내내 상체를 곧게 세울 수 있다.

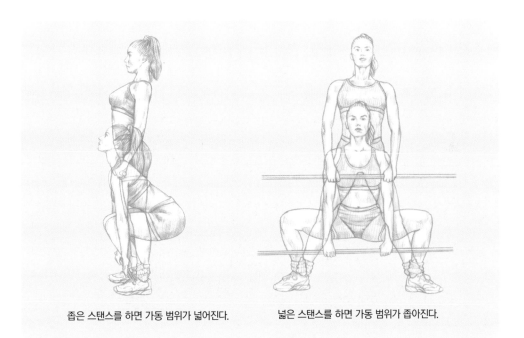

좁은 스탠스를 하면 가동 범위가 넓어진다.   넓은 스탠스를 하면 가동 범위가 좁아진다.

프리웨이트 vs 머신

요즘에는 데드리프트 머신을 접할 수 있는 기회가 점점 늘어나고 있다. 그래도 이 머신을 구하기 힘들다면 스미스 머신에서 데드리프트를 해 보자.

머신과 프리웨이트의 가장 큰 차이점은 머신으로 할 때 운동이 훨씬 쉽다는 점이다. 머신이 동작을 완벽히 안내해 주고, 바의 균형을 잡을 필요도 없기 때문이다. 따라서 근육이 지쳐도 균형을 잃어 부상당할 위험이 적고, 피로가 쌓여도 자세가 올바르게 유지된다. 다시 말해 초보자라면 동작을 숙달할 때까지 프리웨이트보다는 머신을 사용하는 것이 안전하다.

2 | 하이퍼 백 익스텐션 HYPER BACK EXTENSION

하이퍼 백 익스텐션은 고관절만 동원하므로 고립 운동으로 분류하지만 허리 근육, 둔근, 슬굴 곡근 같은 커다란 근육이 모두 사용된다. 추간판에 압박을 가하는 데드리프트와는 다르게 허리에 안전하지만 근육 강화 효과는 떨어진다. 허리가 약한 사람은 데드리프트보다 하이퍼 백 익스텐션을 하는 것이 좋다.

운동법

벤치에 엎드려서 패드 밑에 발목을 고정하고, 상체를 앞으로 숙이자. 척추를 잠시 이완했다가 허리 근육을 사용해서 상체를 천천히 든다. 상체가 바닥과 평행(일반 벤치)이나 수직(45도 벤치)이 되면 1초간 수축한 후에 출발점으로 돌아오자. 동작을 반복한다.

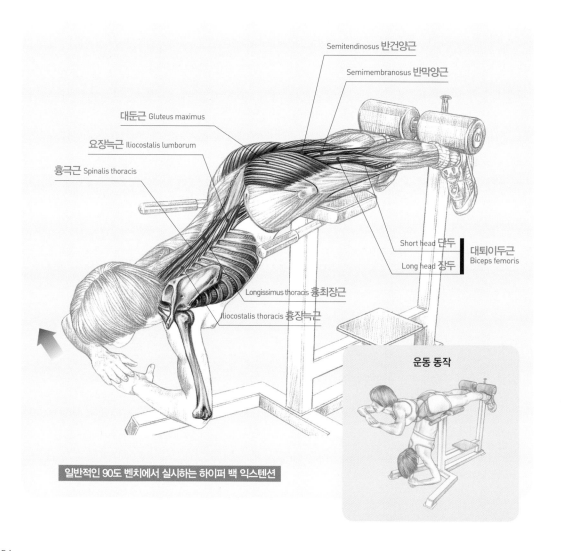

Semitendinosus 반건양근
Semimembranosus 반막양근
대둔근 Gluteus maximus
요장늑근 Iliocostalis lumborum
흉극근 Spinalis thoracis
Short head 단두
Long head 장두
대퇴이두근 Biceps femoris
Longissimus thoracis 흉최장근
Iliocostalis thoracis 흉장늑근

일반적인 90도 벤치에서 실시하는 하이퍼 백 익스텐션

운동 동작

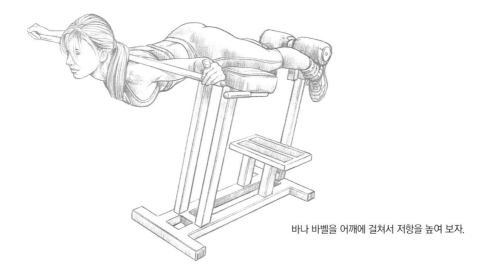

바나 바벨을 어깨에 걸쳐서 저항을 높여 보자.

운동의 장점

▶ 하이퍼 백 익스텐션은 데드리프트와 달리 추간판이 받는 부담이 거의 없어 허리 근육을 안전하게 강화할 수 있는 운동이다.

운동의 단점

▶ 운동이 금방 쉬워져서 운동 효과가 떨어진다. 원판을 머리 위나 가슴 앞에 들어서 저항을 높여도 마찬가지다.

 척추 손상을 방지하려면 천천히 몸을 통제하며 운동하자. 허리 근육은 폭발적인 수축보다 등척성 수축에 적합하게 만들어졌다. 올라올 때 척추에 조금이라도 통증이 느껴지면 몸을 더 이상 들어 올리지 말자.

TIP

● 몸을 받치는 패드를 대퇴사두근 아래에 위치시키면 허리 근육의 개입이 감소하고 둔근이 대부분 운동을 처리한다. 반면에 패드를 하복근 아래에 위치시키면 허리 근육이 대부분 운동을 한다. 이처럼 하이퍼 백 익스텐션은 패드의 위치에 변화를 주면 허리 운동이 되기도 하고, 둔근 운동이 되기도 한다.

변형 운동

허리 운동에 사용할 수 있는 벤치의 종류는 두 가지다.

- **90도 벤치**: 앞에서 본 것과 같은 일반적인 90도 벤치에 엎드리면 몸이 바닥과 평행이 된다. 이런 벤치는 사용하기가 번거롭지만 허리 근육에 더 강한 저항이 가해지고, 하위 지점에서 척추를 더 강하게 늘여줄 수 있다. 그래서 상급자에게 적합하다.

- **45도 벤치**: 경사가 있어서 운동 자세를 취하거나 풀기 편하다. 중력이 가하는 저항도 90도 벤치보다 약해서 운동하기가 쉽다. 또한 90도 벤치보다 가동 범위가 좁고, 척추도 적게 늘어난다. 따라서 따라서 초보자 혹은 머리를 거꾸로 숙이기 힘든 사람은 45도 벤치가 적합하다.

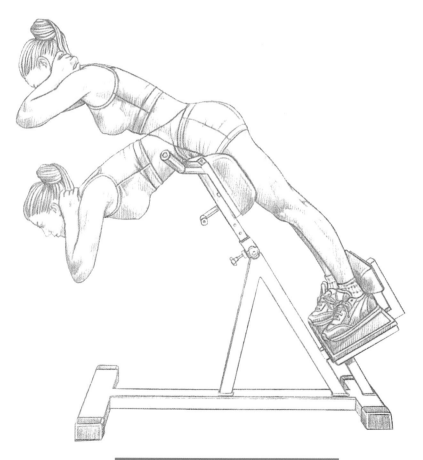

45도 인클라인 벤치에서 실시하는 하이퍼 백 익스텐션

벤치 vs 머신

하이퍼 백 익스텐션 머신에서 운동 자세를 잡으려면 상체를 깊이 숙여야 하므로 불편할 수 있다. 또한 앉은 자세에서 허리 근육을 수축하기란 쉽지 않다. 그래서 이런 머신은 권장하지 않으며, 웬만하면 백 벤치(일명 로만 체어)를 사용하자.

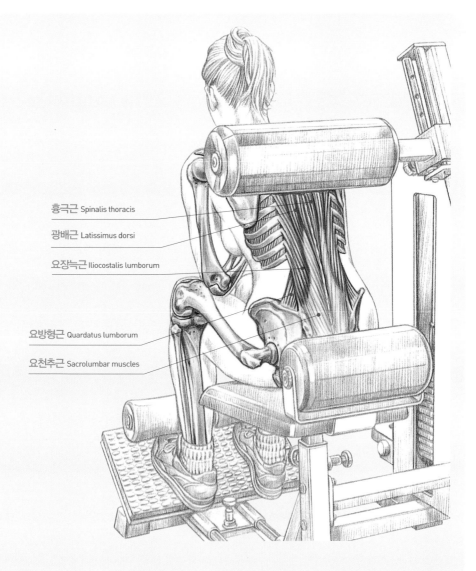

흉극근 Spinalis thoracis
광배근 Latissimus dorsi
요장늑근 Iliocostalis lumborum
요방형근 Quardatus lumborum
요천추근 Sacrolumbar muscles

하이퍼 백 익스텐션 머신이 있지만 운동 자세가 불편하게 느껴질 수 있다.
이 자세에서는 허리 근육을 수축하기도 힘들다.

● **운동을 마친 후의 스트레칭:** 웨이트 트레이닝은 척추에 압박을 가하는 운동이 많다. 허리의 회복을 촉진하려면 트레이닝을 마칠 때마다 풀업 바에 적어도 30초씩 매달려서 척추가 받은 압력을 해소하자. 허리에 압박이 느껴지지 않더라도 해야 한다. 허리 근육이 계속 뭉쳐 있으면 디스크 주변도 뭉치기 때문이다. 따라서 스트레칭을 꾸준히 하여 허리를 이완하는 법을 터득하자.

　이완을 촉진하려면 복부 크런치 한 세트를 완전히 지칠 때까지 실시하여 신경계를 일시적으로 피곤하게 만든 다음 곧장 풀업 바에 30초간 매달리자. 이렇게 하면 전신의 모든 근육(척추를 지탱하는 근육도 포함된다)을 이완시킬 수 있다. 그래도 허리가 뭉쳐 있다면 이 과정을 처음부터 몇 번 더 반복한다.

　이처럼 바에 매달리면 회복 시간이 단축된다. 수면 중에 일어나는 척추의 감압 과정을 미리 마칠 수 있기 때문이다. 그러면 척추의 회복도 빨라지고, 잠을 잘 때 더 깊이 잠들 수 있다.

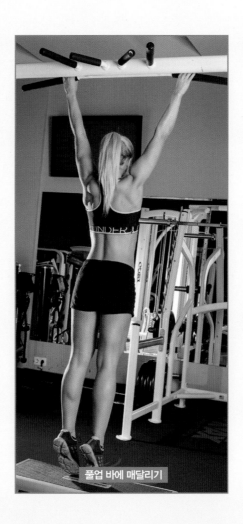

풀업 바에 매달리기

● **쉬는 날의 스트레칭:** 종일 꼿꼿한 자세로 앉아 있어도 척추가 눌린다. 그러면 디스크 속의 액체가 짓눌려 밖으로 빠져나온다. 사람들의 키가 아침보다 저녁에 작은 이유도 이 때문이다. 디스크 속의 액체는 척추 건강에 매우 중요한 역할을 하며, 이 액체의 손실 때문에 요통이 발생한다고 해도 과언이 아니다. 이론적으로 이렇게 손실된 액체는 밤에 자면서 보충된다. 누우면 척추의 압박이 해소되기 때문이다.

그런데 아침에 일어났는데도 여전히 척추가 짓눌린 기분이 들 때가 있다. 이는 곧 허리 근육이 충분히 이완되지 못했다는 뜻이다. 자는 와중에도 근육이 긴장하는 바람에 잠도 제대로 못 자고, 디스크의 중요한 액체도 보충하지 못한 것이다. 이런 문제가 빠르게 요통으로 발전하곤 한다.

자기 전에 허리 근육과 척추를 이완하면 사람들이 흔하게 겪는 이런 문제를 피해 갈 수 있다. 운동을 쉬는 날에도 자기 직전에 문간에 설치한 풀업 바에 30초씩 매달려 보자.

허리에 문제가 발생한 후에 척추를 돌보면 늦는다. 예방이 중요하다. 이미 요통이 있다면 웨이트 트레이닝이나 매달려서 허리를 늘이는 운동을 실시하기 전에 허리 전문 의사와 상의하자.

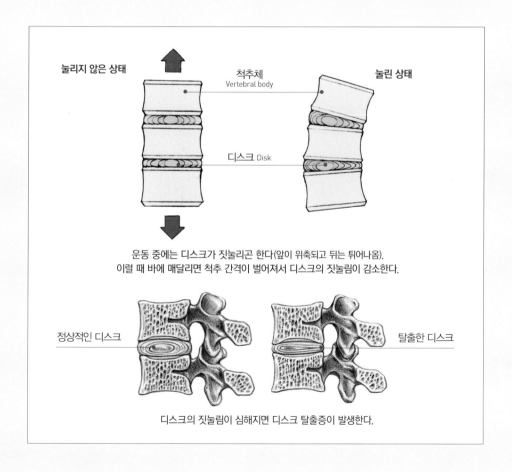

눌리지 않은 상태   척추체 Vertebral body   눌린 상태

디스크 Disk

운동 중에는 디스크가 짓눌리곤 한다(앞이 위축되고 뒤는 튀어나옴).
이럴 때 바에 매달리면 척추 간격이 벌어져서 디스크의 짓눌림이 감소한다.

정상적인 디스크   탈출한 디스크

디스크의 짓눌림이 심해지면 디스크 탈출증이 발생한다.

09

멋진 몸매를 위한 가슴 만들기

가슴의 해부학적 형태

흉근은 저항을 극복하고 팔을 앞으로 움직일 수 있게 해 준다(예를 들어 문을 밀 때). 또한 팔을 한 곳으로 모을 때도 중요한 역할을 한다. 아기를 품에 안을 때가 좋은 예다. 물론 이때 대부분 운동은 이두근이 하지만 팔이 벌어지지 않도록 하는 것은 흉근이다. 흉근이 없으면 아기를 오래 안고 있을 수 없다.

대흉근은 크게 세 부위로 나눈다.

1 상부 흉근이라고 부르는 쇄골부

2 흉근 중앙의 흉늑부

3 하부 흉근이라고 부르는 복부

소흉근은 흉근 밑에 감춰진 아주 작은 근육이다. 그 이름이 말해주듯이 중요성은 조금 덜하다.

흉근은 일상생활에 잘 쓰이지 않기 때문에 대부분 덜 발달해 있다. 따라서 자연스럽게 수축하는 근육은 아니다. 흉근은 어깨 관절만 지나는 단관절 근육이지만 부채꼴이라서 다양한 각도에서 자극할 수 있다. 인클라인, 플랫, 디클라인 자세에서 모두 운동할 수 있다는 뜻이다.

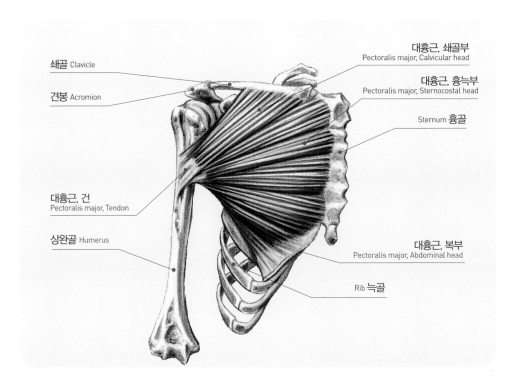

쇄골 Clavicle

견봉 Acromion

대흉근, 건
Pectoralis major, Tendon

상완골 Humerus

대흉근, 쇄골부
Pectoralis major, Calvicular head

대흉근, 흉늑부
Pectoralis major, Sternocostal head

Sternum 흉골

대흉근, 복부
Pectoralis major, Abdominal head

Rib 늑골

여성만을 위한 어드바이스

여성은 유방 때문에 상부 흉근만 겉으로 드러난다(유방은 근육이 아니라 지방으로 뒤덮인 젖샘이다). 그래서 여기서는 상부 흉근에 초점을 맞출 것이다. 그렇다고 하부 흉근을 방치하겠다는 것은 아니다. 상부 흉근만 수축하더라도 하부 흉근을 충분히 간접적으로 자극할 수 있다. 잘못된 통념과 달리 흉근 운동을 하더라도 가슴이 처지는 것을 방지하거나, 가슴을 더 크게 만들기는 힘들다.

올바른 가동 범위 찾기

흉근 운동을 할 때 중량을 아래로 얼마나 내려야 하는지에 관한 논쟁이 치열하다. 정해진 규칙은 없지만 상식적으로 지켜야 할 원칙이 한 가지 있기는 하다. 운동한 다음 날에 흉근과 팔을 연결하는 힘줄이나, 이두근 장두건과 전면삼각근이 만나는 지점에 통증이 느껴지고 어깨가 불편할 정도로 헐겁게 느껴진다면, 중량을 아래로 지나치게 내리는 바람에 흉근과 주변 힘줄이 과도하게 늘어났다는 뜻이다. 흉근 운동을 할 때 이처럼 과도한 가동 범위를 반복해서 사용하면 부상을 당할 수밖에 없다. 흉근 운동을 어떤 가동 범위로 해야 할지 모르겠다면 일단 네거티브 동작의 범위를 제한하자. 조직을 지나치게 늘이는 바람에 영구적 손상을 입는 것보다는 이 편이 낫다.

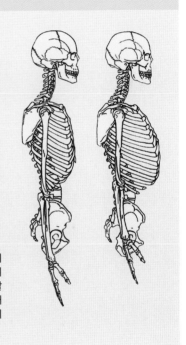

왼쪽 그림처럼 흉곽이 좁고 팔이 길면 가동 범위가 넓어지기 때문에 무거운 중량으로 운동하다가 흉근이 지나치게 늘어날 위험이 있다. 팔이 긴 사람은 체스트 프레스를 할 때 중량을 끝까지 내리면 위험하다. 반면에 오른쪽 그림처럼 흉곽이 크고 팔이 짧은 사람은 중량을 내릴 때 흉근이 늘어나는 범위에 한계가 있다.

흉근 운동

여성에게 좋은 흉근 운동의 종류는 크게 세 가지다.

1 프레스(Press)

2 플라이(Fly)

3 풀오버(Pullover)

세 종류의 운동에는 몇 가지 변형 운동이 있다. 이런 변형 운동을 활용하면 운동에 다양성을 부여할 수 있고, 자신의 해부학적 구조나 목표에 맞는 운동을 골라서 실시할 수 있다.

웜업의 목적은 아래와 같은 근육을 트레이닝에 대비시켜 부상 위험을 줄이는 것이다.

➡ 이두근 장두건

➡ 어깨, 팔꿈치, 손목 관절

➡ 가슴 근육과 힘줄

➡ 삼두근

이어서 소개할 운동을 가벼운 중량을 사용해 20~30회 정도 반복하자. 한 운동을 마치면 곧장 다음 운동으로 넘어간다. 한 세트만으로는 몸을 풀기에 부족하다고 느껴지면 두 번째 세트를 실시해도 좋다.

이렇게 전체적인 웜업을 마쳤으면 첫 번째 흉근 운동을 시작하자. 처음에는 가벼운 중량으로 적어도 한 세트 이상 실시해서 흉근을 풀어준 후에 무거운 중량을 다룬다. 등이나 어깨 트레이닝을 마친 상태라서 흉근이 이미 풀렸다면 아래에 소개한 웜업 루틴을 다 실시할 필요는 없다. 하지만 적어도 흉근 운동 두 세트 정도는 웜업으로 실시해야 한다.

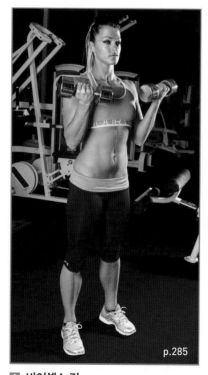

p.285

1 바이셉스 컬

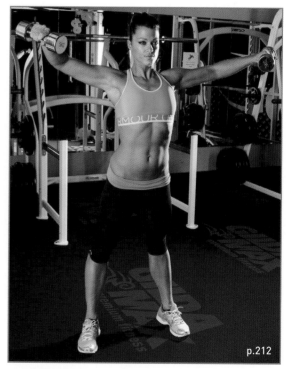

p.212

2 래터럴 레이즈

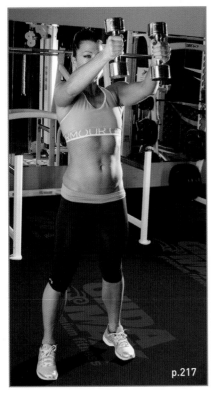

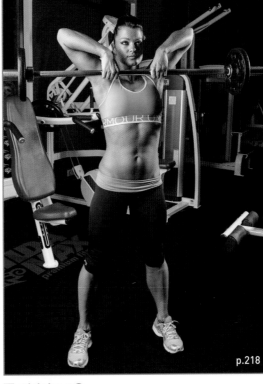

③ 프런트 레이즈   p.217

④ 업라이트 로우   p.218

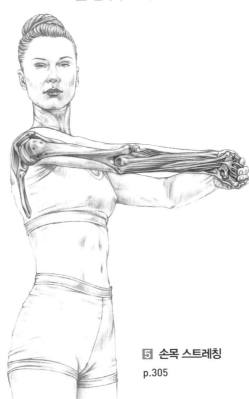

⑤ 손목 스트레칭

p.305

1 | 프레스 PRESS

체스트 프레스는 어깨와 팔꿈치 관절을 모두 동원하기 때문에 복합 관절 운동으로 분류한다. 그래서 흉근 말고도 많은 근육이 사용된다. 전면삼각근, 삼두근, 등 상부 근육이 대표적이다.

프레스는 상체의 다양한 근육을 자극해 주기 때문에 운동 루틴을 개시하기 좋은 운동이다. 다양한 근육이 동원되기 때문에 사용할 수 있는 중량도 많다.

운동법

벤치나 머신에 누워서 바벨이나 덤벨, 머신 손잡이를 손에 쥐자. 덤벨을 사용한다면 오버 그립(양손 엄지손가락이 마주 보는)으로 잡고 어깨높이까지 내린 다음 흉근의 힘으로 팔을 뻗는다. 이때 동작의 정점에서 양쪽 덤벨이 맞닿아야 한다. 그리고 팔을 굽혀서 다시 덤벨을 내린다.

운동의 장점

▶ 짧은 시간에 많은 근육을 자극할 수 있기 때문에 상체 트레이닝의 필수 기본 동작이기도 하다.

운동의 단점

▶ 중량을 통제하기가 힘들다. 프리웨이트라면 더욱 그런데, 중량을 놓치면 다칠 위험이 크다. 가능하다면 올바른 프레스 테크닉을 익히기 전까지는 프리웨이트 대신 머신을 사용하자. 머신 트레이닝을 몇 주 했다면 프리웨이트로 넘어가도 좋다.

 덤벨을 사용할 때는 특히 안전에 주의를 기울여야 한다. 시작 자세를 취할 때 등을 보호하려면 덤벨을 바닥에서 곧장 들어 올리지 말고, 팔을 굽혀서 넓적다리에 올린 다음 시작 자세를 취하자. 중량을 내려놓을 때도 팔을 쭉 뻗어서 덤벨을 내려놓지 않도록 하자. 그러면 이두근이 찢어질지도 모른다.

프리웨이트 vs 머신

체스트 프레스는 프리웨이트(바벨 혹은 덤벨)나 머신으로 실시할 수 있다. 각 변형 운동의 장·단점을 분석하여 자신에게 가장 잘 맞는 운동을 고르자.

바벨 프레스

▶ 바벨과 벤치만 있으면 장소에 구애받지 않고 어디서나 실시할 수 있다. 도구를 구하기는 쉽지만 바벨 프레스는 장점보다 단점이 많다.

▶ 기다란 바벨의 균형을 잡기가 쉽지 않으며, 초보자에게는 위험할 수도 있다.

▶ 바벨을 랙에서 들거나 랙에 내려놓을 때 관절이 위험에 노출된다.

▶ 세트 막바지에 근력이 갑자기 감소하면 바벨을 몸에 떨어뜨릴 수도 있다.

▶ 이런 이유 때문에 트레이닝 파트너가 필요하다.

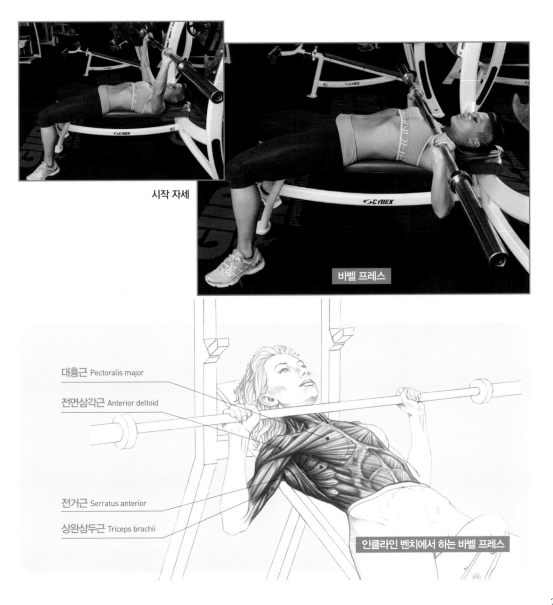

시작 자세

바벨 프레스

대흉근 Pectoralis major

전면삼각근 Anterior deltoid

전거근 Serratus anterior

상완삼두근 Triceps brachii

인클라인 벤치에서 하는 바벨 프레스

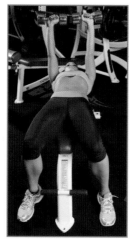

시작 자세

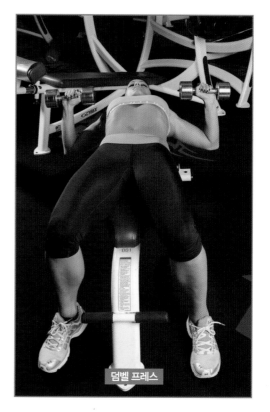

덤벨 프레스

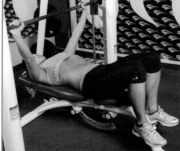

시작 자세

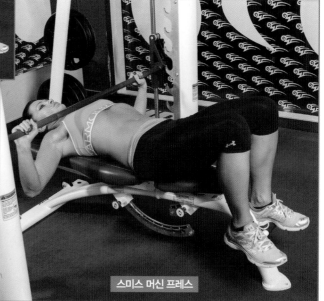

스미스 머신 프레스

덤벨 프레스

▶ 바벨을 사용할 때보다 훨씬 넓은 각도로 수축할 수 있다. 정점에서 양손을 더 가까이 모은 상태로 수축할 수 있기 때문이다.

▶ 손과 팔꿈치 위치에 다양한 변화를 줄 수 있다. 바벨을 사용할 때는 이런 자유로움이 없다.

▶ 덤벨은 균형 잡기가 힘들다. 세트 막바지에 근력이 감소해서 한쪽 덤벨을 놓치면 위험한 상황이 연출될 수 있다. 특히 초보자가 자주 겪는 문제다.

스미스 머신 프레스

▶ 스미스 머신은 바벨과 머신의 좋은 절충안이며, 초보자는 프리웨이트보다 스미스 머신을 사용하는 것이 안전하다. 또한 스미스 머신은 중량의 균형을 잡을 필요가 없기 때문에 파트너가 필요하지 않다는 장점이 있다.

▶ 잘 만들어진 스미스 머신에는 대부분 안전핀이 있다. 안전핀이 있으면 갑자기 근육에 힘이 빠졌을 때 바가 몸에 떨어지는 것을 방지할 수 있다.

▶ 프리웨이트나 잘 만들어진 머신을 사용할 때는 살짝 호를 그리며 운동하게 된다. 하지만 스미스 머신을 사용하면 부자연스럽게 직선을 그리며 운동해야 하는데, 몇몇 여성은 타고난 몸의 골격 때문에 이런 동작이 위험할 수도 있다.

머신 프레스

▶ 초보자라면 벤치에 누워서 중량을 미는 것이 힘들 수도 있다. 그 자세에서 전신의 근력을 모두 동원하는 것이 매우 부자연스럽게 느껴질 수 있기 때문이다. 그렇다면 앉아서 중량을 밀 수 있는 머신을 사용해보자. 머신은 매우 안정적이고, 중량의 균형을 잡을 필요도 없다.

▶ 머신을 사용하면 중량의 균형을 잡을 필요가 없다. 중심이 고정되어 있으므로 오직 흉근에만 집중하며 중량을 밀면 된다.

▶ 전체적으로 봤을 때 잘 만들어진 머신은 프리웨이트보다 안전하고 사용하기도 쉽다. 특히 피트니스 초보자라면 더 그렇다.

▶ 우리 주변에는 좋은 머신보다 나쁜 머신이 많다. 그런데 초보자는 두 머신을 구분하기 힘들다. 일반적으로 좋은 머신은 중량을 밀 때 양손이 가까워지고, 중량을 내릴 때 양손이 멀어진다. 또한 좋은 머신은 덤벨을 사용할 때처럼 중량의 균형을 잡을 필요가 없고, 가동 범위는 덤벨과 비슷하게 할 수 있다.

벤치 각도에 변화를 준 변형 운동

프레스 변형 운동은 크게 세 가지로 나눈다.

1 플랫 벤치에서 프레스를 하면 흉근 전체가 동원된다.

2 인클라인 벤치에서 프레스를 하면 상부 흉근이 주로 동원된다.

3 디클라인 벤치에서 프레스를 하면 하부 흉근이 주로 동원된다.

머신에서도 이런 변형 운동이 가능하지만 앉아서 운동해야 하기 때문에 차이가 뚜렷하지는 않다. 머신 변형 운동은 손잡이를 미는 방법에 따라 다음과 같이 나눈다.

4 손잡이를 위로 밀면 인클라인 벤치에서 운동하는 것 같은 효과가 난다.

5 손잡이를 앞으로 밀면 플랫 벤치에서 운동할 때처럼 흉근 전체가 자극된다.

6 손잡이를 아래로 밀면 디클라인 벤치 프레스와 동작이 비슷해진다.

- 여성은 인클라인 벤치 프레스나 인클라인 프레스를 모방한 머신을 사용하는 것이 가장 좋다. 상부 흉근과 어깨 앞쪽 근육을 주로 동원하기 때문이다.

- 앞에서 말한 것처럼 여성은 흉근 중에서 눈에 잘 띄는 상부 흉근을 운동하는 것이 좋다. 또한 전면삼각근은 인클라인 프레스를 하는 것만으로도 충분히 간접적으로 자극되기 때문에 따로 운동할 필요가 없다. 즉, 인클라인 프레스는 가장 효과적이면서 시간도 절약되는 운동이란 뜻이다. 하지만 인클라인 프레스는 자극이 흉근 전체에 퍼지는 대신 상부 흉근에 집중되므로 플랫이나 디클라인 프레스를 할 때처럼 무거운 중량을 다루는 힘들다.

- 디클라인 프레스는 흉근과 상복근의 경계를 명확하게 구분하고 싶은 남성에게만 쓸모가 있으며, 여성에게는 유용하지 않다.

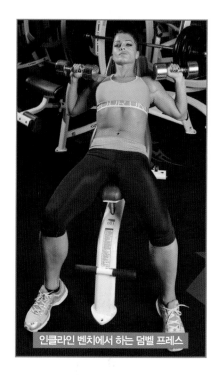

인클라인 벤치에서 하는 덤벨 프레스

바를 내리는 위치에 변화를 준 변형 운동

운동 목표에 맞게 동작을 끝맺는 지점을 정해야 한다.

- 흉근 상단을 향해 바를 내리면 흉근 하부보다 상부가 더 잘 자극된다. 인클라인 벤치에서 운동할 때 이렇게 하면 좋다.

- 흉근 하단을 향해 바를 내리면 흉근 상부보다 하부가 더 잘 자극된다. 플랫이나 디클라인 벤치에서 운동할 때 이렇게 하면 좋다.

손과 팔꿈치 위치에 변화를 준 변형 운동

덤벨이나 몇몇 머신으로 운동할 때 손이나 팔꿈치의 위치에 변화를 줄 수 있다. 각자 원하는 방식으로, 가장 안전하게 흉근을 자극할 수 있는 변형 운동을 아래에서 골라 실시하자.

● 대흉근을 적게 늘이고 어깨를 강하게 자극하려면 팔꿈치를 옆구리로 모으고 뉴트럴 그립(엄지손가락이 머리를 향한)으로 덤벨이나 손잡이를 잡자.

● 동작의 하위 지점에서 가슴을 더 쭉 늘여서 흉근을 강하게 자극하고 싶으면 팔꿈치를 몸 반대쪽으로 최대한 벌리고, 오버 그립(양손 엄지손가락이 마주 보게)으로 덤벨이나 손잡이를 잡자. 하지만 이 자세로 운동하면 가슴 힘줄이 찢어질 위험이 높다는 사실을 유념하자.

그립 너비에 변화를 준 변형 운동

● **와이드 그립**: 프레스 하위 지점에서 양손 간격이 넓을수록 흉근이 잘 늘어난다. 하지만 이런 스트레칭을 부담스러워하는 힘줄도 있으며, 특히 팔뚝이 긴 사람일수록 부담이 크다. 또한 이런 자세로 운동하면 팔을 뻗어 수축했을 때 흉근이 많이 짧아지지 않는다.

● **내로우 그립**: 프레스 하위 지점에서 양손 간격이 좁을수록 흉근이 덜 늘어난다. 하지만 흉근 힘줄에는 덜 위험한 자세고, 팔을 뻗어 수축할 때 흉근이 더 많이 짧아진다. 유일한 단점은 삼두근의 동원이 증가해서 흉근의 운동량이 감소한다는 것이다.

파워리프팅 대회에서는 무거운 중량을 다루기 위해 가동 범위를 좁히고 극단적으로 넓은 그립을 사용하곤 하지만, 이런 그립은 피하는 것이 좋다. 가장 안전한 그립은 일반적인 그립보다 살짝 좁은 그립이다. 물론 팔꿈치 관절에 통증이 느껴지지 않는다는 전제하에 말이다.

TIP

● 허리에 아치를 만들면 가동 범위가 좁아져서 더 무거운 중량을 들 수 있다. 하지만 등을 다칠 위험이 높고, 자극점이 흉근 상부에서 하부로 이동해 운동 효과가 떨어진다. 즉, 남성에게는 유용한 테크닉이지만 여성에게는 쓸모가 없다.

● 프레스를 할 때 고개를 상하좌우로 움직이면 안 된다. 목이 흔들리지 않도록 벤치에 안전하게 고정하자.

● 벤치 프레스는 리버스 푸시업과 비슷하다. 몸이 아니라 팔을 움직인다는 점만 다르다. 웨이트 트레이닝 도구가 없으면 푸시업을 대신 실시해도 좋다.

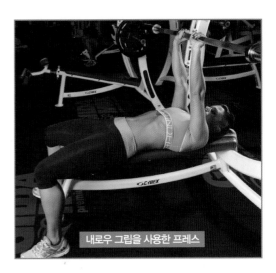

내로우 그립을 사용한 프레스

2 | 플라이 FLY

체스트 플라이는 어깨 관절만 동원하므로 고립 운동으로 분류한다. 그래서 흉근 주변의 여타 근육은 거의 동원되지 않는다. 프레스는 삼두근도 함께 자극하지만 플라이는 주목표인 흉근과 더불어 어깨 앞쪽만 간접적으로 자극한다. 플라이는 이처럼 근육을 잘 고립하고 늘여주기 때문에 흉근 마무리 운동으로 활용하기에 좋다.

운동법

● **덤벨 플라이**: 덤벨을 뉴트럴 그립(엄지손가락이 위를 향한)으로 잡아 어깨높이로 들고 벤치에 눕는다. 그다음 벤치프레스를 할 때처럼 팔을 위로 뻗는다. 자세를 잡았으면 팔을 반쯤 편 상태에서 옆으로 내리자. 손이 가슴 높이에 도달하면 흉근을 사용해서 덤벨을 위로 모아 준다. 그리고 다시 덤벨을 벌려 아래로 내린다. 동작 시 팔이 지나치게 구부러지지 않게 주의하자.

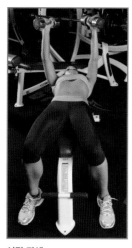

시작 자세

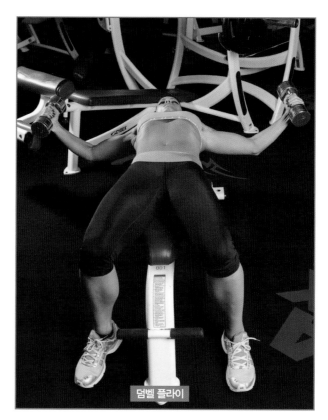

덤벨 플라이

정점에서 두 덤벨이 맞닿게 할 필요는 없다. 동작의 정점에서는 근육에 저항이 거의 가해지지 않는다. 팔을 위로 들었을 때 흉근에 자극이 느껴지지 않는다면 근육의 긴장이 풀렸다는 뜻이다. 근육에 긴장을 유지하려면 덤벨을 꼭대기까지 들지 말고, 동작 ¾ 지점에서 정지하자.

덤벨로 운동할 때 손목을 회전하면 흉근의 수축을 더 강하게 느낄 수 있다. 그중 한 가지 방법은 양손이 가까워질수록 새끼손가락을 점차 안쪽으로 돌리는 것이다. 그러면 하부 흉근의 수축이 더 강해진다. 두 번째 방법은 양손이 가까워질수록 엄지손가락을 점차 안쪽으로 돌리는 것이다. 그러면 상부 흉근과 어깨의 수축이 강해진다.

프리웨이트 vs 머신

프리웨이트 플라이를 할 때는 가동 범위 내내 저항이 오락가락한다. 근육을 늘인 동작 하위 지점에서는 근육이 강하게 긴장해 흉근과 이두근 장두의 힘줄이 지나치게 늘어날 위험이 있다. 이후 중량을 위로 들어 올릴수록 저항이 급격히 감소하며 정점에선 저항이 제로에 가깝다. 프리웨이트 플라이를 할 때 동작의 하위 지점에서부터 ¼ 이상 올라간 지점부터는 저항이 거의 가해지지 않는다는 연구 결과도 있다.[1]

반면에 좋은 플라이 머신을 활용하면 이런 문제를 피할 수 있는데, 그 이유는 다음과 같다.

● 동작 하위 지점에서 흉근을 부드럽게 늘일 수 있다.
● 수축할 때도 근육의 긴장이 잘 유지된다.

따라서 덤벨보다 머신을 사용하는 것이 더 안전하고 현명하다. 머신이 없다면 케이블 크로스오버 머신에서 플라이를 해도 된다.

● **머신 플라이:** 머신에 앉아서 양쪽으로 손잡이나 패드를 잡는다. 그다음 양쪽 손잡이가 맞닿을 때까지 중앙으로 모아 준다. 이 수축 상태를 1초간 유지했다가 팔을 원위치로 돌려놓는다. 덤벨로 운동할 때와 다르게 손을 최대한 모아서 흉근을 제대로 쥐어짜야 한다. 출발점으로 돌아갈 때는 흉근을 지나치게 늘이지 않도록 주의하자.

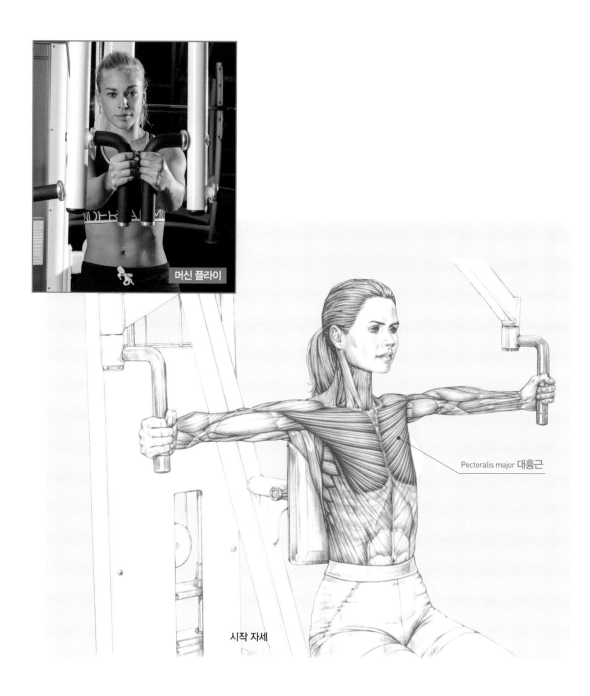

머신 플라이

Pectoralis major 대흉근

시작 자세

● **케이블 크로스오버 플라이**: 양쪽 손잡이를 손에 쥐고 팔을 바닥과 평행으로 들어 몸이 T자가 되게 하자. 그리고 팔을 중앙으로 모은다. 수축 상태를 1초간 유지했다가 다시 팔을 위로 들자 (아래 사진과 같이 팔을 교차해 가동 범위를 넓혀도 된다). 케이블이 덤벨이나 머신보다 좋은 점은 손잡이를 머리를 향해 당기거나 복부를 향해 당기는 식(두 지점의 중간 지점 어디든 괜찮다)으로 흉근을 자극하는 각도에 변화를 줄 수 있다는 점이다. 사실 흉근은 이처럼 다양한 각도로 자극하는 것이 좋다.

이때 손잡이를 아래로 당길수록 하부 흉근의 자극이 증가하고, 어깨나 머리 높이로 손잡이를 당기면 상부 흉근이 더 자극된다. 앞에서 말한 것처럼 미적인 관점에서 봤을 때 여성은 상부 흉근이 더 중요하기 때문에 하부를 강하게 운동할 필요는 없다.

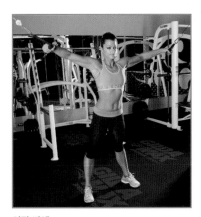

시작 자세

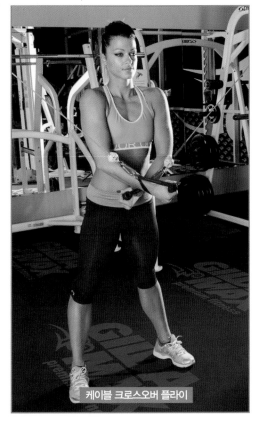

케이블 크로스오버 플라이

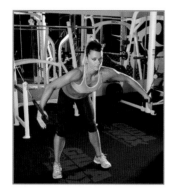

시작 자세

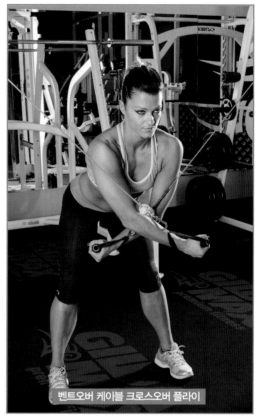

벤트오버 케이블 크로스오버 플라이

변형 운동인 벤트오버 케이블 크로스오버 플라이는 흉근 중앙을
집중적으로 자극한다.

운동의 장점

▶ 체스트 플라이는 흉근을 잘 늘여준다.

▶ 벤치프레스와 달리 삼두근이 개입되지 않는다. 즉, 흉근보다 삼두근이 먼저 지칠 일이 없다는 뜻이다.

운동의 단점

▶ 어깨가 아닌 흉근에만 집중하며 수축하기가 쉽지 않다.

▶ 덤벨로 운동하면 동작의 정점에서는 저항이 거의 느껴지지 않으므로 흉근을 제대로 수축하기 힘들다.

 운동 중에 절대로 팔을 다 펴지 말자. 그러면 이두근 장두건이 불필요한 자극을 많이 받는다.

TIP

● 흉근을 제대로 자극하려면 근육의 긴장이 풀리지 않도록 주의하며 천천히 운동해야 한다. 중량을 홱 낚아채지 말자.

● 프레스 같은 복합 관절 운동을 할 때 흉근을 느끼기 힘들다면 플라이로 흉근을 수축하는 느낌을 익혀보자. 고립 운동인 플라이를 몇 주 실시하고 나면 다른 기초적인 흉근 운동을 할 때 흉근의 자극이 더 잘 느껴질 것이다.

● 덤벨이나 케이블 크로스오버 머신을 사용할 때 팔을 굽히면 운동이 훨씬 쉬워진다. 그래서 세트가 진행될수록 팔을 굽히지 않도록 주의해야 한다. 물론 실패 지점에 도달하면 팔을 굽혀서 몇 회 더 반복해도 좋다. 팔을 편 자세로 실시하는 플라이 머신에서도 똑같은 문제가 발생할 수 있으니 참고하자.

● 팔을 굽힌 자세로 실시하는 플라이 머신을 사용할 때 사람들이 저지르는 가장 큰 실수는 손의 힘으로 중량을 미는 것이다. 그러면 팔꿈치가 패드에서 떨어진다. 이런 머신을 사용할 때는 손이 아니라 팔꿈치로 중량을 밀려고 노력하자. 그래야 흉근의 긴장이 풀리지 않는다.

변형 운동

프레스와 마찬가지로 덤벨 플라이도 다음과 같은 세 가지 방식으로 변형할 수 있다.

1 플랫 벤치에서 하면 흉근 전체가 동원된다.
2 인클라인 벤치에서 하면 상부 흉근이 더 동원된다.
3 디클라인 벤치에서 하면 하부 흉근이 더 동원된다.

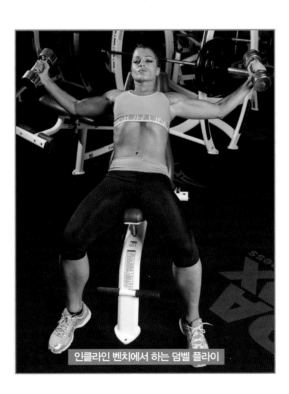
인클라인 벤치에서 하는 덤벨 플라이

3 | 풀오버 PULLOVER

풀오버는 어깨 관절만 동원하므로 단일 관절 고립 운동으로 분류한다. 흉근, 광배근, 삼두근이
사용되기는 하지만, 사실 풀오버는 흉근을 발달시키기에 적합한 운동은 아니다. 그보다는 어
깨와 흉곽을 스트레칭해서 자세를 교정하는 운동이라고 보는 것이 맞다.

운동법

덤벨 하나를 양손 뉴트럴 그립(엄지손가락이 머리를 향한)으로 잡고, 벤치에 똑바로 눕거나 가로질
러서 눕자. 팔을 벤치 뒤로 자유롭게 움직일 수 있도록 머리는 벤치 가장자리에 둬야 한다. 그러면
가동 범위가 넓어지고, 근육도 잘 늘어난다. 벤치에 가로질러서 누웠다면 근육이 지나치게 늘어나
지 않도록 어깨를 벤치 가장자리에 놓자.

자세를 잡았으면 머리 위로 팔을 뻗자. 숨을 깊이 들이쉬어서 흉곽을 최대한 팽창시키고 견갑골
을 한곳으로 모은다. 이때 흉곽이 확장되는 느낌이 들어야 한다. 팔을 반쯤 굽힌 상태에서 머리 뒤
로 중량을 내리자.

몸 뒤로 팔을 다 뻗었으면 흉근의 힘을
사용해서 중량을 위로 들어 올린다. 동시
에 숨을 내쉬어서 흉곽을 수축시키자. 덤
벨이 머리 위에 도달하면 동작을 멈췄다가
처음부터 반복한다.

벤치를 가로질러 누워서 운동할 때는 엉
덩이를 손과 평행이 되도록 내려서 스트레
칭 효과를 극대화하자. 손을 위로 들 때는
엉덩이도 함께 들어야 한다.

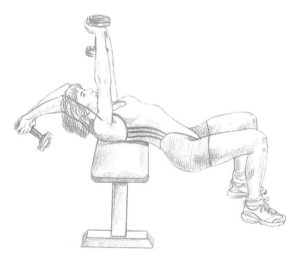

벤치를 가로질러 실시하는 덤벨 풀오버

프리웨이트 vs 머신

머신 풀오버는 흉곽을 확장시키기보다 광배근과 흉근 발달에 초점을 맞춰 고안된 기구이다. 가슴을
발달시키는 것이 목표라면 이와 같은 프리웨이트만 고수하는 것이 가장 좋다.

운동의 장점

▶ 풀오버는 유연성이 떨어지는 두 부위인 흉근과 어깨를 동시에 늘여준다.

▶ 호흡근이 운동되기 때문에 지구력도 향상된다.

운동의 단점

▶ 풀오버를 할 때는 어깨 관절이 불안정한 위치에 놓인다. 따라서 지나치게 무거운 중량은 사용하면 안 된다. 중량보다 반복 횟수를 늘리자. 그리고 근육이 늘어나는 느낌에 집중하자.

 어깨에 통증이나 부상이 있으면 풀오버를 하지 말자.

TIP

● 팔을 아주 살짝 굽히면 근육이 더 쭉 늘어나지만, 너무 많이 굽히면 자극점이 등 근육으로 이동해서 흉근을 제대로 운동하기 힘들다.

● 덤벨을 복부까지 완전히 내릴 필요는 없다. 머리 위에서 정지하도록 하자. 프리웨이트로 실시할 때는 팔을 앞으로 더 많이 들수록 근육의 저항이 감소한다. 따라서 팔이 머리 너머로 많이 나가지 않도록 가동 범위를 제한해야 한다.

변형 운동

풀 오버는 다음과 같은 방식으로도 운동할 수 있다.

● 풀오버는 덤벨이나 바벨로 실시할 수 있다. 하지만 바벨로 실시할 경우 균형 잡기가 더 힘들어서 어깨 관절에 불필요한 부담을 준다. 즉, 덤벨 풀오버가 가장 좋은 선택이라는 뜻이다.

● 풀오버는 벤치에 똑바로 눕거나 가로질러 누워서 실시할 수 있다. 가로질러 누워서 실시하면 근육이 더 잘 늘어난다. 하지만 유연성이 떨어지는 초보자라면 벤치에 똑바로 누워서 실시하자. 그러다가 동작에 익숙해지면 난이도가 있는 가로질러 누워서 실시하기로 넘어간다.

흉근의 유연성이 떨어지는 사람이 많기 때문에 흉근을 스트레칭하는 것은 매우 중요하다. 흉근이 뻣뻣하면 어깨가 앞으로 굽는다. 그러면 자세도 나빠지고, 등이 앞으로 굽어서 척추 상부가 손상될 수 있다.

● **양팔 가슴 스트레칭:** 똑바로 선 자세에서 등 뒤로 양손을 깍지 끼고 팔을 위쪽으로 천천히 들어 올리자. 이렇게 양팔로 동시에 스트레칭할 수도 있지만 그러면 가동 범위가 좁다. 이런 스트레칭은 트레이닝 첫째 달에만 실시하고, 이후에는 한쪽 팔로만 하는 유니래터럴 스트레칭으로 넘어가자.

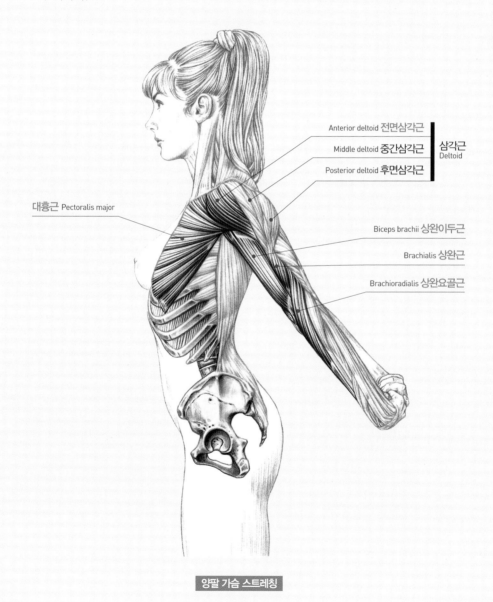

Anterior deltoid 전면삼각근
Middle deltoid 중간삼각근
Posterior deltoid 후면삼각근
삼각근
Deltoid

대흉근 Pectoralis major

Biceps brachii 상완이두근
Brachialis 상완근
Brachioradialis 상완요골근

양팔 가슴 스트레칭

● **유니래터럴 가슴 스트레칭:** 문 옆의 벽이나 스쿼트 랙 옆에 서서 한쪽 팔을 90도로 굽히고, 문틀을 짚는다. 손과 팔꿈치의 힘으로 몸을 지탱하고, 앞으로 한 걸음 나가서 몸을 앞으로 기대자. 스트레칭 상태를 10~30초간 유지한 후 원위치로 돌아가자. 이렇게 흉근 스트레칭을 마쳤으면 반대쪽 팔로도 똑같이 실시한다. 팔을 굽히고 스트레칭하는 것이 너무 쉬워지면 아래 그림처럼 팔을 쭉 펴자. 그러면 난이도가 높아진다.

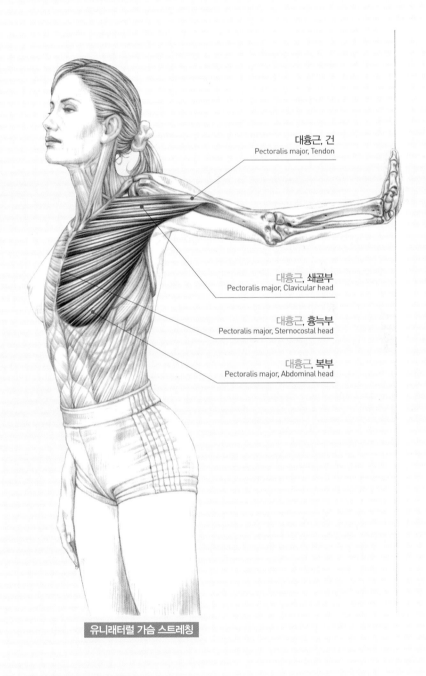

대흉근, 건
Pectoralis major, Tendon

대흉근, 쇄골부
Pectoralis major, Clavicular head

대흉근, 흉늑부
Pectoralis major, Sternocostal head

대흉근, 복부
Pectoralis major, Abdominal head

유니래터럴 가슴 스트레칭

10 탄력있고 매끄러운 팔 만들기

팔은 세 가지 근육으로 이루어져 있다.

1 이두근

2 삼두근

3 전완근

전완근은 대부분 웨이트 트레이닝 운동을 실시할 때 간접적으로 동원된다. 여성은 혈관이 튀어 나올 정도로 거대한 팔뚝을 원하지 않기 때문에 이렇게 운동하는 것만으로도 충분하다. 악력이 유난히 약하지 않다면 전완근을 직접 트레이닝하는 것은 추천하지 않는다. 하지만 전완근 스트레칭은 중요하다. 이 책에서 전완근으로 직접 실시할 유일한 운동이 바로 전완근 스트레칭이다.

01 | 이두근

이두근의 해부학적 형태

이두근은 팔뚝을 굽혀서 상완을 향해 드는 역할을 한다. 이두근은 두 개의 머리(근육의 부위)로 이루어져 있다.

1 겉으로 잘 드러난 장두
    (이두근 바깥쪽)

2 몸 가까이에 있어서 상체에 부분적으로
    가려지는 단두(이두근 안쪽)

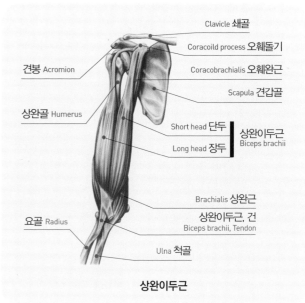

상완이두근

한편 잘 알려져 있지는 않지만 전완 굴곡근도 두 개의 근육으로 나뉜다.

1 이두근 밑에서 제2 이두근 같은 역할을 수행하는 상완근

2 팔뚝에 위치하지만 이두근과도 연결된 모양새를 띠는 상완요골근

두 근육 모두 어깨와 팔뚝 관절을 지나는 다관절 근육이다. 즉, 이두근은 다양한 각도에서 운동할 수 있다는 뜻이다. 그러면 동원되는 근육의 부위가 달라진다.

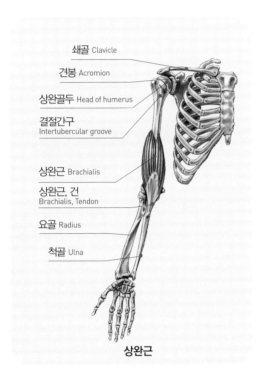

쇄골 Clavicle
견봉 Acromion
상완골두 Head of humerus
결절간구 Intertubercular groove
상완근 Brachialis
상완근, 건 Brachialis, Tendon
요골 Radius
척골 Ulna

상완근

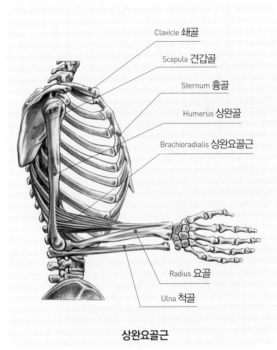

Clavicle 쇄골
Scapula 견갑골
Sternum 흉골
Humerus 상완골
Brachioradialis 상완요골근
Radius 요골
Ulna 척골

상완요골근

여성만을 위한 어드바이스

팔이 튼튼하면 일상생활을 할 때 도움이 된다. 하지만 대부분 여성은 이두근을 크게 키우는 대신 탄력을 살리는 것을 운동 목표로 삼는다. 따라서 이어서 소개할 이두근 운동을 과도하게 실시하지는 말자. 이두근은 등 근육 운동을 할 때도 강하게 자극되므로 과도하게 단련하지 않아도 된다.

이두근 웜업하기

여성은 남성처럼 이두근을 거대하게 만들기 위해 팔 운동으로 운동 세션을 개시할 필요는 없다. 즉, 이두근만 따로 웜업할 필요가 없다는 뜻이다. 하지만 그날 실시할 이두근 운동 하나 정도는 웜 업으로 삼아서 가벼운 중량으로 한 세트 정도 실시하자.

이두근 운동

이두근 운동의 핵심은 컬이다. 컬의 종류는 다양하지만 리프팅 테크닉은 다 똑같다. 손목과 팔꿈 치의 자세에 따라 전완 굴곡근의 개입도가 달라질 뿐이다. 손으로 중량을 드는 방법이나 팔꿈치의 위치(몸 앞, 상체 옆, 상체 뒤)에 따라서 컬을 실시하는 방식은 크게 달라진다. 각각의 변형 운동은 전완 굴곡근에 독특한 자극을 준다.

컬은 팔꿈치 관절만 동원하므로 단일 관절 고립 운동으로 분류한다. 그래서 이두근과 전완근 주 변의 다른 근육은 거의 동원되지 않는다.

본 섹션에서 다룰 컬 변형 운동 다섯 가지는 다음과 같다.

1 **언더 그립 컬**(Under grip curl)

2 **해머 컬**(Hammer curl)

3 **리버스 컬**(Reverse curl)

4 **팔꿈치를 위로 들고 하는 컬**

5 **팔꿈치를 몸 뒤에 두고 하는 컬**

컬을 실시할 때 그립의 세 가지 형태

컬은 전완 굴곡근을 단련하는 핵심 운동이다. 운동할 때 손의 그립 자세에 세 가지 변화를 주면 팔 근육의 자극 방식이 달라진다.

뉴트럴 그립 Neutral Grip

엄지손가락이 위를 향한 뉴트럴 그립으로 중량을 쥐었을 때 팔의 힘이 가장 강해진다. 하지만 이 자세에서는 이두근이 힘을 완벽히 발휘하지 못한다. 그 대신에 상완요골근과 상완근이 대부분 힘을 낸다.

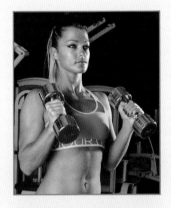

언더 그립 Under Grip

언더 그립은 이두근을 운동하는 최적의 자세다. 손바닥이 위를 향하고 새끼손가락이 상체 근처에 놓이며, 엄지손가락은 몸 반대쪽에 놓인다. 운동 효과가 가장 뛰어난 그립이므로 대부분 컬을 이 그립으로 실시할 것을 권장한다.

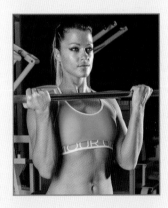

오버 그립 Over Grip

손바닥은 아래를 향하고 새끼손가락이 몸 반대쪽에 놓이면서, 엄지손가락이 상체 근처에 놓이는 오버 그립을 사용하면 팔의 힘이 가장 약해진다. 이 그립을 사용하면 상완요골근과 상완근이 대부분 운동을 담당하고, 이두근은 운동에 크게 도움이 안 된다.

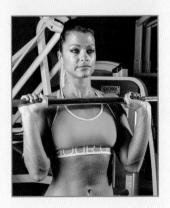

1 | 컬 CURL

운동의 장점

▶ 덤벨 컬을 할 때는 해부학적으로 자신에게 가장 자연스럽게 느껴지는 운동 경로를 따라 운동할 수 있다.

운동의 단점

▶ 치팅에 대한 유혹이 그 어느 때보다 강하기 때문에 이두근을 제대로 자극하지 못하는 사람이 많다.

- 상체를 앞뒤로 흔들면 더 무거운 중량을 들거나 몇 회 더 반복할 수 있지만, 등을 다칠 위험이 증가한다. 컬을 올바르게 하는 방법을 익히려면 우선 상체가 움직이지 않도록 벽에 등을 대고 실시해 보자.

- 언더 그립으로 실시하는 모든 이두근 운동을 할 때는 팔을 완전히 펴지 말자. 그러면 이두근이 찢어질 위험이 있다. 특히 여성은 해부학적으로 팔꿈치가 과신전되어 있어서 남성보다 가동 범위가 넓기 때문에 더 주의해야 한다(294p 참고). 여성은 남성과 달리 팔뚝이 상완과 일직선이 됐을 때 멈추지 않는다. 이처럼 팔뚝을 정상 범위 너머로 뻗으면 이두근이 늘어나는데, 그 상태에서 강하게 수축하면 이두근이 부상 위험에 노출되니 주의하자.

- 어떤 유형의 컬(혹은 등 운동)을 하든지 과도한 가동 범위는 절대 사용하지 말자. 팔을 다 펴기 전에 동작을 정지해서 이두근에 긴장을 유지하는 것이 안전하다.

TIP

- 다양한 종류의 컬을 한 세션 안에서 같이 실시하지 말자. 운동을 다양하게 하고 싶으면 한 세션에선 일반적인 언더 그립 컬을 하고, 다른 세션에선 또 다른 컬을 하는 식으로 변화를 주자.

- 등에 통증이 있는 사람은 케이블 로우-풀리를 사용하면 바이셉스 컬을 안전하게 실시할 수 있다. 이때는 서서 하는 대신 바닥에 누워서 컬을 하자. 그러면 척추에 압박이 거의 가해지지 않고 등이 곧게 펴져서 상체가 흔들릴 위험이 없다.

언더 그립 컬

운동법

언더 그립으로 양손에 덤벨을 쥐고 이두근의 힘으로 팔을 굽히자. 중량을 최대한 높이 들고 정점에서 1초간 수축하며 팔뚝으로 이두근을 꾹 눌러준다. 그리고 출발점으로 중량을 천천히 내린다.

양쪽 덤벨을 동시에 들면 시간이 절약되고 균형 잡는 법도 연습할 수 있다. 양팔을 번갈아 실시하면 조금 더 무거운 중량을 들거나 몇 회 더 반복할 수 있다. 한쪽 팔을 운동하면서 반대쪽 팔을 쉴 수 있기 때문이다. 일반적으로는 언더 그립으로 실시하지만, 엄지손가락이 위를 향하는 뉴트럴 그립으로 컬을 개시해도 좋다. 이때는 팔을 굽히면서 손목을 회전해 엄지손가락을 밖으로 돌리면 된다.

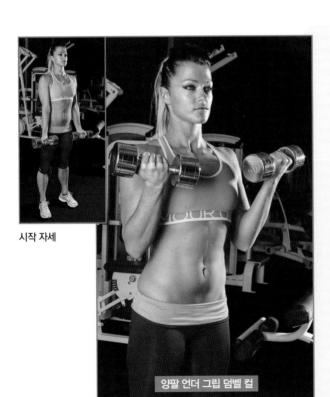

시작 자세

양팔 언더 그립 덤벨 컬

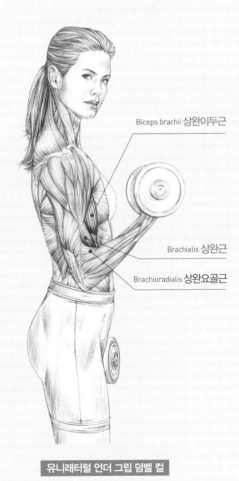

Biceps brachii 상완이두근

Brachialis 상완근

Brachioradialis 상완요골근

유니래터럴 언더 그립 덤벨 컬

TIP

- 세트 내내 언더 그립을 유지해도 좋고, 뉴트럴 그립으로 시작해 언더 그립으로 손목을 회전하며 운동해도 좋다. 자신에게 자연스러운 자세를 고르자. 운동 내내 언더 그립을 유지할 때는 동작의 하위 지점에서 팔을 다 펴지 말자. 그렇지 않으면 이두근이 찢어질지도 모른다. 특히 무거운 중량을 사용하면 위험하므로 주의한다. 부상 위험을 완전히 차단하고 싶으면 팔을 아래로 뻗을 때 손목을 돌려 뉴트럴 그립을 취하자.
- 덤벨을 들 때 팔꿈치가 위로 올라가면 안 된다. 살짝 올라가는 것은 괜찮지만 지나치게 올리는 것은 금물이다.

변형 운동

- 덤벨 컬은 앉거나 선 자세로 실시할 수 있다. 앉아서 하면 올바른 자세를 유지하기 쉽다. 우선 앉아서 운동하다가 실패 지점에 도달하면 일어나서 치팅을 살짝 활용해 몇 회 더 반복하는 것도 좋다.
- 덤벨보다 기다란 바를 사용하는 것이 편하다면 그렇게 하자. 또한 스트레이트-바가 불편하면 EZ-바를 사용해 보자. 관절, 특히 손목 관절이 좀 더 편안해질 것이다. 케이블 로우-풀리에 손잡이를 연결해서 실시해도 된다. 하지만 풀리에 긴 바를 연결하면 바벨을 사용할 때와 똑같은 불편함이 느껴질 수 있으므로 V-바 같은 다른 손잡이를 활용하자. 여러모로 덤벨이 이두근 운동에 가장 적합한 도구다(원-암 케이블 컬도 덤벨 컬과 운동 효과가 동일하긴 하다).

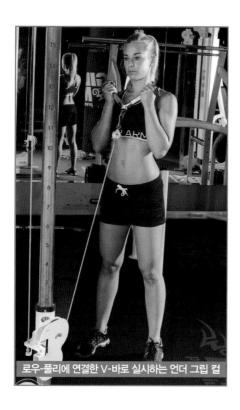

로우-풀리에 연결한 V-바로 실시하는 언더 그립 컬

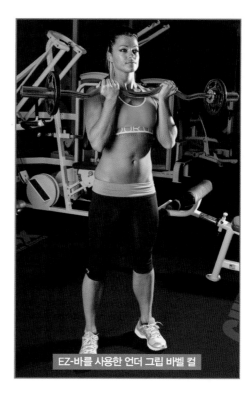

EZ-바를 사용한 언더 그립 바벨 컬

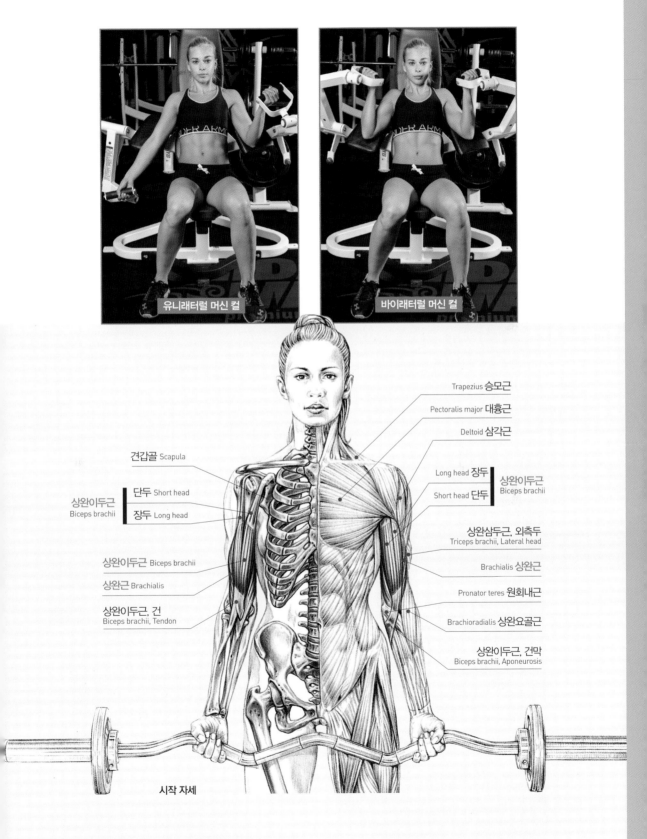

유니래터럴 머신 컬

바이래터럴 머신 컬

Trapezius 승모근

Pectoralis major 대흉근

Deltoid 삼각근

견갑골 Scapula

Long head 장두
상완이두근
Biceps brachii
Short head 단두

단두 Short head
상완이두근
Biceps brachii
장두 Long head

상완삼두근, 외측두
Triceps brachii, Lateral head

상완이두근 Biceps brachii

Brachialis 상완근

상완근 Brachialis

Pronator teres 원회내근

상완이두근, 건
Biceps brachii, Tendon

Brachioradialis 상완요골근

상완이두근, 건막
Biceps brachii, Aponeurosis

시작 자세

287

프리웨이트 vs 머신

바이셉스 컬 머신은 동작을 자연스럽게 만들어 주는 편이지만, 대부분 머신의 설계가 엉망이다. 그래서 특히 여성이 사용하기가 힘들다.

남성의 팔은 비교적 곧지만, 여성의 팔은 팔꿈치가 바깥으로 더 굽어 있다. 이것을 해부학적으로 '외반주(Valgus)'라고 한다. 여성은 남성보다 엉덩이가 크기 때문에 이런 외반주가 유용하다. 이로 인해 팔을 몸 옆으로 내릴 때마다 장골능에 부딪힐 위험이 없기 때문이다.

이런 남성과 여성의 형태학적 차이를 고려해 머신을 개발하는 업체는 찾아보기 힘들다. 대부분 바이셉스 머신이 여성에게 부자연스럽게 느껴지는 이유가 이 때문이다. 머신의 손잡이는 운동하는 사람의 손을 직선으로 내리려 하는데, 팔뚝은 밖으로 벌어지려 하니까 말이다.

이런 느낌이 드는 것은 당연한 일이며, 나에게 문제가 있는 게 아니다. 문제는 머신의 잘못된 구조다. 이런 식으로 운동하다 보면 부상을 당한다. 따라서 머신보다는 프리웨이트, 특히 덤벨을 사용하는 것이 훨씬 낫다. 덤벨을 사용하면 자신에게 맞는 자연스런 경로를 따라 운동할 수 있다.

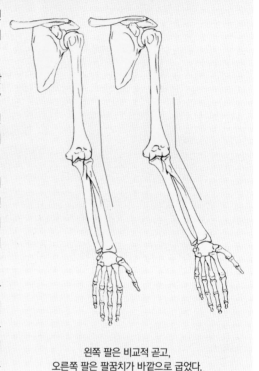

왼쪽 팔은 비교적 곧고,
오른쪽 팔은 팔꿈치가 바깥으로 굽었다.

해머 컬

운동법

덤벨 두 개를 뉴트럴 그립(엄지손가락이 위를 향한)으로 쥐자. 운동 내내 뉴트럴 그립을 유지해야 한다. 언더 그립 컬을 할 때는 이두근이 강하게 자극되지만 해머 컬을 할 때는 상완근과 상완요골근이 집중 자극되며, 이두근은 많이 자극되지 않는다. 여기에서는 덤벨, 로우-풀리, 원판을 사용한 해머 컬을 소개한다. 세 가지 변형 운동 모두 근육의 자극점은 동일하다. 하나씩 실시해 보면서 자신에게 가장 편안하고 효과가 있는 운동을 찾아보자.

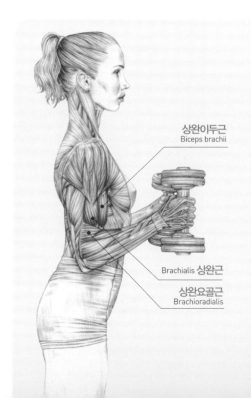

상완이두근
Biceps brachii

Brachialis 상완근

상완요골근
Brachioradialis

TIP

뉴트럴 그립을 사용하면 언더 그립을 사용
할 때보다 많은 힘을 낼 수 있다. 그래서 해
머 컬을 할 때는 언더 그립 컬을 할 때보다
중량도 무겁게 들 수 있다. 하지만 무거운
중량을 사용하려다가 가동 범위가 좁아져
선 안 된다.

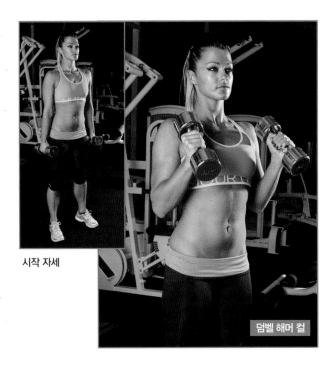

시작 자세

덤벨 해머 컬

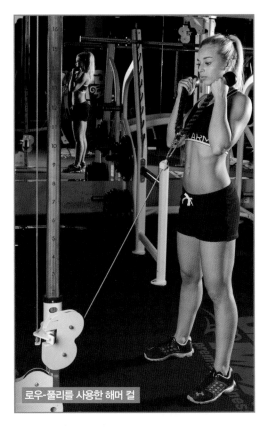

로우-풀리를 사용한 해머 컬

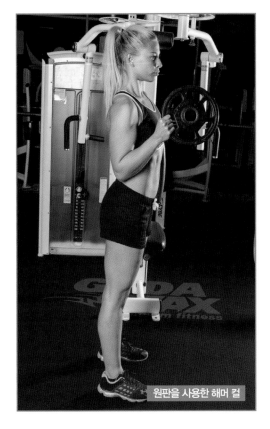

원판을 사용한 해머 컬

리버스 컬

운동법

덤벨 두 개나 바를 오버 그립(손바닥이 아래를 향하고, 양 손 엄지손가락이 마주 보는)으로 잡고 컬을 실시한다. 고 립 운동인 리버스 컬은 상완요골근과 상완근을 집중 자 극하고 이두근을 가볍게 자극한다.

> **TIP**
>
> 스트레이트-바를 사용했을 때 손목의 부담이 크면 EZ-바를 사용해 보자. 그래도 팔뚝이 부자연스럽게 비틀리는 느낌이 면 덤벨을 사용하자. 덤벨을 사용할 때는 양손 엄지손가락 을 마주 보게 하는 대신에 위로 살짝 들자. 그러면 손목 회 전을 최소화할 수 있다.

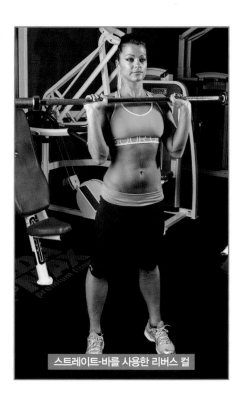

스트레이트-바를 사용한 리버스 컬

팔꿈치를 위로 들고 하는 컬

운동법

팔꿈치를 위로 들면 일반적인 언더 그립 컬을 할 때보다 상완근이 조금 더 자극되고, 이두근의 자극은 감소한다. 그러면 이두근 안쪽이 발달한다. 덤벨 컨센트레이션 컬 이나 프리쳐 벤치(일명 래리 스콧 벤치)에서 하는 프리쳐 컬, 대부분 머신 컬을 할 때도 비슷한 일이 발생한다.

> **TIP**
>
> 팔꿈치를 들고 컬을 할 때 팔을 다 펴면 일반 컬을 할 때보다 훨씬 더 위험하다. 헬스클럽에서 이런 식으로 운동하는 사람 이 많지만, 가동 범위를 더 좁혀야 이두건 부상 위험을 최소 화할 수 있다.

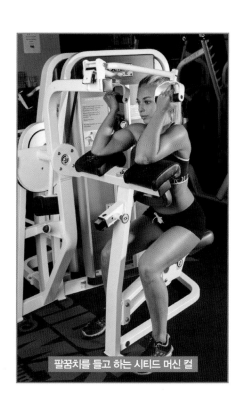

팔꿈치를 들고 하는 시티드 머신 컬

팔꿈치를 몸 뒤에 두고 하는 컬

운동법

팔꿈치를 몸 뒤에 두고 컬을 하면(인클라인 벤치 컬처럼) 이두근 바깥쪽이 잘 고립된다. 반면에 이두근 안쪽과 상완근의 운동량은 감소한다.

> **TIP**
>
> 어깨가 과도하게 늘어난 느낌이 든다면 팔을 몸 뒤로 너무 보냈다는 뜻이다. 그러면 이두근 장두건을 다칠 수도 있다. 주로 벤치가 너무 뒤로 젖혀졌을 때 이런 일이 발생할 수 있으므로 벤치 각도를 90도에 가깝게 조정하자.

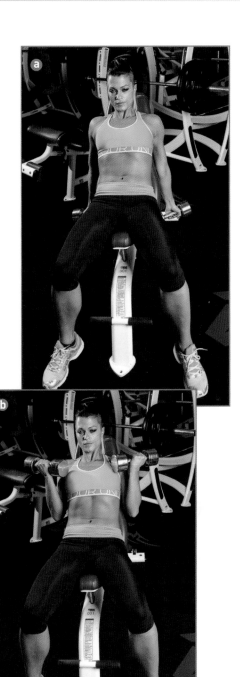

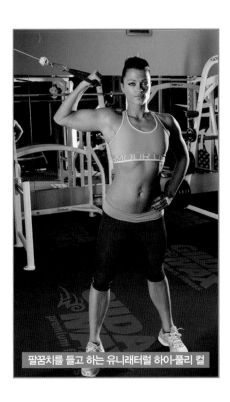

팔꿈치를 들고 하는 유니래터럴 하이풀리 컬

팔꿈치를 몸 뒤에 두고 하는 언더 그립 덤벨 컬

02 | 삼두근

삼두근의 해부학적 형태

삼두근은 머리가 세 개다. 그중에서 외측두(삼두근 바깥쪽)는 겉으로 가장 잘 드러나 있고 나머지 머리 두 개는 상체에 부분적으로 가려져 있다. 트레이닝 효과를 빨리 보려면 외측두 발달에 집중해야 한다는 뜻이다. 삼두근은 이두근과 상완근의 길항근이며, 팔을 펴는 역할을 수행한다.

삼두근 장두는 삼두근의 세 머리 중에서 유일한 다관절 근육이다. 그래서 다른 두 머리와 달리 팔을 펴는 것뿐만 아니라 등 근육, 후면삼각근과 함께 팔을 몸 근처로 당기거나 뒤로 보내는 역할도 한다. 그래서 등이나 후면삼각근 운동을 할 때 삼두근 장두도 사용된다. 주변에서 흔하게 볼 수 있는 팔꿈치 부상을 피하려면 등 운동을 하기 전에 팔꿈치를 잘 풀어 줘야 한다.

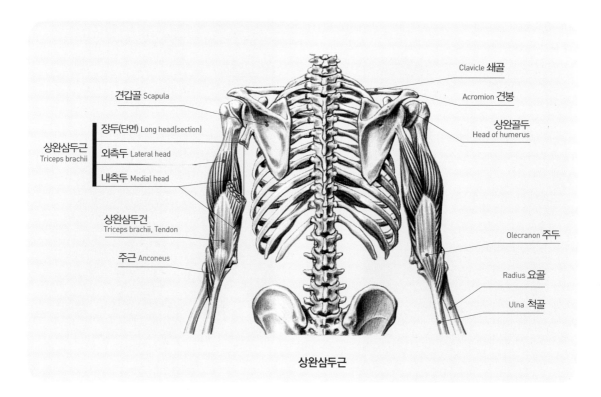

상완삼두근

여성만을 위한 어드바이스

이두근과 마찬가지로 여성은 삼두근을 거대하게 키우길 원하지 않고, 대부분 약간의 탄력만 살리는 것을 목표로 삼는다. 이두근과 삼두근의 가장 큰 차이점은 여성의 팔 뒤쪽에는 지방이 잘 쌓인다는 점이다. 하지만 가벼운 중량으로 많은 횟수를 반복하는 식으로 삼두근을 자주 트레이닝하면 지방이 쌓이는 것을 막을 수 있다.

삼두근 트레이닝은 지금 당장을 위해서가 아니라 미래를 위해서도 중요하다. 폐경을 맞이한 여성은 호르몬 불균형 때문에 삼두근의 지방이 감소하는데, 그렇게 되면 팔의 피부가 아래로 축 늘어진다. 일단 피부가 처져 버리면 외과적 수술 말고는 딱히 해결할 방법이 없기 때문에 일찌감치 삼두근에 지방이 쌓이는 것을 방지해야 한다.

삼두근 웜업하기

남성처럼 삼두근을 거대하게 키우길 원하는 여성은 많지 않으므로 팔 운동으로 트레이닝 세션을 개시할 일은 없을 것이다. 즉, 삼두근만 따로 풀어 줄 필요가 없다는 뜻이다. 하지만 그날 실시할 삼두근 운동 한 세트 정도는 웜업 삼아서 가벼운 중량으로 실시하자.

삼두근 운동

여성에게 좋은 삼두근 운동의 종류는 크게 네 가지다.

1 케이블 푸시 다운(Cable push-down)

2 트라이셉스 익스텐션(Triceps extension)

3 트라이셉스 킥백(Triceps kickback)

4 내로우 그립 프레스(Nrrow-grip press, 269p 참고)

네 종류의 운동에는 몇 가지 변형 운동이 있다. 이런 변형 운동을 활용하면 운동에 다양성을 부여할 수 있고, 자신의 해부학적 구조나 목표에 맞는 운동을 골라서 실시할 수 있다.

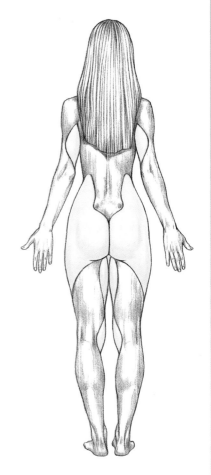

여성은 선천적으로 남성보다
삼두근에 지방이 많이 쌓인다.

팔꿈치 관절을 보호하자

팔꿈치 관절은 손상되기 쉽다. 그래서 삼두근을 직접 자극하는 운동을 할 때는 무거운 중량을 사용하지 말 것을 권장한다. 가벼운 중량으로 많은 횟수를 반복하는 편이 팔꿈치에 훨씬 안전하다. 또한 이런 운동법은 삼두근의 지방을 걷어낸다는 운동 목표에도 부합한다.

특히 여성의 팔꿈치 관절은 남성보다 가동 범위가 넓기 때문에 부상에 더 취약하다. 여성은 팔꿈치가 과신전되는 경향이 있어서 남성보다 팔뚝을 훨씬 뒤로 움직일 수 있다. 그러면 삼두근을 강하게 수축할 수 있지만, 팔꿈치 관절을 다치기 쉽다. 따라서 삼두근 운동이나 체스트 프레스, 숄더 프레스를 할 때 무거운 중량을 사용한다면 팔을 다 펴지 말자. 그래야 팔꿈치 관절의 부상 위험을 최소화할 수 있다.

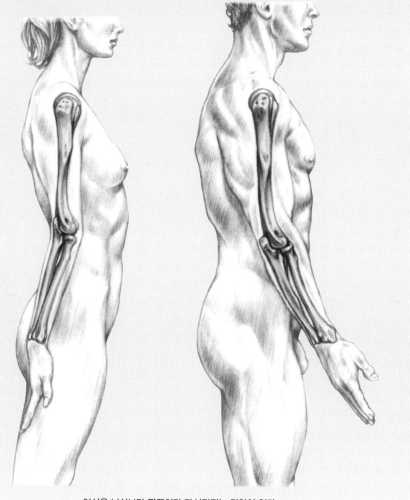

여성은 남성보다 팔꿈치가 과신전되는 경향이 있다.

1 | 케이블 푸시 다운 CABLE PUSH-DOWN

푸시 다운은 팔꿈치 관절만 동원하므로 고립 운동으로 분류한다. 그래서 삼두근과 전완 굴곡근을 제외한 다른 근육은 거의 사용되지 않는다.

운동법

짧은 트라이셉스-바나 스트레이트-바, 또는 로프를 머신의 풀리 상단에 연결한다. 로프는 뉴트럴 그립(엄지손가락이 위를 향한)으로 잡고, 트라이셉스-바는 세미 뉴트럴 그립이나 오버 그립(양손 엄지손가락이 마주 보게)으로, 그리고 스트레이트-바는 오버 그립으로 잡는다. 다양하게 실시해보고 그중 삼두근을 가장 강하게 수축할 수 있는 그립을 사용하자.

팔꿈치를 옆구리 근처에 붙인 상태로 바나 로프를 밀어서 넓적다리 근처로 보낸다. 1초간 수축한 후에 출발점으로 돌아온다. 동작 시 팔꿈치를 움직이면 안 된다. 양발은 모아도 되고 앞뒤로 벌려도 된다. 아래 그림처럼 양발을 앞뒤로 벌리면 균형 잡기가 훨씬 힘들다.

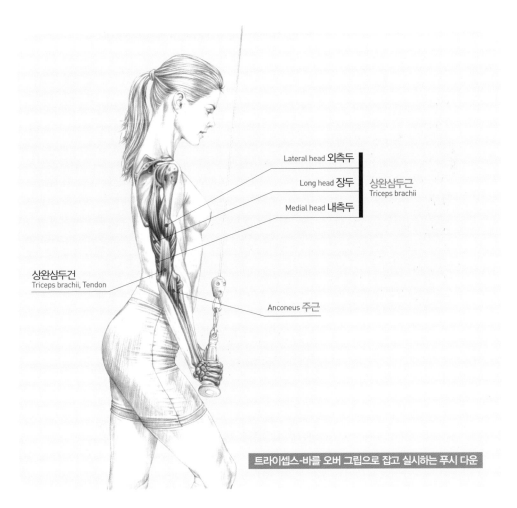

Lateral head 외측두
Long head 장두 — 상완삼두근 Triceps brachii
Medial head 내측두

상완삼두건 Triceps brachii, Tendon

Anconeus 주근

트라이셉스-바를 오버 그립으로 잡고 실시하는 푸시 다운

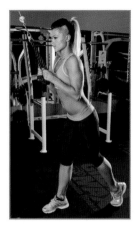

시작 자세

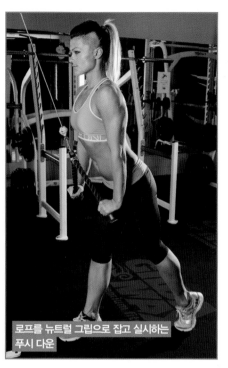

로프를 뉴트럴 그립으로 잡고 실시하는
푸시 다운

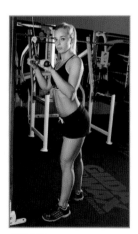

시작 자세

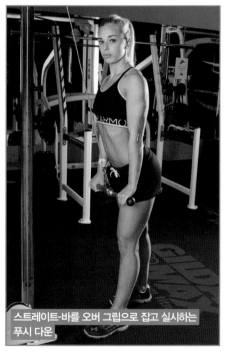

스트레이트-바를 오버 그립으로 잡고 실시하는
푸시 다운

운동의 장점

▶ 삼두근 운동에 풀리를 사용하면 맨몸 운동(예를 들면 푸시업)이나 덤벨, 바벨, 머신으로 운동할 때보다 팔꿈치 관절의 손상이 적다. 즉, 케이블 풀리는 관절에 가해지는 부담을 덜어 준다.

운동의 단점

▶ 삼두근은 일상적으로 사용하는 근육이 아니라서 자극을 잘 느끼지 못하는 초보자가 많다. 처음에는 삼두근이 수축하는 느낌을 익힐 수 있도록 천천히 운동하자.

● 지나치게 무거운 중량을 사용하면 상체가 위로 들리는데, 그러면 손을 위로 올릴 때 척추에 아치가 생긴다. 척추 아치는 최대한 방지하고 상체도 흔들지 말자.

● 팔을 펼 때 팔꿈치에 조금이라도 통증이 느껴지면 팔을 다 펴지 말자. 여성은 팔을 다 폈을 때 팔꿈치를 다칠 수도 있다. 팔이 다 펴지기 전에 멈춰서 근육의 긴장을 유지하자.

> **TIP**
>
> ● 일반적으로 바를 위로 들 때 팔꿈치도 함께 드는 것은 잘못된 동작이라고 여겨진다. 물론 오직 삼두근만 고립하는 것이 목표라면 이 말이 맞다. 하지만 자연스러운 인체의 작동 원리에 따라 삼두근과 등을 함께 운동하려면 바를 위로 들 때 팔꿈치도 턱이나 코까지 들어야 한다. 이 상태에서 바를 아래로 누르면 손과 팔꿈치가 함께 움직인다. 헬스클럽에서 이렇게 운동하면 테크닉이 잘못됐다고 지적하는 사람이 많을 테지만, 해부학적 지식이 없어서 그런 것이다. 그런 말에는 귀 기울이지 말자.

변형 운동

● 양손으로 바를 잡는 간격에 변화를 줄 수 있다. 하지만 손의 위치를 매번 바꾸지는 말자. 자신에게 가장 잘 맞는 간격을 찾아서 쭉 고수하자.

2 | 트라이셉스 익스텐션 TRICEPS EXTENSION

트라이셉스 익스텐션은 팔꿈치 관절만 동원하므로 고립 운동으로 분류한다. 그래서 삼두근과 전완 굴곡근을 제외한 다른 근육은 거의 사용되지 않는다. 이 운동은 앉아서, 서서, 또는 벤치에 누워서 실시할 수 있고, 덤벨이나 바벨, 풀리를 활용할 수 있다. 또한 양팔을 동시에 운동해도 되고 따로 운동해도 된다.

운동법

- **프리웨이트:** 자리에 눕거나, 앉거나, 서자. 양손으로 EZ-바나 덤벨을 쥐거나(양팔을 동시에 운동할 때) 한 손으로 덤벨을 쥐자(양팔을 따로 운동할 때). 그리고 중량을 이마(누워서 운동할 때)나 머리 뒤(앉거나 서서 운동할 때)로 내리자. 이때 팔꿈치와 새끼손가락은 천장을 향해야 한다. 동작할 때는 삼두근의 힘을 사용해서 팔을 폈다가 다시 아래로 내린다.

  덤벨을 사용할 때 동작의 하위 지점에서는 뉴트럴 그립(엄지손가락이 아래를 향한)을 사용하다가, 정점으로 올라가면서 오버 그립(양손 엄지손가락이 마주 본)으로 바꾸면 삼두근을 더 강하게 쥐어짤 수 있다.

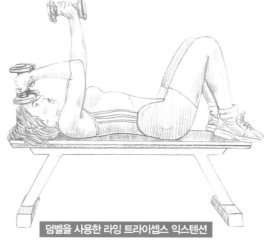

덤벨을 사용한 라잉 트라이셉스 익스텐션

- **케이블을 이용한 트라이셉스 익스텐션:** 하이-풀리나 로우-풀리 중 원하는 것으로 양팔을 동시에 운동하거나 따로 운동하자. 우선 한 손이나 양손으로 잡을 수 있는 로프를 풀리에 연결하자. 양팔을 동시에 운동하려면 로프를 잡고 머신을 등지고 서서, 양발은 앞뒤로 벌리고 상체는 바닥과 120도가 되게 숙인다. 그다음 팔을 앞으로 쭉 뻗었다가 천천히 굽혀서 중량 스택을 바닥으로 내리자.

  양팔을 따로 운동하려면 로우-풀리 옆에 서자. 운동하지 않는 팔이 머신 근처에 와야 한다. 로프를 잡아 머리 뒤로 당기고 팔꿈치를 굽힌다. 그다음 팔을 위로 쭉 폈다가 천천히 굽혀서 중량 스택을 아래로 내린다(300p 이미지 참고).

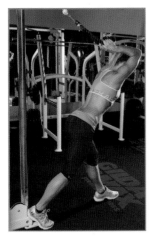

시작 자세

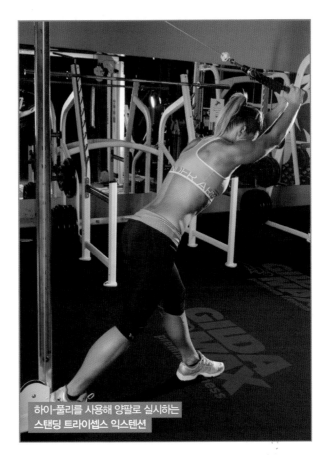

하이-풀리를 사용해 양팔로 실시하는
스탠딩 트라이셉스 익스텐션

운동의 장점

▶ 삼두근 운동 중에서도 삼두근을 잘 늘일 수 있다.

운동의 단점

▶ 프리웨이트로 운동할 때 피로가 쌓이면 자세가 흐트러지기 쉽다. 또한 등에 아치가 만들어지고, 중량에 머리를 맞을 위험이 있다.

● 덤벨이나 바벨로 익스텐션을 하면 팔꿈치 관절이 심한 부담을 받는다. 팔꿈치 관절을 다치지 않으려면 동작을 완벽히 통제하면서 천천히 운동해야 한다.

● 팔을 펼 때 팔꿈치에 조금이라도 통증이 느껴지면 팔을 다 펴지 말자. 여성은 팔을 다 폈을 때 팔꿈치를 다칠 수도 있다. 팔이 다 펴지기 전에 멈춰서 근육의 긴장을 유지하자.

TIP

● 팔꿈치와 상체의 거리가 멀어질수록 삼두근 장두가 많이 동원된다.

● 이 운동은 한쪽 팔로만 실시하면 가동 범위가 넓어져서 근육이 더 잘 늘어나고, 수축도 강하게 된다.

● 서서 실시하면 등에 아치가 만들어져서 디스크가 눌릴 수 있으므로 앉아서 하는 편이 더 안전하다. 등을 보호하기 가장 좋은 자세는 누운 자세다. 벤치나 바닥에 누워서 실시하면 등이 보호되며, 상체를 흔들 수 없기 때문에 자세도 좋아진다.

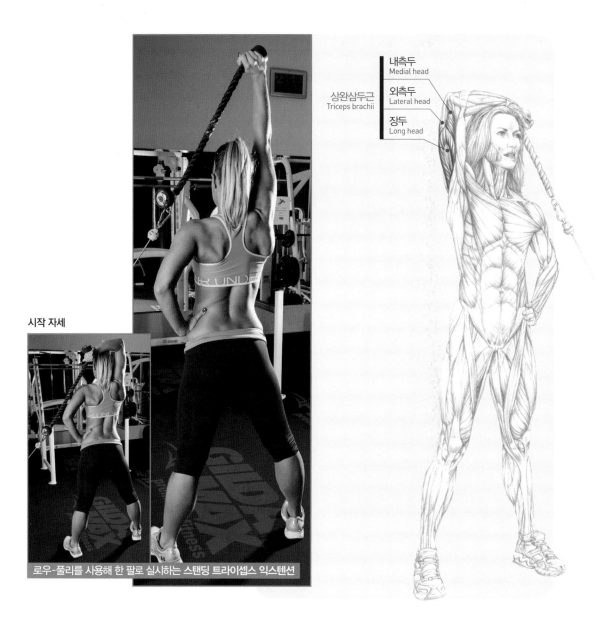

상완삼두근
Triceps brachii

내측두
Medial head

외측두
Lateral head

장두
Long head

시작 자세

로우-풀리를 사용해 한 팔로 실시하는 스탠딩 트라이셉스 익스텐션

프리웨이트 vs 머신

풀리가 있는 머신을 사용하면 프리웨이트로 운동할 때보다 팔꿈치가 잘 보호되지만 몇몇 삼두근 머신은 프리웨이트 못지않게 팔꿈치에 부담을 주기도 한다. 팔꿈치 관절에 조금이라도 통증이 느껴지면 이 운동을 멀리하는 것이 좋고, 머신을 사용할 생각이라면 안전하게 설계된 머신만 사용하자.

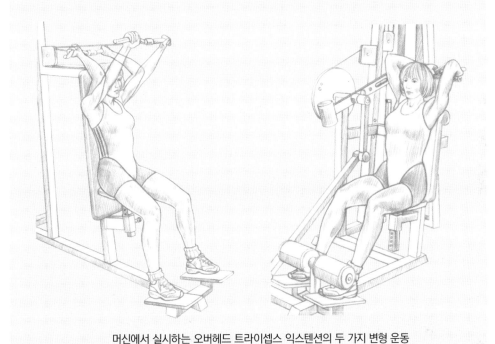

머신에서 실시하는 오버헤드 트라이셉스 익스텐션의 두 가지 변형 운동

3 | 트라이셉스 킥백 TRICEPS KICKBACK

트라이셉스 킥백은 팔꿈치 관절만 동원하므로 고립 운동으로 분류한다. 그래서 삼두근과 전완 굴곡근을 제외한 다른 근육은 거의 사용되지 않는다.

운동법

이 운동은 한쪽 팔로 혹은 양팔로 실시할 수 있다(여기서는 한쪽 팔만 사용하는 유니래터럴 방식을 소개한다). 상체를 앞으로 숙인 상태에서 뉴트럴 그립(엄지손가락이 앞을 향한)으로 덤벨을 쥐자. 그리고 상완을 몸 옆에 붙여서 바닥과 거의 평행으로 든 다음 팔꿈치를 상완과 90도로 굽힌다. 삼두근의 힘을 사용해서 옆구리를 따라 팔을 뒤로 편다. 팔을 뻗은 상태를 최소 1초간 유지한 후에 중량을 내린다.

　한쪽 팔로만 운동하면 허리가 받는 부담도 적고, 완벽한 테크닉과 엄격한 자세로 운동을 실시할 수 있다. 반면에 양팔로 운동하면 운동 시간이 단축된다.

운동의 장점

▶ 프리웨이트로 실시하는 삼두근 운동 중에서 팔꿈치에 가장 안전하다. 다른 삼두근 운동을 할 때 팔꿈치에 살짝 통증을 느끼는 사람도 트라이셉스 킥백은 할 수 있다.

운동의 단점

▶ 삼두근이 많이 늘어나지 않기 때문에 삼두근의 수축을 잘 느끼기 힘들다고 하는 경우가 많다.

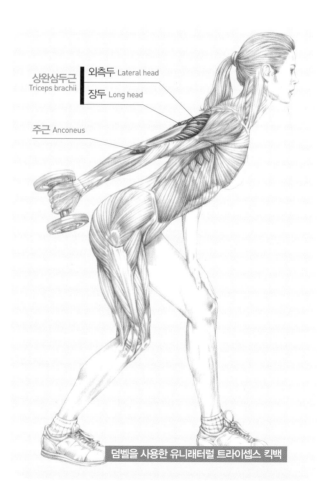

상완삼두근 Triceps brachii
외측두 Lateral head
장두 Long head
주근 Anconeus

덤벨을 사용한 유니래터럴 트라이셉스 킥백

● 상체를 숙인 상태에서 양팔로 실시하면 허리가 압박을 받는다. 반면에 한쪽 팔로만 운동하면 반대쪽 손으로 넓적다리를 짚어서 척추를 지탱할 수 있다.

● 다른 삼두근 운동을 할 때와 마찬가지로 통증이 느껴지면 운동을 중단하자. 그리고 관절을 며칠 회복시킨 후에 삼두근 트레이닝을 재개하자.

TIP

● 팔을 뻗은 자세를 최대한 오래 유지하면서 삼두근을 수축하자. 이 운동은 팔을 뻗었을 때 삼두근이 다른 삼두근 운동보다 훨씬 많이 긴장한다. 이런 장점을 최대한 활용하자.

● 수축할 때 새끼손가락을 밖으로 살짝 돌리면 삼두근 바깥쪽에 자극을 집중할 수 있다.

케이블을 사용한 변형 운동

● 덤벨 대신 로우-풀리를 사용해도 된다. 풀리의 가장 큰 장점은 프리웨이트를 사용할 때보다 근육의 긴장이 훨씬 부드럽게, 오래 유지된다는 점이다.

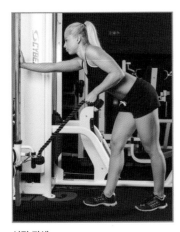

시작 자세

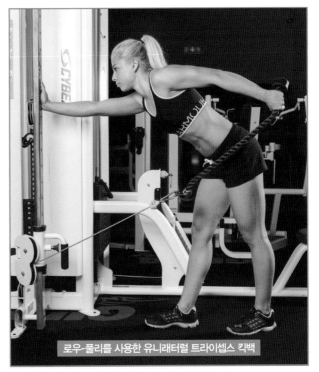

로우-풀리를 사용한 유니래터럴 트라이셉스 킥백

- **이두근:** 한쪽 손으로 의자 등받이나 벽을 잡고, 반대쪽으로 몸을 아주 천천히 돌린다. 그 상태에서 손목을 좌우로 회전하며 이두근의 두 머리를 스트레칭한다. 이렇게 근육이 늘어난 상태에서는 이두근이 부상을 당하기 쉬우므로 근육을 확 비틀지 않게 주의하자.

- **삼두근:** 한쪽 팔을 들어서 이두근을 머리 옆에 위치시키자. 반대쪽 손으로 팔꿈치를 당기며 팔을 최대한 굽힌다. 스트레칭하는 팔의 손이 같은 쪽 어깨에 닿고, 팔꿈치는 위로 최대한 올린 자세가 가장 이상적이다.

- **팔뚝:** 무릎을 꿇고 양손 손바닥을 바닥에 붙인다. 팔을 쭉 편 상태에서 무릎을 앞뒤로 움직여 전완 굴곡근을 스트레칭한다. 전완 신근을 스트레칭하려면 양손 손등을 바닥에 붙이고 동작하자. 양쪽 팔뚝을 따로 스트레칭할 수도 있다. 팔을 앞으로 뻗은 상태에서 한쪽 손으로 반대쪽 손을 위아래로 굽히거나 펴 주자.

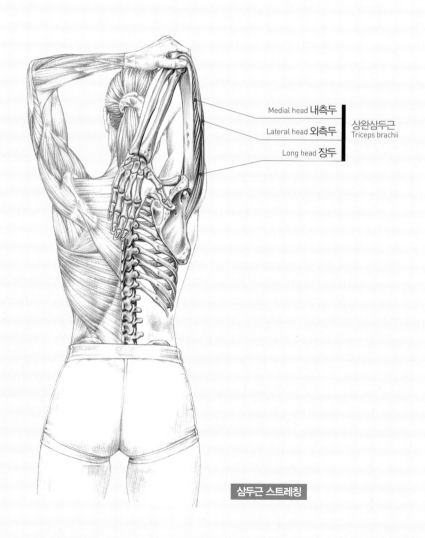

Medial head 내측두
Lateral head 외측두
Long head 장두

상완삼두근
Triceps brachii

삼두근 스트레칭

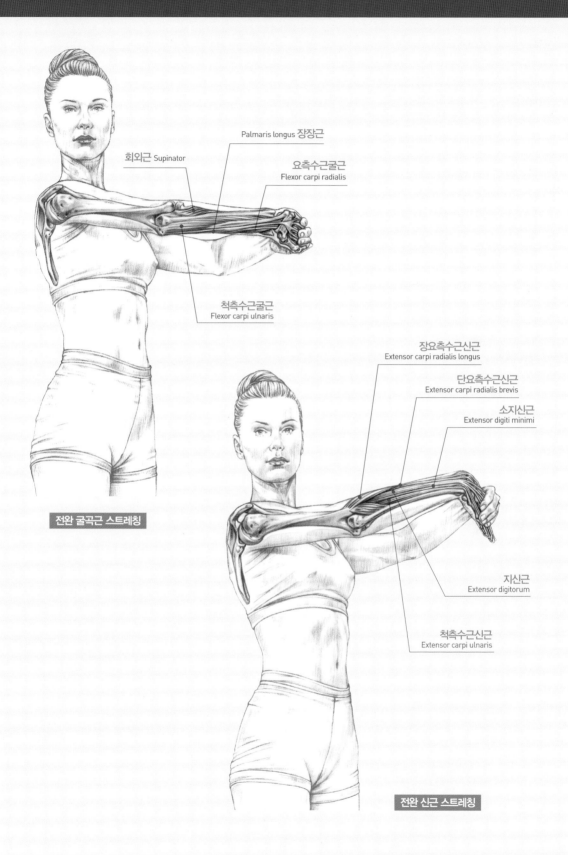

회외근 Supinator

Palmaris longus 장장근

요측수근굴근
Flexor carpi radialis

척측수근굴근
Flexor carpi ulnaris

전완 굴곡근 스트레칭

장요측수근신근
Extensor carpi radialis longus

단요측수근신근
Extensor carpi radialis brevis

소지신근
Extensor digiti minimi

지신근
Extensor digitorum

척측수근신근
Extensor carpi ulnaris

전완 신근 스트레칭

WORKOUT
PROGRAMS

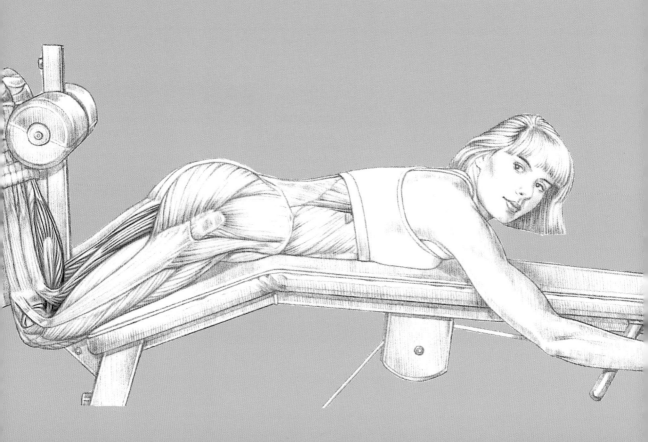

PART 03

운동
프로그램

주 1회 운동 ONE SESSION PER WEEK

이 프로그램의 목적은 근육과 관절을 잠에서 깨우고 트레이닝에 처음으로 노출시키는 것이다. 너무 많은 운동을 성급히 하려고 하지 말자. 그러면 고통스런 근육통이 장기간 지속된다. 본 프로그램은 특히 트레이닝할 시간이 부족하고 운동 경험이 없는 사람에게 적합하다.

최소한의 도구로 전신 운동

하체

1 런지
  한쪽 다리당 20회씩 2~3세트

등

2 덤벨 로우
  20회씩 2~3세트

어깨

3 벤트오버 덤벨 래터럴 레이즈
  20회씩 2~3세트

복근

4 크런치
  20회씩 2~3세트

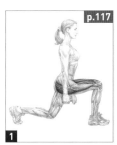
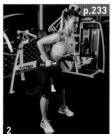
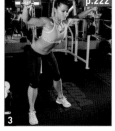
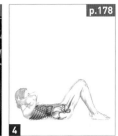

그렇게 몇 주 운동했으면 더 난이도 있는 프로그램으로 넘어가자.

하체

1 런지
  한쪽 다리당 20회씩 3~4세트

2 스티프-레그드 덤벨 데드리프트
  20회씩 3~4세트

등

3 덤벨 로우
  20회씩 3~4세트

어깨

4 벤트오버 덤벨 래터럴 레이즈
  20회씩 2~3세트

복근

5 크런치
  20회씩 3~4세트

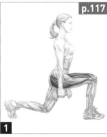
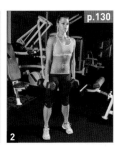
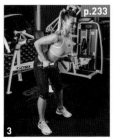
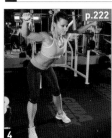
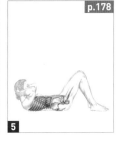

헬스클럽의 운동 기구로 전신 운동

하체

1 바벨 스쿼트
    20회씩 3~4세트

등

2 바벨 로우
    20회씩 2~3세트

어깨

3 케이블 래터럴 레이즈
    20회씩 2~3세트

복근

4 크런치
    20회씩 2~3세트

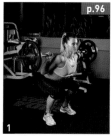
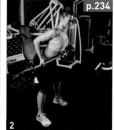
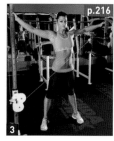
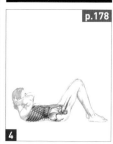

그렇게 몇 주 운동했으면 더 난이도 있는 프로그램으로 넘어가자.

하체

1 바벨 스쿼트
    20회씩 3~4세트

2 스티프-레그드 바벨 데드리프트
    20회씩 3~4세트

등

3 바벨 로우
    20회씩 3~4세트

어깨

4 케이블 래터럴 레이즈
    20회씩 2~3세트

복근

5 크런치
    20회씩 3~4세트

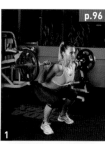
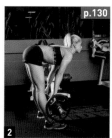
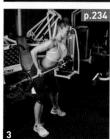
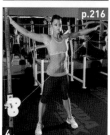
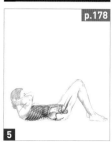

머신만 사용한 전신 운동

하체
1 레그 프레스
  20회씩 3~4세트

등
2 와이드 그립 케이블 풀 다운
  20회씩 2~3세트

어깨
3 머신 래터럴 레이즈
  20회씩 2~3세트

복근
4 머신 크런치
  20회씩 2~3세트

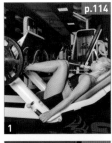
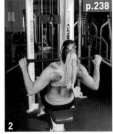
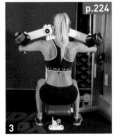
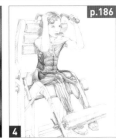

그렇게 몇 주 운동했으면 더 난이도 있는 프로그램으로 넘어가자.

하체
1 레그 프레스
  20회씩 3~4세트

2 머신 레그 컬
  20회씩 3~4세트

등
3 와이드 그립 케이블 풀 다운
  20회씩 3~4세트

어깨
4 머신 래터럴 레이즈
  20회씩 2~3세트

복근
5 머신 크런치
  20회씩 3~4세트

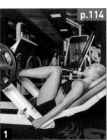
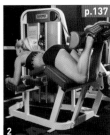
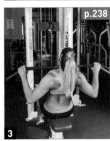
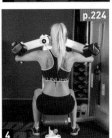
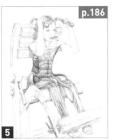

최소한의 도구로 하체 운동

하체

1 덤벨 스쿼트
20회씩 3~4세트

2 런지
한쪽 다리당 20회씩 2~3세트

3 닐링 힙 익스텐션
한쪽 다리당 20회씩 2~3세트

4 스티프-레그드 덤벨 데드리프트
20회씩 3~4세트

복근

5 크런치
20회씩 3~4세트

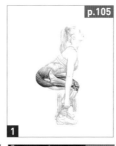
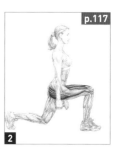
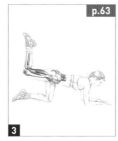
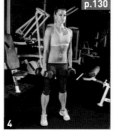
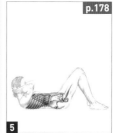

그렇게 몇 주 운동했으면 더 난이도 있는 프로그램으로 넘어가자.

하체

1 덤벨 스쿼트
20회씩 2~3세트

2 런지
한쪽 다리당 20회씩 2~3세트

3 닐링 힙 익스텐션
한쪽 다리당 20회씩 2~3세트

복근

4 크런치
20회씩 3~4세트

하체

5 스티프-레그드 덤벨 데드리프트
20회씩 3~4세트

6 브릿지
20회씩 3~4세트

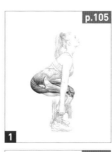
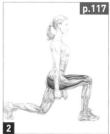
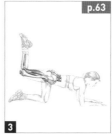
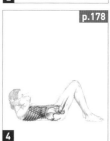
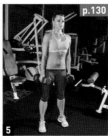
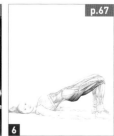

헬스클럽의 운동 기구로 하체 운동

하체

1 바벨 스쿼트
　　20회씩 2~3세트

2 원-레그 버트 프레스
　　한쪽 다리당 20회씩 2~3세트

3 머신 레그 컬
　　20회씩 2~3세트

복근

4 크런치
　　20회씩 2~3세트

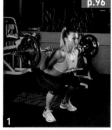 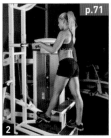
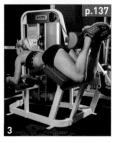 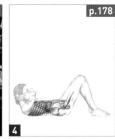

그렇게 몇 주 운동했으면 더 난이도 있는 프로그램으로 넘어가자.

하체

1 바벨 스쿼트
　　20회씩 3~4세트

2 레그 프레스
　　20회씩 3~4세트

3 원-레그 버트 프레스
　　한쪽 다리당 20회씩 2~3세트

4 머신 레그 컬
　　20회씩 2~3세트

복근

5 크런치
　　20회씩 3~4세트

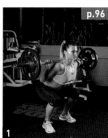 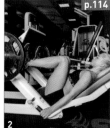
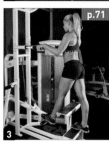 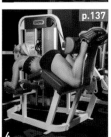
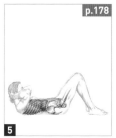

최소한의 도구로 상체 운동

등

1 덤벨 로우
　20회씩 2~3세트

어깨

2 벤트오버 덤벨 래터럴 레이즈
　20회씩 2~3세트

가슴

3 인클라인 덤벨 프레스
　20회씩 2~3세트

복근

4 크런치
　20회씩 2~3세트

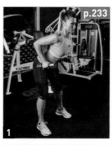 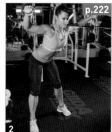
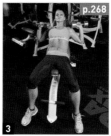 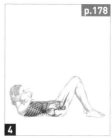

그렇게 몇 주 운동했으면 더 난이도 있는 프로그램으로 넘어가자.

등

1 덤벨 로우
　20회씩 2~3세트

어깨

2 벤트오버 덤벨 래터럴 레이즈
　20회씩 2~3세트

가슴

3 인클라인 덤벨 프레스
　20회씩 2~3세트

이두근

4 덤벨 컬
　20회씩 2~3세트

삼두근

5 라잉 덤벨 트라이셉스 익스텐션
　20회씩 2~3세트

복근

6 크런치
　20회씩 3~4세트

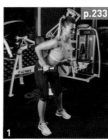 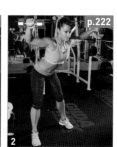
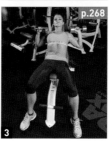 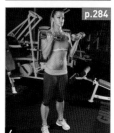
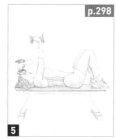 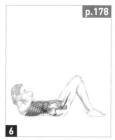

헬스클럽의 운동 기구로 상체 운동

등

1 와이드 그립 케이블 풀 다운
20회씩 2~3세트

어깨

2 머신 래터럴 레이즈
20회씩 2~3세트

가슴

3 인클라인 바벨 프레스
20회씩 2~3세트

복근

4 크런치
20회씩 2~3세트

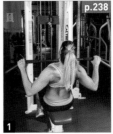
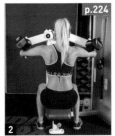
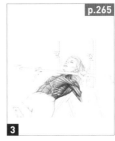
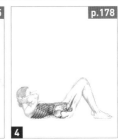

그렇게 몇 주 운동했으면 더 난이도 있는 프로그램으로 넘어가자.

하체

1 와이드 그립 케이블 풀 다운
20회씩 2~3세트

어깨

2 머신 래터럴 레이즈
20회씩 2~3세트

가슴

3 인클라인 바벨 프레스
20회씩 2~3세트

이두근

4 덤벨 컬
20회씩 2~3세트

삼두근

5 케이블 트라이셉스 익스텐션
20회씩 2~3세트

복근

6 머신 크런치
20회씩 3~4세트

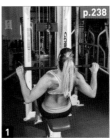
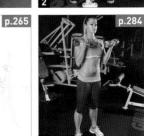
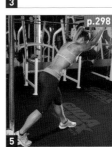
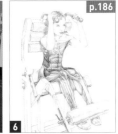

주 2회 운동 TWO SESSIONS PER WEEK

이전에 운동한 경험이 있다면 아래의 프로그램부터 실시해도 좋다. 이 프로그램의 목적은 웨이트 트레이닝이 주는 육체적 부담에 몸을 점진적으로 적응시키는 것이다.

최소한의 도구로 전신 운동: 하체와 상체를 나눠서 실시

Day 1 하체

하체

1 런지
한쪽 다리당 20회씩 2~3세트

2 스티프-레그드 덤벨 데드리프트
20회씩 3~4세트

3 닐링 힙 익스텐션
한쪽 다리당 20회씩 2~3세트

복근

4 크런치
20회씩 2~3세트

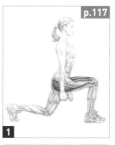 p.117
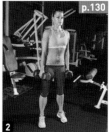 p.130
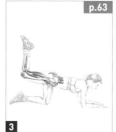 p.63
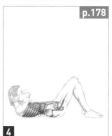 p.178

Day 2 상체

어깨

1 벤트오버 덤벨 래터럴 레이즈
20회씩 2~3세트

등

2 덤벨 로우
20회씩 2~3세트

이두근

3 덤벨 컬
20회씩 2~3세트

삼두근

4 라잉 덤벨 트라이셉스 익스텐션
20회씩 2~3세트

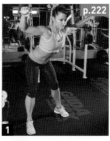 p.222
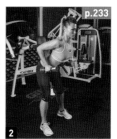 p.233
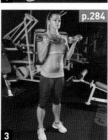 p.284
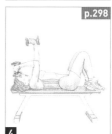 p.298

그렇게 몇 주 운동했으면 더 난이도 있는 프로그램으로 넘어가자.

Day 1 하체

하체

1 덤벨 스쿼트
20회씩 2～3세트

2 런지
한쪽 다리당 20회씩 2～3세트

3 스티프-레그드 덤벨 데드리프트
20회씩 3～4세트

4 닐링 힙 익스텐션
한쪽 다리당 20회씩 2～3세트

복근

5 크런치
20회씩 2～3세트

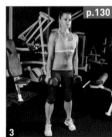
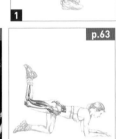
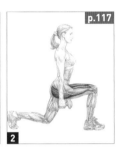
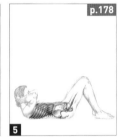
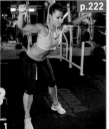

p.105 p.117 p.130 p.63 p.178

Day 2 상체

어깨

1 벤트오버 덤벨 래터럴 레이즈
20회씩 3～4세트

등

2 덤벨 로우
20회씩 3～4세트

가슴

3 인클라인 덤벨 프레스
20회씩 2～3세트

이두근

4 덤벨 컬
20회씩 2～3세트

삼두근

5 라잉 덤벨 트라이셉스 익스텐션
20회씩 2～3세트

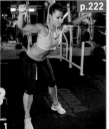
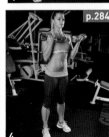
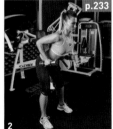
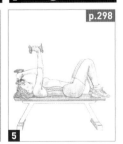

p.222 p.233 p.268 p.284 p.298

최소한의 도구로 전신 운동: 하체와 상체를 같은 날에 실시

Day 1 하체와 상체

하체

1 덤벨 스쿼트
   20회씩 2~3세트

2 닐링 힙 익스텐션
   한쪽 다리당 20회씩 2~3세트

상체

3 크런치
   20회씩 1~2세트

4 벤트오버 덤벨 래터럴 레이즈
   20회씩 2~3세트

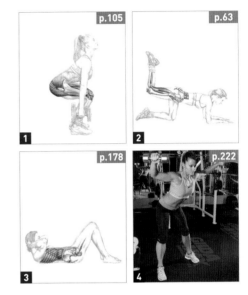

Day 2 하체와 상체

하체

1 닐링 힙 익스텐션
   한쪽 다리당 20회씩 2~3세트

2 스티프-레그드 덤벨 데드리프트
   20회씩 3~4세트

상체

3 크런치
   20회씩 1~2세트

4 덤벨 로우
   20회씩 2~3세트

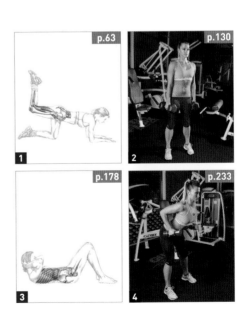

헬스클럽의 운동 기구로 전신 운동: 하체와 상체를 나눠서 실시

Day 1 하체

하체

1 레그 프레스
20회씩 2~3세트

2 원-레그 버트 프레스
한쪽 다리당 20회씩 2~3세트

3 머신 레그 컬
20회씩 2~3세트

복근

4 크런치
20회씩 2~3세트

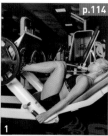
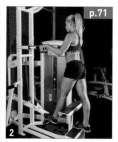
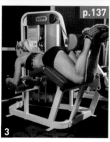
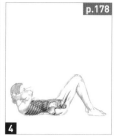

Day 2 상체

등

1 와이드 그립 케이블 풀 다운
20회씩 2~3세트

어깨

2 머신 래터럴 레이즈
20회씩 2~3세트

가슴

3 인클라인 바벨 프레스
20회씩 2~3세트

이두근

4 로우-풀리 컬
20회씩 2~3세트

삼두근

5 케이블 트라이셉스 익스텐션
20회씩 2~3세트

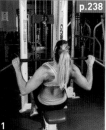
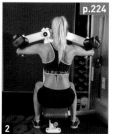
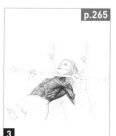
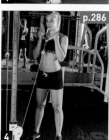
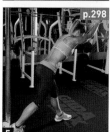

그렇게 몇 주 운동했으면 더 난이도 있는 프로그램으로 넘어가자.

Day 1 하체

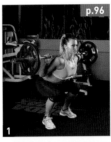
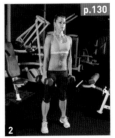
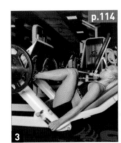
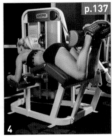
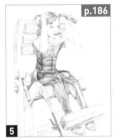

하체

1 바벨 스쿼트
20회씩 3~4세트

2 스티프-레그드 덤벨 데드리프트
20회씩 3~4세트

3 레그 프레스
20회씩 2~3세트

4 머신 레그 컬
20회씩 2~3세트

복근

5 머신 크런치
20회씩 2~3세트

Day 2 상체

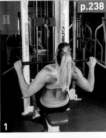
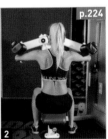
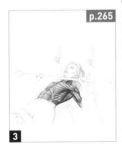
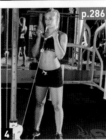
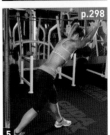

등

1 와이드 그립 케이블 풀 다운
20회씩 3~4세트

어깨

2 머신 래터럴 레이즈
20회씩 3~4세트

가슴

3 인클라인 바벨 프레스
20회씩 2~3세트

이두근

4 로우-풀리 컬
20회씩 3~4세트

삼두근

5 케이블 트라이셉스 익스텐션
20회씩 3~4세트

헬스클럽의 운동 기구로 전신 운동: 하체와 상체를 같은 날에 실시

Day 1 하체와 상체

하체

1 레그 프레스
20회씩 2~3세트

2 머신 힙 익스텐션
한쪽 다리당 20회씩 2~3세트

상체

3 머신 크런치
20회씩 1~2세트

4 머신 래터럴 레이즈
20회씩 2~3세트

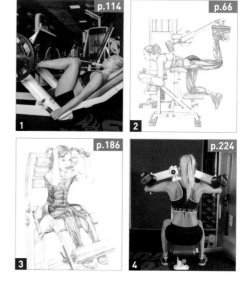

Day 1 하체와 상체

하체

1 원-레그 버트 프레스
한쪽 다리당 20회씩 2~3세트

2 스티프-레그드 덤벨 데드리프트
20회씩 3~4세트

상체

3 머신 크런치
20회씩 1~2세트

4 머신 로우
20회씩 2~3세트

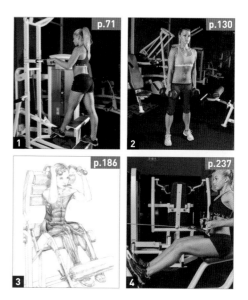

최소한의 도구로 하체 운동

Day 1

`하체`

1 덤벨 스쿼트
20회씩 3~3세트

2 닐링 힙 익스텐션
한쪽 다리당 20회씩 2~3세트

3 스티프-레그드 덤벨 데드리프트
20회씩 3~4세트

`복근`

4 크런치
20회씩 3~4세트

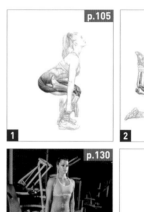
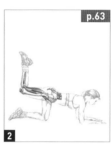
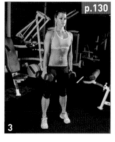
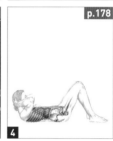

Day 2

`하체`

1 런지
한쪽 다리당 20회씩 2~3세트

2 브릿지
20회씩 3~4세트

3 스티프-레그드 덤벨 데드리프트
20회씩 3~4세트

`복근`

4 크런치
20회씩 3~4세트

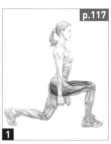
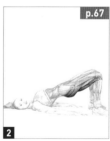
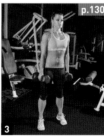
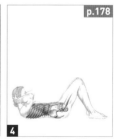

그렇게 몇 주 운동했으면 더 난이도 있는 프로그램으로 넘어가자.

Day 1

하체

1 덤벨 스쿼트
15~20회씩 3~4세트

2 닐링 힙 익스텐션
한쪽 다리당 20회씩 3~4세트

3 스티프-레그드 덤벨 데드리프트
15~20회씩 3~4세트

복근

4 크런치
20회씩 3~4세트

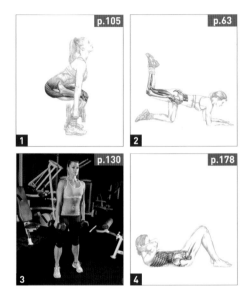

Day 2

하체

1 런지
한쪽 다리당 20회씩 3~4세트

2 브릿지
20회씩 3~4세트

3 스티프-레그드 덤벨 데드리프트
15~20회씩 3~4세트

복근

4 크런치
20회씩 3~4세트

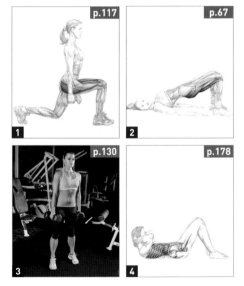

헬스클럽의 운동 기구로 하체 운동

Day 1

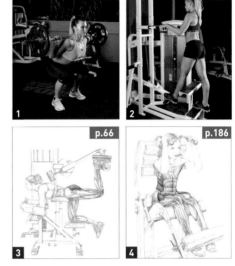

하체

1 바벨 스쿼트
20회씩 2~3세트

2 원-레그 버트 프레스
한쪽 다리당 20회씩 2~3세트

3 머신 힙 익스텐션
한쪽 다리당 20회씩 2~3세트

복근

4 머신 크런치
20회씩 2~3세트

Day 2

하체

1 스티프-레그드 덤벨 데드리프트
20회씩 2~3세트

2 머신 레그 컬
20회씩 2~3세트

3 레그 프레스
20회씩 2~3세트

복근

4 머신 크런치
20회씩 2~3세트

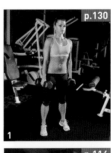
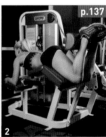
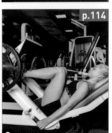
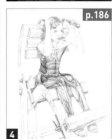

그렇게 몇 주 운동했으면 더 난이도 있는 프로그램으로 넘어가자.

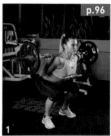
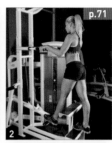
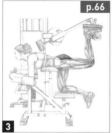
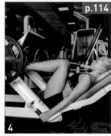
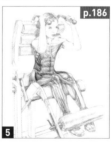

Day 1

`하체`

1 바벨 스쿼트
15~20회씩 2~3세트

2 원-레그 버트 프레스
한쪽 다리당 20회씩 2~3세트

3 머신 힙 익스텐션
한쪽 다리당 20회씩 2~3세트

4 레그 프레스
15~20회씩 2~3세트

`복근`

5 머신 크런치
20회씩 2~3세트

Day 2

`하체`

1 스티프-레그드 덤벨 데드리프트
20회씩 2~3세트

2 원-레그 버트 프레스
한쪽 다리당 20회씩 2~3세트

3 머신 레그 컬
15~20회씩 2~3세트

4 레그 프레스
15~20회씩 2~3세트

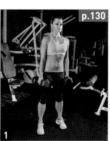
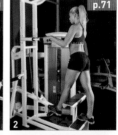
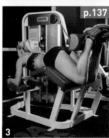
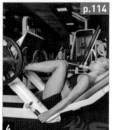

최소한의 도구로 상체 운동

Day 1

등

1 덤벨 로우
  20회씩 2~3세트

어깨

2 벤트오버 덤벨 래터럴 레이즈
  20회씩 2~3세트

삼두근

3 라잉 덤벨 트라이셉스 익스텐션
  20회씩 2~3세트

복근

4 크런치
  20회씩 2~3세트

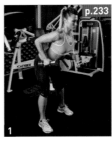
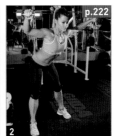
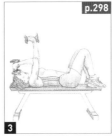
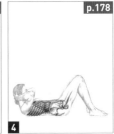

Day 2

가슴

1 인클라인 덤벨 프레스
  20회씩 2~3세트

어깨

2 덤벨 래터럴 레이즈
  20회씩 2~3세트

3 벤트오버 덤벨 래터럴 레이즈
  20회씩 2~3세트

이두근

4 덤벨 컬
  20회씩 2~3세트

등

5 덤벨 데드리프트
  20회씩 2~3세트

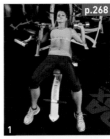
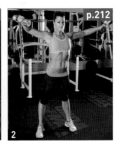
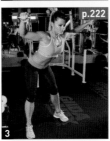
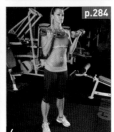
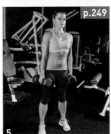

그렇게 몇 주 운동했으면 더 난이도 있는 프로그램으로 넘어가자.

Day 1

등

1 덤벨 로우
12~15회씩 3~4세트

어깨

2 벤트오버 덤벨 래터럴 레이즈
15~20회씩 3~4세트

삼두근

3 라잉 덤벨 트라이셉스 익스텐션
15~20회씩 3~4세트

복근

4 크런치
20회씩 2~3세트

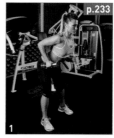
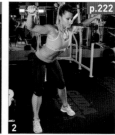
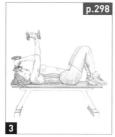
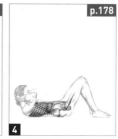

Day 2

가슴

1 인클라인 덤벨 프레스
12~15회씩 2~3세트

2 벤트오버 덤벨 래터럴 레이즈
15~20회씩 3~4세트

3 덤벨 래터럴 레이즈
15~20회씩 2~3세트

이두근

4 덤벨 컬
12~15회씩 3~4세트

등

5 덤벨 데드리프트
15~20회씩 2~3세트

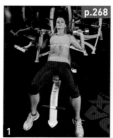
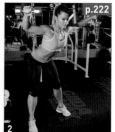
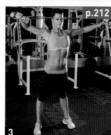
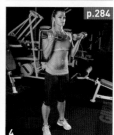
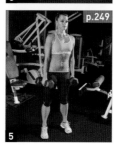

헬스클럽의 운동 기구로 상체 운동

Day 1

등
1 와이드 그립 케이블 풀 다운
20회씩 2~3세트

어깨
2 머신 래터럴 레이즈
20회씩 2~3세트

3 벤트오버 케이블 래터럴 레이즈
20회씩 2~3세트

삼두근
4 케이블 트라이셉스 익스텐션
20회씩 2~3세트

복근
5 머신 크런치
20회씩 2~3세트

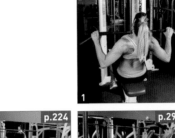
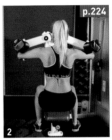
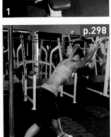
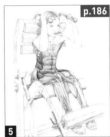
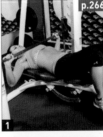

Day 2

가슴
1 스미스 머신 프레스
20회씩 2~3세트

어깨
2 벤트오버 케이블 래터럴 레이즈
20회씩 3~4세트

3 머신 래터럴 레이즈
20회씩 2~3세트

이두근
4 덤벨 컬
20회씩 2~3세트

허리
5 하이퍼 백 익스텐션
20회씩 2~3세트

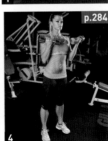
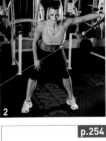
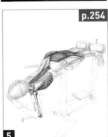

그렇게 몇 주 운동했으면 더 난이도 있는 프로그램으로 넘어가자.

Day 1

등
1 와이드 그립 케이블 풀 다운
　12〜15회씩 3〜4세트

어깨
2 머신 래터럴 레이즈
　15〜20회씩 3〜4세트

3 벤트오버 케이블 래터럴 레이즈
　15〜20회씩 2〜3세트

삼두근
4 케이블 트라이셉스 익스텐션
　15〜20회씩 3〜4세트

복근
5 머신 크런치
　20회씩 2〜3세트

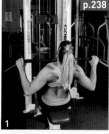
p.238

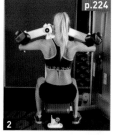
p.224

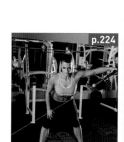
p.224

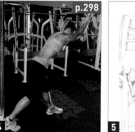
p.298

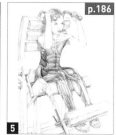
p.186

Day 2

가슴
1 스미스 머신 프레스
　12〜15회씩 3〜4세트

어깨
2 벤트오버 케이블 래터럴 레이즈
　15〜20회씩 3〜4세트

3 머신 래터럴 레이즈
　15〜20회씩 2〜3세트

이두근
4 덤벨 컬
　12〜15회씩 3〜4세트

허리
5 하이퍼 백 익스텐션
　20회씩 2〜3세트

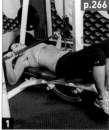
p.266

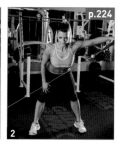
p.224

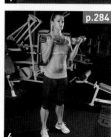
p.224

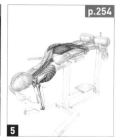
p.284

p.254

주 3회 운동 THREE SESSIONS PER WEEK

웨이트 트레이닝과 별개의 스포츠 훈련을 병행하고 있지 않다면 한두 달은 웨이트 트레이닝을 주당 2회씩 실시하고, 준비가 됐으면 주당 3회로 넘어가자. 그때쯤이면 근육이 트레이닝에 적응해서 심한 근육통이 발생하진 않을 것이다. 또한 운동하는 사람도 점진적으로 운동 강도를 높이거나(중량은 늘리고, 반복 횟수는 줄여서) 운동량을 늘리는 방법(운동의 가짓수나 운동당 실시하는 세트 수를 늘려서)을 충분히 숙지했을 것이다. 오버트레이닝을 방지하려면 운동 강도나 운동량을 서서히 증가시켜야 한다.

하체 중심 트레이닝

Day 1 하체

하체

1 레그 프레스
  12~20회씩 3~4세트

2 스티프-레그드 덤벨 데드리프트
  8~12회씩 3~4세트

3 원-레그 버트 프레스
  한쪽 다리당 20회씩 2~3세트

4 머신 레그 컬
  12~15회씩 3~4세트

복근

5 머신 크런치
  20회씩 2~3세트

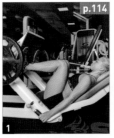
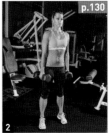
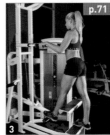
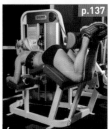
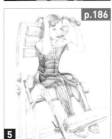

Day 2 상체

등
1 와이드 그립 케이블 풀 다운
8~12회씩 3~4세트

어깨
2 머신 래터럴 레이즈
12~15회씩 3~4세트

가슴
3 인클라인 바벨 프레스
8~12회씩 3~4세트

이두근
4 덤벨 컬
12~15회씩 3~4세트

삼두근
5 케이블 트라이셉스 익스텐션
12~15회씩 3~4세트

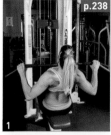
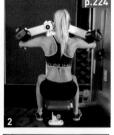
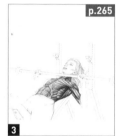
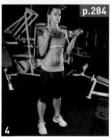
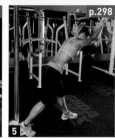

Day 3 하체

하체
1 바벨 스쿼트
12~15회씩 3~4세트

2 머신 힙 익스텐션
한쪽 다리당 20회씩 3~4세트

3 시티드 머신 레그 컬
12~15회씩 3~4세트

복근
4 크런치
20회씩 3~4세트

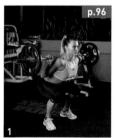
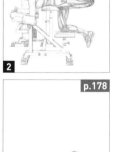
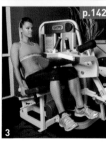

상체 중심 트레이닝

Day 1 상체

등
1 와이드 그립 케이블 풀 다운
  8~12회씩 3~4세트

어깨
2 머신 래터럴 레이즈
  12~15회씩 3~4세트

가슴
3 인클라인 바벨 프레스
  8~12회씩 3~4세트

이두근
4 덤벨 컬
  12~15회씩 3~4세트

삼두근
5 케이블 트라이셉스 익스텐션
  12~15회씩 3~4세트

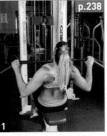
p.238

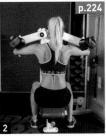
p.224

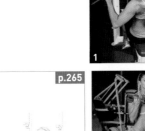
p.265

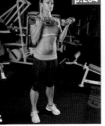
p.284

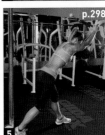
p.298

Day 2 하체

등
1 레그 프레스
  12~20회씩 3~4세트

2 원-레그 버트 프레스
  한쪽 다리당 20회씩 2~3세트

3 바벨 스쿼트
  12~15회씩 3~4세트

4 스티프-레그드 덤벨 데드리프트
  8~12회씩 3~4세트

복근
5 머신 크런치
  20회씩 2~3세트

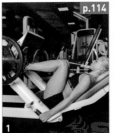
p.114

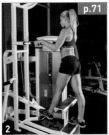
p.71

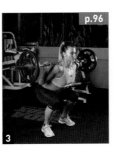
p.96

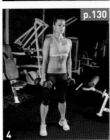
p.130

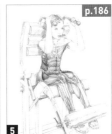
p.186

Day 3 상체

어깨
1 머신 래터럴 레이즈
8~12회씩 3~4세트

가슴
2 인클라인 바벨 프레스
8~12회씩 3~4세트

등
3 머신 로우
8~12회씩 3~4세트

삼두근
4 케이블 트라이셉스 익스텐션
12~15회씩 3~4세트

이두근
5 덤벨 컬
12~15회씩 3~4세트

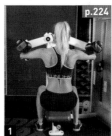 p.224
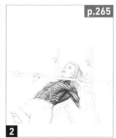 p.265
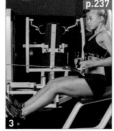 p.237
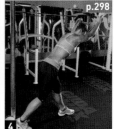 p.298
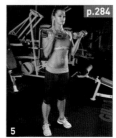 p.284

전신 트레이닝

Day 1 전신

하체
1 바벨 스쿼트
12~15회씩 2~3세트

2 레그 프레스
12~20회씩 2~3세트

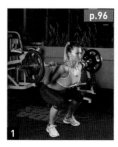 p.96
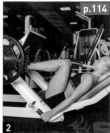 p.114

최소한의 도구로 전신 운동: 하체와 상체를 같은 날에 실시

Day 1 하체와 상체

하체

1 덤벨 스쿼트
20회씩 2~3세트

2 닐링 힙 익스텐션
한쪽 다리당 20회씩 2~3세트

상체

3 크런치
20회씩 1~2세트

4 벤트오버 덤벨 래터럴 레이즈
20회씩 2~3세트

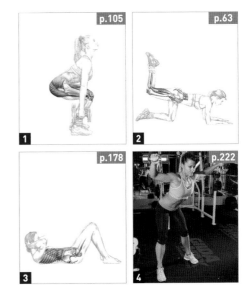

Day 2 하체와 상체

하체

1 닐링 힙 익스텐션
한쪽 다리당 20회씩 2~3세트

2 스티프-레그드 덤벨 데드리프트
20회씩 3~4세트

상체

3 크런치
20회씩 1~2세트

4 덤벨 로우
20회씩 2~3세트

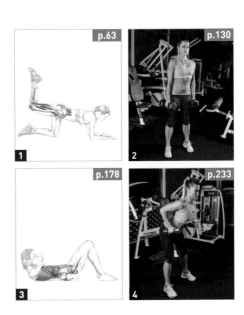

헬스클럽의 운동 기구로 전신 운동: 하체와 상체를 나눠서 실시

Day 1 하체

하체

1 레그 프레스
20회씩 2~3세트

2 원-레그 버트 프레스
한쪽 다리당 20회씩 2~3세트

3 머신 레그 컬
20회씩 2~3세트

복근

4 크런치
20회씩 2~3세트

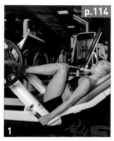
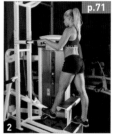
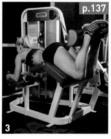
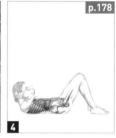

Day 2 상체

등

1 와이드 그립 케이블 풀 다운
20회씩 2~3세트

어깨

2 머신 래터럴 레이즈
20회씩 2~3세트

가슴

3 인클라인 바벨 프레스
20회씩 2~3세트

이두근

4 로우-풀리 컬
20회씩 2~3세트

삼두근

5 케이블 트라이셉스 익스텐션
20회씩 2~3세트

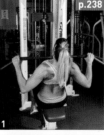
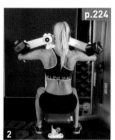
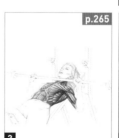
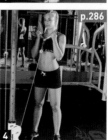
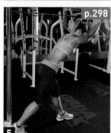

그렇게 몇 주 운동했으면 더 난이도 있는 프로그램으로 넘어가자.

Day 1 하체

하체

1 바벨 스쿼트
20회씩 3~4세트

2 스티프-레그드 덤벨 데드리프트
20회씩 3~4세트

3 레그 프레스
20회씩 2~3세트

4 머신 레그 컬
20회씩 2~3세트

복근

5 머신 크런치
20회씩 2~3세트

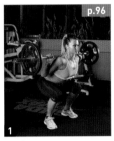
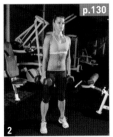
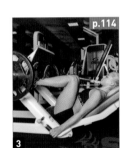
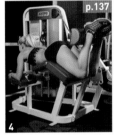
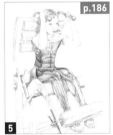

Day 2 상체

등

1 와이드 그립 케이블 풀 다운
20회씩 3~4세트

어깨

2 머신 래터럴 레이즈
20회씩 3~4세트

가슴

3 인클라인 바벨 프레스
20회씩 2~3세트

이두근

4 로우-풀리 컬
20회씩 3~4세트

삼두근

5 케이블 트라이셉스 익스텐션
20회씩 3~4세트

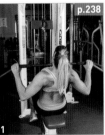
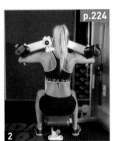
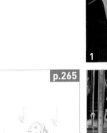
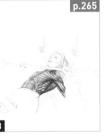
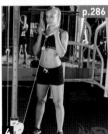
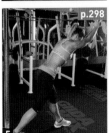

헬스클럽의 운동 기구로 전신 운동: 하체와 상체를 같은 날에 실시

Day 1 하체와 상체

`하체`

1 레그 프레스
20회씩 2~3세트

2 머신 힙 익스텐션
한쪽 다리당 20회씩 2~3세트

`상체`

3 머신 크런치
20회씩 1~2세트

4 머신 래터럴 레이즈
20회씩 2~3세트

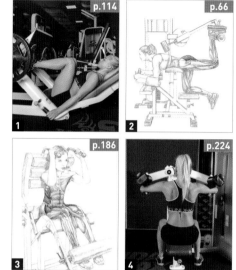

Day 1 하체와 상체

`하체`

1 원-레그 버트 프레스
한쪽 다리당 20회씩 2~3세트

2 스티프-레그드 덤벨 데드리프트
20회씩 3~4세트

`상체`

3 머신 크런치
20회씩 1~2세트

4 머신 로우
20회씩 2~3세트

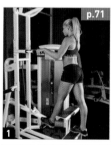
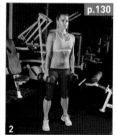
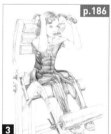
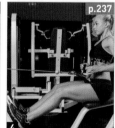

최소한의 도구로 하체 운동

Day 1

하체

1 덤벨 스쿼트
20회씩 3~3세트

2 닐링 힙 익스텐션
한쪽 다리당 20회씩 2~3세트

3 스티프-레그드 덤벨 데드리프트
20회씩 3~4세트

복근

4 크런치
20회씩 3~4세트

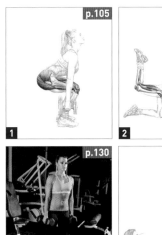
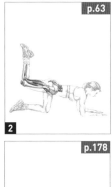
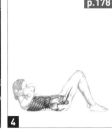
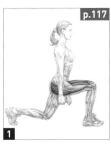

Day 2

하체

1 런지
한쪽 다리당 20회씩 2~3세트

2 브릿지
20회씩 3~4세트

3 스티프-레그드 덤벨 데드리프트
20회씩 3~4세트

복근

4 크런치
20회씩 3~4세트

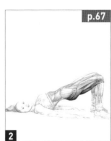
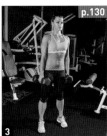
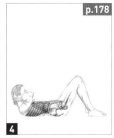

그렇게 몇 주 운동했으면 더 난이도 있는 프로그램으로 넘어가자.

Day 1

`하체`

1 **덤벨 스쿼트**
15~20회씩 3~4세트

2 **닐링 힙 익스텐션**
한쪽 다리당 20회씩 3~4세트

3 **스티프-레그드 덤벨 데드리프트**
15~20회씩 3~4세트

`복근`

4 **크런치**
20회씩 3~4세트

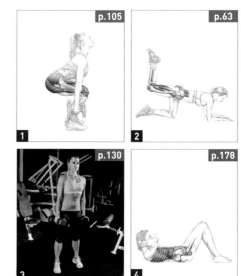

Day 2

`하체`

1 **런지**
한쪽 다리당 20회씩 3~4세트

2 **브릿지**
20회씩 3~4세트

3 **스티프-레그드 덤벨 데드리프트**
15~20회씩 3~4세트

`복근`

4 **크런치**
20회씩 3~4세트

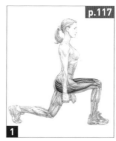
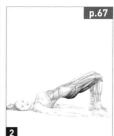
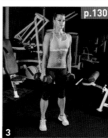
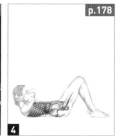

헬스클럽의 운동 기구로 하체 운동

Day 1

`하체`

1 바벨 스쿼트
  20회씩 2~3세트

2 원-레그 버트 프레스
  한쪽 다리당 20회씩 2~3세트

3 머신 힙 익스텐션
  한쪽 다리당 20회씩 2~3세트

`복근`

4 머신 크런치
  20회씩 2~3세트

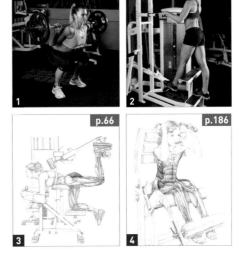

Day 2

`하체`

1 스티프-레그드 덤벨 데드리프트
  20회씩 2~3세트

2 머신 레그 컬
  20회씩 2~3세트

3 레그 프레스
  20회씩 2~3세트

`복근`

4 머신 크런치
  20회씩 2~3세트

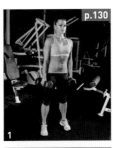

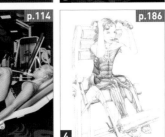

그렇게 몇 주 운동했으면 더 난이도 있는 프로그램으로 넘어가자.

Day 1

하체

1 바벨 스쿼트
15~20회씩 2~3세트

2 원-레그 버트 프레스
한쪽 다리당 20회씩 2~3세트

3 머신 힙 익스텐션
한쪽 다리당 20회씩 2~3세트

4 레그 프레스
15~20회씩 2~3세트

복근

5 머신 크런치
20회씩 2~3세트

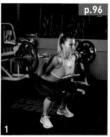
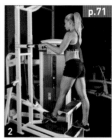
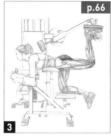
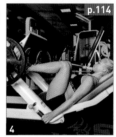
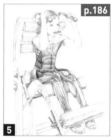

Day 2

하체

1 스티프-레그드 덤벨 데드리프트
20회씩 2~3세트

2 원-레그 버트 프레스
한쪽 다리당 20회씩 2~3세트

3 머신 레그 컬
15~20회씩 2~3세트

4 레그 프레스
15~20회씩 2~3세트

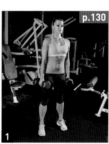
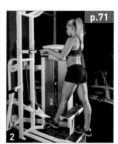
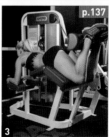
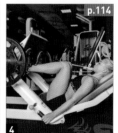

최소한의 도구로 상체 운동

Day 1

등

1 덤벨 로우
20회씩 2~3세트

어깨

2 벤트오버 덤벨 래터럴 레이즈
20회씩 2~3세트

삼두근

3 라잉 덤벨 트라이셉스 익스텐션
20회씩 2~3세트

복근

4 크런치
20회씩 2~3세트

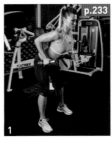
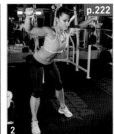
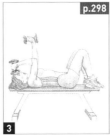
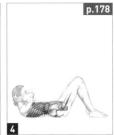

Day 2

가슴

1 인클라인 덤벨 프레스
20회씩 2~3세트

어깨

2 덤벨 래터럴 레이즈
20회씩 2~3세트

3 벤트오버 덤벨 래터럴 레이즈
20회씩 2~3세트

이두근

4 덤벨 컬
20회씩 2~3세트

등

5 덤벨 데드리프트
20회씩 2~3세트

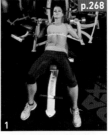
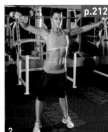
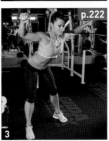
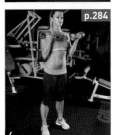
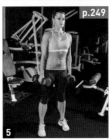

그렇게 몇 주 운동했으면 더 난이도 있는 프로그램으로 넘어가자.

Day 1

등

1 덤벨 로우
12~15회씩 3~4세트

어깨

2 벤트오버 덤벨 래터럴 레이즈
15~20회씩 3~4세트

삼두근

3 라잉 덤벨 트라이셉스 익스텐션
15~20회씩 3~4세트

복근

4 크런치
20회씩 2~3세트

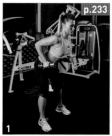
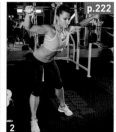
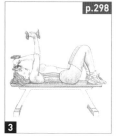
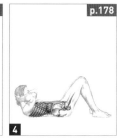

Day 2

가슴

1 인클라인 덤벨 프레스
12~15회씩 2~3세트

2 벤트오버 덤벨 래터럴 레이즈
15~20회씩 3~4세트

3 덤벨 래터럴 레이즈
15~20회씩 2~3세트

이두근

4 덤벨 컬
12~15회씩 3~4세트

등

5 덤벨 데드리프트
15~20회씩 2~3세트

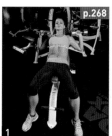
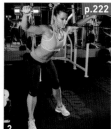
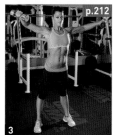
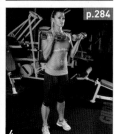
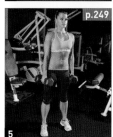

헬스클럽의 운동 기구로 상체 운동

Day 1

등

1 와이드 그립 케이블 풀 다운
20회씩 2~3세트

어깨

2 머신 래터럴 레이즈
20회씩 2~3세트

3 벤트오버 케이블 래터럴 레이즈
20회씩 2~3세트

삼두근

4 케이블 트라이셉스 익스텐션
20회씩 2~3세트

복근

5 머신 크런치
20회씩 2~3세트

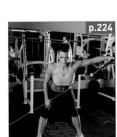
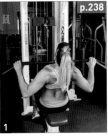
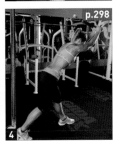
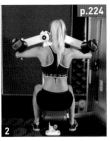
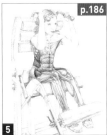

Day 2

가슴

1 스미스 머신 프레스
20회씩 2~3세트

어깨

2 벤트오버 케이블 래터럴 레이즈
20회씩 3~4세트

3 머신 래터럴 레이즈
20회씩 2~3세트

이두근

4 덤벨 컬
20회씩 2~3세트

허리

5 하이퍼 백 익스텐션
20회씩 2~3세트

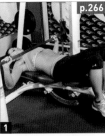
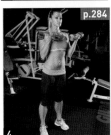
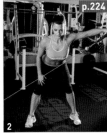
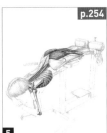

그렇게 몇 주 운동했으면 더 난이도 있는 프로그램으로 넘어가자.

Day 1

등

1 와이드 그립 케이블 풀 다운
12~15회씩 3~4세트

어깨

2 머신 래터럴 레이즈
15~20회씩 3~4세트

3 벤트오버 케이블 래터럴 레이즈
15~20회씩 2~3세트

삼두근

4 케이블 트라이셉스 익스텐션
15~20회씩 3~4세트

복근

5 머신 크런치
20회씩 2~3세트

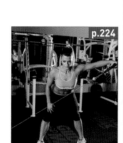
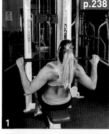
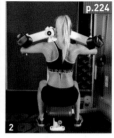
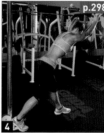
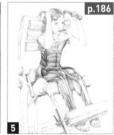

Day 2

가슴

1 스미스 머신 프레스
12~15회씩 3~4세트

어깨

2 벤트오버 케이블 래터럴 레이즈
15~20회씩 3~4세트

3 머신 래터럴 레이즈
15~20회씩 2~3세트

이두근

4 덤벨 컬
12~15회씩 3~4세트

허리

5 하이퍼 백 익스텐션
20회씩 2~3세트

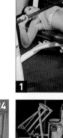
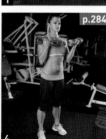
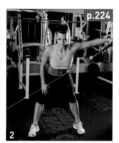
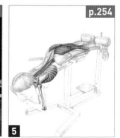

주 3회 운동 THREE SESSIONS PER WEEK

웨이트 트레이닝과 별개의 스포츠 훈련을 병행하고 있지 않다면 한두 달은 웨이트 트레이닝을 주당 2회씩 실시하고, 준비가 됐으면 주당 3회로 넘어가자. 그때쯤이면 근육이 트레이닝에 적응해서 심한 근육통이 발생하진 않을 것이다. 또한 운동하는 사람도 점진적으로 운동 강도를 높이거나(중량은 늘리고, 반복 횟수는 줄여서) 운동량을 늘리는 방법(운동의 가짓수나 운동당 실시하는 세트 수를 늘려서)을 충분히 숙지했을 것이다. 오버트레이닝을 방지하려면 운동 강도나 운동량을 서서히 증가시켜야 한다.

하체 중심 트레이닝

Day 1 하체

하체

1 레그 프레스
12~20회씩 3~4세트

2 스티프-레그드 덤벨 데드리프트
8~12회씩 3~4세트

3 원-레그 버트 프레스
한쪽 다리당 20회씩 2~3세트

4 머신 레그 컬
12~15회씩 3~4세트

복근

5 머신 크런치
20회씩 2~3세트

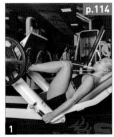
p.114

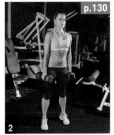
p.130

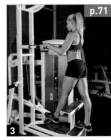
p.71

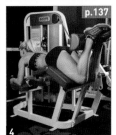
p.137

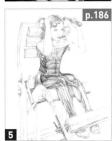
p.186

Day 2 상체

등

1 와이드 그립 케이블 풀 다운
8~12회씩 3~4세트

어깨

2 머신 래터럴 레이즈
12~15회씩 3~4세트

가슴

3 인클라인 바벨 프레스
8~12회씩 3~4세트

이두근

4 덤벨 컬
12~15회씩 3~4세트

삼두근

5 케이블 트라이셉스 익스텐션
12~15회씩 3~4세트

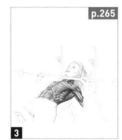
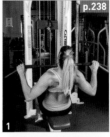
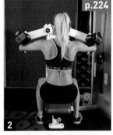
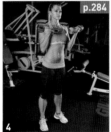
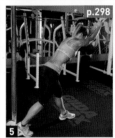

Day 3 하체

하체

1 바벨 스쿼트
12~15회씩 3~4세트

2 머신 힙 익스텐션
한쪽 다리당 20회씩 3~4세트

3 시티드 머신 레그 컬
12~15회씩 3~4세트

복근

4 크런치
20회씩 3~4세트

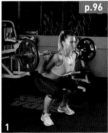
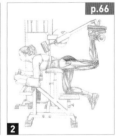
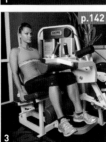
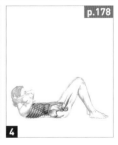

상체 중심 트레이닝

Day 1 상체

등

1 와이드 그립 케이블 풀 다운
8〜12회씩 3〜4세트

어깨

2 머신 래터럴 레이즈
12〜15회씩 3〜4세트

가슴

3 인클라인 바벨 프레스
8〜12회씩 3〜4세트

이두근

4 덤벨 컬
12〜15회씩 3〜4세트

삼두근

5 케이블 트라이셉스 익스텐션
12〜15회씩 3〜4세트

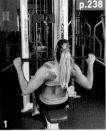
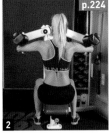
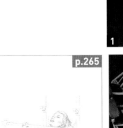
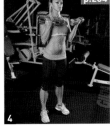
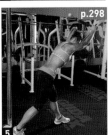

Day 2 하체

등

1 레그 프레스
12〜20회씩 3〜4세트

2 원레그 버트 프레스
한쪽 다리당 20회씩 2〜3세트

3 바벨 스쿼트
12〜15회씩 3〜4세트

4 스티프-레그드 덤벨 데드리프트
8〜12회씩 3〜4세트

복근

5 머신 크런치
20회씩 2〜3세트

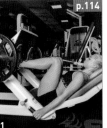
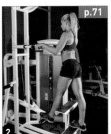
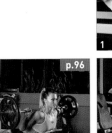
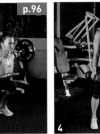
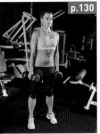
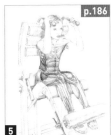

Day 3 상체

어깨
1 머신 래터럴 레이즈
8~12회씩 3~4세트

가슴
2 인클라인 바벨 프레스
8~12회씩 3~4세트

등
3 머신 로우
8~12회씩 3~4세트

삼두근
4 케이블 트라이셉스 익스텐션
12~15회씩 3~4세트

이두근
5 덤벨 컬
12~15회씩 3~4세트

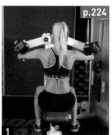
p.224

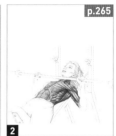
p.265

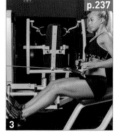
p.237

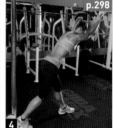
p.298

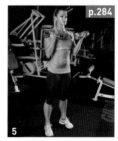
p.284

전신 트레이닝

Day 1 전신

하체
1 바벨 스쿼트
12~15회씩 2~3세트

2 레그 프레스
12~20회씩 2~3세트

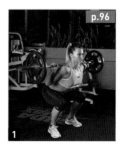
p.96

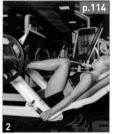
p.114

형태가 살아 있는 엉덩이를 만드는 서킷

엉덩이의 형태를 다듬어 탱탱하게 만드는 서킷 루틴이다. 운동 도구가 필요 없기 때문에 집에서 언제든 실시할 수 있다. 아침에 실시하면 종일 둔근의 혈액이 잘 순환한다. 쉬지 않고 운동을 이어서 실시하는 아래의 서킷을 2~4회 반복하자. 각각의 운동은 자신의 체력에 맞게 세트당 25~50회를 반복하면 된다.

초보자용 서킷

1 양다리로 번갈아 닐링 힙 익스텐션
2 브릿지

상급자용 서킷

1 양다리로 번갈아 런지
2 양다리로 번갈아 닐링 힙 익스텐션
3 브릿지

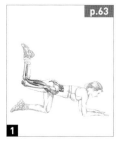
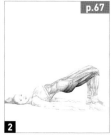

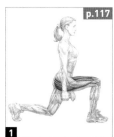
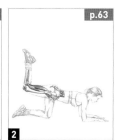

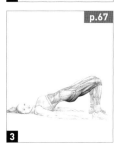

REFERENCES | 참고문헌

INTRODUCTION

1. Rønnestad, B.R. and Mujika. 2013. Optimizing strength training for running and cycling endurance performance: A review. *Scandinavian Journal of Medicine & Science in Sports*.

2. Jidovtseff, B., et al. 2013. The use of resistance training in amateur level team sports: The example of female handball. *Science & Sports* 28 (5): 281.

3. Perls, T. and D. Terry. 2003. Understanding the determinants of exceptional longevity. *Annals of Internal Medicine* 139(5, Pt 2):445-449.

4. Veerman, J.L., et al. 2012. Television viewing time and reduced life expectancy: A life table analysis. *British Journal of Sports Medicine*. 46 (13):927-930.

5. Wen C.P,, et al. 2011. Minimum amount of physical activity for reduced mortality and extended life expectancy: A prospective cohort study. *The Lancet* 378 (9798): 1244-1253.

나만의 트레이닝 프로그램을 만들자

1. Miller, B.F., et al. 2007. Tendon collagen synthesis at rest and after exercise in women. *Journal of Applied Physiology* 102 (2): 541-546.

2. Westcott, W.L., et al. 2001. Effects of regular and slow speed resistance training on muscle strength. *Journal of Sports Medicine and Physical Fitness* 41 (2): 154-158.

3. Kenneth, J., et al. 2013. Effect of brief daily resistance training on rapid force development in painful neck and shoulder muscles: Randomized controlled trial. *Clinical Psychology and Functional Imaging* 33 (5): 386-392.

4. Applegate, M. 2013. Gender differences in training volumes, blood lactate, and perceptual responses during the free weight bench press performed utilizing variable loads and recovery durations. *Journal of Strength and Conditioning Research* 27 (Suppl. 4): S91.

5. Medema-Johnson, H. 2013. The effect of self-paced and assigned between-set recovery durations on performance of the free weight bench press in trained lifters. *Journal of Strength and Conditioning Research* 27 (Suppl. 4): S91.

6. Smith, A. 2006. Comparison of free weights and machine weights for enhancing bench press strength in young women. *Journal of Strength and Conditioning Research* 20 (4): e32.

7. Pujol, T.J. 2012. Effect of free-weight and machine-weight training on upper-body strength gains in low- and high-strength college women. *Medicine & Science in Sports & Exercise* 44 (5S): 606.

8. Hill, J.L. 2013. Effect of free-weight and machine-weight training on upper-body strength gains in low-fat and high-fat college women. *Medicine & Science in Sports & Exercise* 45 (5S): 592.

9. Smith, M.M., Sommer A.J, Starkoff B.E., Devor. S.T. 2013. Crossfit-based high-intensity power training improves maximal aerobic fitness and body composition. *Journal of Strength and Conditioning Research* 27 (11): 3159-3172.

10. Burrows, N.J. 2013. The effect of a single bout of resistance exercise on pain sensitivity in knee osteoarthritis. *Medicine & Science in Sports & Exercise* 45 (5S): 647.

11. Giuseppe, F. 2013. Analysis of results at 5-year follow-up in a large cohort of patients treated with matrix-assisted autologous chondrocyte transplantation. Does patient sex influence cartilage surgery outcome? *American Journal of Sports Medicine* 41 (8): 1827-1834.

12. Willis, L.H. 2012. Effects of aerobic and/or resistance training on body mass and fat mass in overweight or obese adults. *Journal of Applied Physiology* 113 (12): 1831-1837.

13. Tan, J. 2013. Effects of a single bout of lower body aerobic exercise on muscle activation and performance during subsequent lower- and upper-body resistance exercise workouts. *Journal of Strength and Conditioning Research* 27 (Suppl. 4): S22.

14. Shostak, A., et al. 2013. Circadian regulation of lipid mobilization in white adipose tissues. *Diabetes* 62 (7): 2195-2203.

15. Haxhi, J. 2013. Is timing important? *Annals of Nutrition and Metabolism* 62: 14-25.

16. Holmstrup, M.E., et al. 2014. Multiple short bouts of exercise over 12-h period reduce glucose excursions more than an energy-matched single bo ut of exercise. *Metabolism - Clinical and Experimental* 63 (4): 510-519.

17. Church, T.S., et al. 2009. Changes in weight, waist circumference and compensatory responses with different doses of exercise among sedentary, overweight postmenopausal women. *PLOS ONE* 4 (2): e4515.

18. Melanson, E.L. 2013. Resistance to exercise-induced weight loss: Compensatory behavioral adaptations. *Medicine & Science in Sports & Exercise* 45 (8): 1600-1609.

19. Blonc, S., et al. 2010. Effects of 5 weeks of training at the same time of day on the diurnal variations of maximal muscle power performance. *Journal of Strength and Conditioning Research* 24 (1): 23-29.

20. Rønnestad, B.R., et al. 2011. Effects of in-season strength maintenance training frequency in professional soccer players. *Journal of Strength and Conditioning Research* 25 (10): 2653-60.

21. Cramer J.T., et al. 2004. Acute effects of static stretching on peak torque in women. *Journal of Strength and Conditioning Research* 18 (2): 236-241.

22. Chenevière X., et al. 2010. Differences in whole-body fat oxidation kinetics between cycling and running. *European Journal Applied Physiology* 109 (6):1037-45.

탱탱한 둔근 만들기

1. Bartlett, J.L. 2014. Activity and functions of the human gluteal muscles in walking, running, sprinting, and climbing. *American Journal of Psyical Anthropology* 153 (1): 124-131.

2. Stallknecht, B. 2007. Are blood flow and lipolysis in subcutaneous adipose tissue influenced by contractions in adjacent muscles in humans? *American Journal of Physiology – Endoctrinology and Metabolism* 292 (2): E394-399.

3. Heinonen, I. 2012. Regulation of subcutaneous adipose tissue blood flow during exercise in humans. *Journal of Applied Physiology* 112: 1059-1063.

4. Lee, J.H., et al. 2014. Different hip rotations influence hip abductor muscles activity during isometric side-lying hip abduction in subjects with gluteus medius weakness. *Journal of Electromyography & Kinesiology* 24 (2): 318-324.

5. Hafiz, E. 2013. Do anatomical or other hip characteristics predispose to lower limb musculoskeletal injury? A systematic review. *Medicine & Science in Sports & Exercise* 45 (Suppl. 1) 5S: 5.

늘씬한 종아리 만들기

1. Bird, M.L., et al. 2012. Serum [25(OH)D] status, ankle strength and activity show seasonal variation in older adults: Relevance for winter falls in higher latitudes. *Age and Ageing* 42 (2): 181-185.

매끈한 복근 만들기

1. Mole, J.L., et al. 2014. The effect of transversus abdominis activation on exercise-related transient abdominal pain. *Journal of Science and Medicine in Sport* 17(3): 261-265.

2. Burden, A.M., 2013. Abdominal and hip flexor muscle activity during 2 minutes of sit-ups and curl-ups. *Journal of Strength and Conditioning Research* 27 (8): 2119-2128.

3. Greene, M.E., et al. 2014. Diagnostic ultrasound imaging to measure the thickness of the transversus abdominis muscle during a supine abdominal bridge. *Journal of Athletic Training* 49 (3 Suppl.): 5-101.

곡선이 살아 있는 어깨 만들기

1. Andersen, L.L., 2008. Muscle activation during selected strength exercises in women with chronic neck muscle pain. *Physical Therapy* 88 (6): 703-711.

2. Schoenfeld, B. 2011. The upright row: Implications for preventing subacromial impingement. *Strength and Conditioning Journal* 33 (5): 25.

3. Jerosch, J., et al. 1989. Sonographische Befunde an Schultergelenken von Bodybuildern. *Deutsch Zeit Sportmedezin* 40(12) : 437.

통증 없이 등 상부 근육 키우기

1. Jerosch, J., et al. 1989. Sonographische Befunde an Schultergelenken von Bodybuildern. *Deutsch Zeit Sportmedezin* 40(12): 437.

허리 보호하기

1. Fisher, J. 2013. A randomized trial to consider the effect of Romanian deadlift exercise on the development of lumbar extension strength. *Physical Therapy in Sprort* 14 (3): 139-145.

가슴 강화하기

1. Welsch, E.A. 2005. Electromyographic activity of the pectoralis major and anterior deltoid muscles during three upper-body lifts. *Journal of Strength and Conditioning Research* 19 (2): 449-452.

**근육운동
가이드
여성 보디웨이트**

1판 1쇄 2025년 1월 27일

지은이 프레데릭 데라비에·마이클 건딜
옮긴이 정구중·이창섭
감수자 정구중
펴낸이 김영우
펴낸곳 삼호북스

주소   서울특별시 서초구 강남대로 545-21 거림빌딩 4층
전화   (02)544-9456
팩스   (02)512-3593
전자우편 samhobooks@naver.com
출판등록 2023년 2월 2일 제2023-000022호

ISBN 979-11-987278-7-9 (13510)

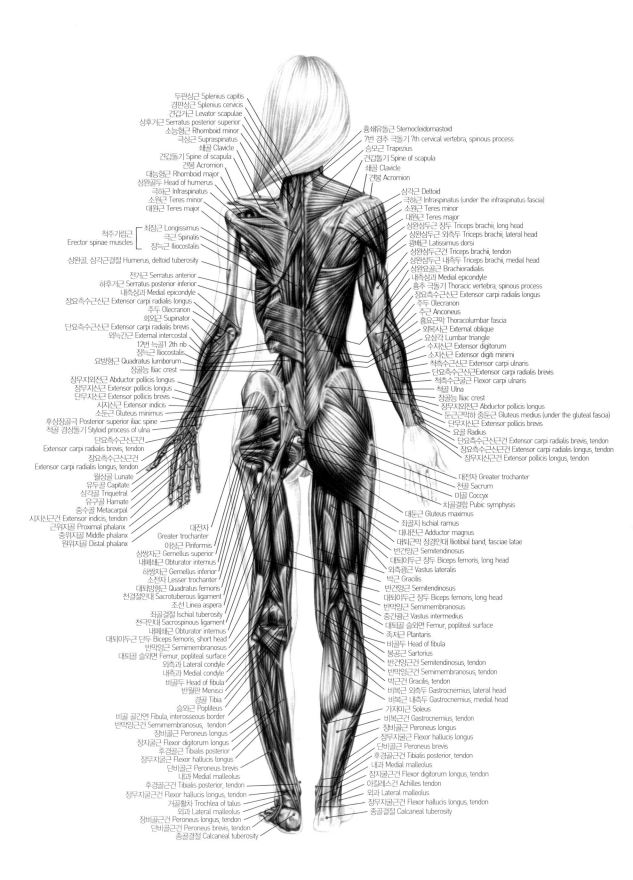

두판상근 Splenius capitis
경판상근 Splenius cervicis
견갑거근 Levator scapulae
상후거근 Serratus posterior superior
소능형근 Rhomboid minor
극상근 Supraspinatus
쇄골 Clavicle
견갑돌기 Spine of scapula
견봉 Acromion
대능형근 Rhomboid major
상완골두 Head of humerus
극하근 Infraspinatus
소원근 Teres minor
대원근 Teres major

척주기립근 { 최장근 Longissimus
Erector spinae muscles { 극근 Spinalis
장늑근 Iliocostalis

상완골, 삼각근결절 Humerus, deltoid tuberosity
전거근 Serratus anterior
하후거근 Serratus posterior inferior
내측상과 Medial epicondyle
장요측수근신근 Extensor carpi radialis longus
주두 Olecranon
회외근 Supinator
단요측수근신근 Extensor carpi radialis brevis
외늑간근 External intercostal
12번 늑골1 2th rib
장늑근 Iliocostalis
요방형근 Quadratus lumborum
장골능 Iliac crest
장무지외전근 Abductor pollicis longus
장무지신근 Extensor pollicis longus
단무지신근 Extensor pollicis brevis
시지신근 Extensor indicis
소둔근 Gluteus minimus
후상장골극 Posterior superior iliac spine
척골 경상돌기 Styloid process of ulna
단요측수근신근건 Extensor carpi radialis brevis, tendon
장요측수근신근건 Extensor carpi radialis longus, tendon
월상골 Lunate
유두골 Capitate
삼각골 Triquetral
유구골 Hamate
중수골 Metacarpal
시지신근건 Extensor indicis, tendon
근위지골 Proximal phalanx
중위지골 Middle phalanx
원위지골 Distal phalanx

대전자
Greater trochanter
이상근 Piriformis
상쌍자근 Gemellus superior
내폐쇄근 Obturator internus
하쌍자근 Gemellus inferior
소전자 Lesser trochanter
대퇴방형근 Quadratus femoris
천결절인대 Sacrotuberous ligament
조선 Linea aspera
좌골결절 Ischial tuberosity
천극인대 Sacrospinous ligament
내폐쇄근 Obturator internus
대퇴이두근 단두 Biceps femoris, short head
반막양근 Semimembranosus
대퇴골 슬와면 Femur, popliteal surface
외측과 Lateral condyle
내측과 Medial condyle
비골두 Head of fibula
반월판 Menisci
경골 Tibia
슬와근 Popliteus
비골 골간연 Fibula, interosseous border
반막양근건 Semimembranosus, tendon
장비골근 Peroneus longus
장지굴근 Flexor digitorum longus
후경골근 Tibialis posterior
장무지굴근 Flexor hallucis longus
단비골근 Peroneus brevis
내과 Medial malleolus
후경골근건 Tibialis posterior, tendon
장무지굴근건 Flexor hallucis longus, tendon
거골활차 Trochlea of talus
외과 Lateral malleolus
장비골근건 Peroneus longus, tendon
단비골근건 Peroneus brevis, tendon
종골결절 Calcaneal tuberosity

흉쇄유돌근 Sternocleidomastoid
7번 경추 극돌기 7th cervical vertebra, spinous process
승모근 Trapezius
견갑돌기 Spine of scapula
쇄골 Clavicle
견봉 Acromion
삼각근 Deltoid
극하근 Infraspinatus (under the infraspinatus fascia)
소원근 Teres minor
대원근 Teres major
상완삼두근 장두 Triceps brachii, long head
상완삼두근 외측두 Triceps brachii, lateral head
광배근 Latissimus dorsi
상완삼두근건 Triceps brachii, tendon
상완삼두근 내측두 Triceps brachii, medial head
상완요골근 Brachioradialis
내측상과 Medial epicondyle
흉추 극돌기 Thoracic vertebra, spinous process
장요측수근신근 Extensor carpi radialis longus
주두 Olecranon
주근 Anconeus
흉요근막 Thoracolumbar fascia
외복사근 External oblique
요삼각 Lumbar triangle
수지신근 Extensor digitorum
소지신근 Extensor digiti minimi
척측수근신근 Extensor carpi ulnaris
단요측수근신근 Extensor carpi radialis brevis
척측수근굴근 Flexor carpi ulnaris
척골 Ulna
장골능 Iliac crest
장무지외전근 Abductor pollicis longus
둔근막하 중둔근 Gluteus medius (under the gluteal fascia)
단무지신근 Extensor pollicis brevis
요골 Radius
단요측수근신근건 Extensor carpi radialis brevis, tendon
장요측수근신근건 Extensor carpi radialis longus, tendon
장무지신근건 Extensor pollicis longus, tendon

대전자 Greater trochanter
천골 Sacrum
미골 Coccyx
치골결합 Pubic symphysis
대둔근 Gluteus maximus
좌골지 Ischial ramus
대내전근 Adductor magnus
대퇴근막 장경인대 Iliotibial band, fasciae latae
반건양근 Semitendinosus
대퇴이두근 장두 Biceps femoris, long head
외측광근 Vastus lateralis
박근 Gracilis
반건양근 Semitendinosus
대퇴이두근 장두 Biceps femoris, long head
반막양근 Semimembranosus
중간광근 Vastus intermedius
대퇴골 슬와면 Femur, popliteal surface
족저근 Plantaris
비골두 Head of fibula
봉공근 Sartorius
반건양근건 Semitendinosus, tendon
반막양근건 Semimembranosus, tendon
박근건 Gracilis, tendon
비복근 외측두 Gastrocnemius, lateral head
비복근 내측두 Gastrocnemius, medial head
가자미근 Soleus
비복근건 Gastrocnemius, tendon
장비골근 Peroneus longus
장무지굴근 Flexor hallucis longus
단비골근 Peroneus brevis
후경골근건 Tibialis posterior, tendon
내과 Medial malleolus
장지굴근건 Flexor digitorum longus, tendon
아킬레스건 Achilles tendon
외과 Lateral malleolus
장무지굴근건 Flexor hallucis longus, tendon
종골결절 Calcaneal tuberosity